JN041382

新・社会福祉士シリーズ **12**

社会保障

福祉臨床シリーズ編集委員会編

責任編集＝ 阿部裕二・熊沢由美

弘文堂

はじめに

　本書は、2021（令和3）年度からの社会福祉士養成課程の教育内容の見直しを受けて、前版の『社会保障』を基として改訂したものである。改訂に際しては、これまでの養成課程科目である『福祉行財政と福祉計画』における財政等の領域が社会保障へ取り込まれることとなったために、社会保障と財政、経済関係等の内容を新たに付加した。また、可能な限り最新の内容・データを盛り込みながら本書は作成されているが、刊行した時点からデータ等は古くなってしまうのが、この種の本の宿命といえる。そのためにも、読者の皆さんは最新の情報を補足しながら、学びを進めていただきたい。

　さて、本書が2001年に刊行されて20余年が経過しているが、この期間（2000年以降）に私たちを取り巻く生活環境は変化し続け、生活システムである社会保障も変容を遂げてきた。たとえば、高齢化の進展や家族形態の変化などを背景とした「介護保険制度」の創設、非正規労働者の増大とリーマンショックによる世界金融恐慌を契機とした「求職者支援制度」、地域包括ケアシステムの推進に向けての「医療と介護の一体的な改革」そして、現在、新型コロナウイルス感染症も相まって一層の少子高齢化および人口減少が予想され、財政問題をも踏まえた持続可能な制度のあり方が模索されているのである。

　このように、社会保障は私たちの生活システムであるがゆえに、さまざまな生活環境の変化に大きな影響を受け続けてきた。その意味で、社会保障はダイナミックな学びの分野でもあるといえる。とはいえ、変化を続ける社会保障制度だからこそ、「社会保障の本質とは何か」「社会保障を支える理念はどのようになっているのか」「なぜ、私たちの社会には社会保障が存在するのか」、そして「社会保障を求める人間とはどのような存在なのか」などの問いかけ（問題意識）も必要である。つまり、「学んで問う」という「学問」の視点も重要なのである。

　本書は、「新・社会福祉士シリーズ」の一分野として刊行されるため、多くの読者は専門職を目指す方々であろうことが想定される。しかし、社会保障は資格のためにだけ学ぶのではなく、以上のような視点から学べば、私たち一人ひとりの生活にとっても有用な学びになるはずである。

　本初版においては、再び弘文堂編集部の世古宏氏と柏倉功氏に大変お世話になった。改めてここに衷心より感謝を申し上げたい。

2023年1月

責任編者を代表して　阿部裕二

目次

社会保障 （60 時間）〈2021 年度からのシラバスと本書との対応表〉

シラバスの内容　ねらい
①社会保障の概念や対象及びその理念について、社会保障制度の展開過程も含めて理解する。 ②現代社会における社会保障制度の役割と意義、取り組むべき課題について理解する。 ③社会保障制度の財政について理解する。 ④公的保険制度と民間保険制度の関係について理解する。 ⑤社会保障制度の体系と概要について理解する。 ⑥諸外国における社会保障制度の概要について理解する。

教育に含むべき事項 大項目	想定される教育内容の例 中項目	小項目　（例示）	本書との対応
①現代社会における社会保障制度の現状（少子高齢化と社会保障制度の関係を含む。）	1 人口動態の変化	● 少子高齢化、人口減少社会	第1章1、2
	2 経済環境の変化	● 低成長社会と社会保障の持続可能性	第1章3
	3 労働環境の変化	● 正規雇用と非正規雇用 ● 労働関係法規（男女雇用機会均等法、障害者雇用促進法） ● ワーク・ライフ・バランス	第1章4、5
②社会保障の概念や対象及びその理念	1 社会保障の概念と範囲		第2章1
	2 社会保障の役割と意義	● セーフティネット	第2章2
	3 社会保障の理念		第2章3
	4 社会保障の対象		第2章4
	5 社会保障制度の展開	● 社会保障制度の歴史的変遷	第2章5
③社会保障と財政	1 社会保障の財源	● 一般会計 ● 地方経費 ● 社会保険料 ● 利用者負担 ● 財政調整	第3章1
	2 社会保障給付費	● 内訳 ● 動向	第3章2
	3 国民負担率		第3章3
	4 社会保障と経済		第3章4
④社会保険と社会扶助の関係	1 社会保険の概念と範囲		第4章1、2
	2 社会扶助の概念と範囲		第4章1、2
⑤公的保険制度と民間保険制度の関係	1 公的保険と民間保険の現状	● 公的保険と民間保険の主な種類 ● 公的保険と民間保険の違い	第5章
⑥社会保障制度の体系	1 医療保険制度等の概要	● 制度の目的、対象、給付内容、財源構成 ● 公費負担医療	第7章
	2 介護保険制度の概要	● 制度の目的、対象、給付内容、財源構成	第8章
	3 年金保険制度の概要	● 制度の目的、対象、給付内容、財源構成	第6章
	4 労災保険制度と雇用保険制度の概要	● 制度の目的、対象、給付内容、財源構成	第9章
	5 生活保護制度の概要	● 制度の目的、対象、給付内容、財源構成	第10章1、2
	6 社会手当制度の概要	● 制度の目的、対象、給付内容、財源構成	第10章1、3
	7 社会福祉制度の概要	● 制度の目的、対象、給付内容、財源構成	第10章1、4
⑦諸外国における社会保障制度	1 諸外国における社会保障制度の概要	● 先進諸国の社会保障制度の歴史と概要	第11章1、2
	2 社会保障制度の国際比較	● 高齢化と社会保障の給付規模 ● 社会保障給付費の内訳	第11章3

注）この対応表は、厚生労働省が発表したシラバスの内容が、本書のどの章・節で扱われているかを示しています。
　　全体にかかわる項目については、「本書との対応」欄には挙げていません。
　　「想定される教育内容の例」で挙げられていない重要項目については、独自の視点で盛り込んであります。目次や索引でご確認ください。

第1章 現代社会における社会保障制度の現状

社会保障制度は、私たちの生活のライフラインにも位置づけられる。したがって、少子高齢化や人口減少を始めとした生活環境の変化は、社会保障制度へも大きな影響を及ぼすことになる。本章では、社会保障制度を取り巻く環境の変化として、少子高齢化や労働環境、家族の変容、経済の変化について概観し、社会保障制度に及ぼす影響について学ぶ。

1

日本の高齢化率の高さは世界一といわれる。ここでは、今日の少子高齢化の進展や人口減少などの人口動態の変化を概観するとともに、その背景についても考察する。

2

三世代世帯から核家族そして単独世帯の増加という家族形態の変化を踏まえつつ、ライフスタイルがどのように変化しているのか、そこでどのような支援の視点が必要なのかをみる。

3

本節では、日本のこれまでの経済成長が、社会保障の財政基盤を支えて、その時々に社会保障政策が展開してきたことを考察する。

4

就業構造の変化を踏まえつつ、高齢者雇用、障害者雇用、女性の雇用などの分野別雇用状況を概観する。また、ワーク・ライフ・バランスなど、近年の働き方の考え方についてみる。

5

人口動態、家族形態、経済環境、労働環境のそれぞれの変化から、社会保障制度はどのような影響を受け、どのような方向性を進もうとしているのかについて考察する。

1. 人口動態の変化

A. 世界の人口の推移と日本の人口

　世界人口が急速に増加したのは最近の現象である。およそ2,000年前には、世界の人口は3億人程度であり、人口が倍増して6億人になるまでには1,600年かかったといわれる。世界人口の急増は1950年に始まったが、開発途上国で死亡率が低下するのに伴い、2000（平成12）年には、1950（昭和25）年の人口の約2.5倍にあたる推計61億人に達し、2011（平成23）年には70億人を突破したのである。そして現在（2022〔令和4〕年）、約79億5,000万人そして2060年には102億人を超えると推計されている。

　世界人口が増加している一方で、日本の総人口は、2008（平成20）年の1億2,808万人）をピークに、2011（平成23）年以降は一貫して減少している。総務省統計局「人口推計（2021年10月1日現在）」の2021（令和3）年10月1日によると、日本の総人口は、前年比64万4,000人減の1億2,550万2,000人。11年連続の減少となり、減少幅は過去最大となった[1]。今後、日本の人口は急勾配の下り坂を降りていくことが見込まれ、2065年には8,808万人になると推計されている[2]。このように、日本は「**人口減少社会**」に突入していることが理解される。急速な人口減少は、経済産業や社会保障の問題にとどまらず、国や社会の存立基盤にかかわる問題でもある。

B. 人口の高齢化

　次に人口構成をみると、人口の高齢化が世界的な傾向となっている。2000（平成12）年には26.4歳だった世界の平均年齢は、2050年には10歳以上高まることが予想され、日本も2011（平成23）年の平均年齢44.9歳から2050年には54.3歳へ上昇することが予測されている。いずれにしても、人口の高齢化の進行は先進国に共通している現状であり、ここから派生する高齢化にかかわる諸問題は、とりわけ先進国において避けて通ることのできない問題となっている。

　ところで、このような人口の高齢化が進む社会の姿は、「高齢化社会」「高齢社会」などと表現されている。「**高齢化社会**」とは、65歳以上の高齢者の全人口に占める比率（高齢化率）が7％を超えた社会をいい、「**高**

人口減少社会
人口が継続的に減少を続ける社会を指すが、その要因は、出生率の低下と高齢化率の上昇によって、出生者数が継続的に死亡者数を下回るという構造的なものであることから、そうした人口構造をもつ社会と定義することもできる。したがって、飢饉や疫病、戦争、貧困など外的な要因によって一時的に人口が減少した社会とは区別される。

高齢化社会
aging society
1956年の国連の報告書において、当時の欧米先進国の水準をもとにしつつ、仮に、7％以上を「高齢化した（aged）」人口と呼んでいたことに由来するのではないかとされているが、必ずしも定かではない。

齢社会」とは 14％を超えた社会、21％を超えた社会については「**超高齢社会**」と一般的には理解されている。

　日本の総人口に占める高齢者人口の割合の推移をみると、1950 年（4.9％）以降一貫して上昇が続いており、1985（昭和 60）年に 10％、2005（平成 18）年に 20％を超え、2021（令和 3）年は 29.1％となっている（2022 年 5 月 1 日現在概算値）。国立社会保障・人口問題研究所の推計に

表 1-1　高齢者人口の割合（上位 10 ヵ国）（2021 年）

順位	国・地域	総人口 （万人）	65 歳以上人口 （万人）	総人口に占める 65 歳以上人口の割合 （％）
1	日本	12,522	3,640	29.1
2	イタリア	6,037	1,425	23.6
3	ポルトガル	1,017	235	23.1
4	フィンランド	555	127	23.0
5	ギリシャ	1,037	235	22.6
6	マルティニーク	37	8	22.3
7	ドイツ	8,390	1,844	22.0
8	マルタ共和国	44	10	21.8
9	ブルガリア	690	150	21.8
10	クロアチア	408	88	21.7

注）日本の値は、「人口統計」の 2021 年 9 月 15 日現在、他国は、*World Population Prospects: The 2019 Revision*（United Nations）（201 の国及び地域を掲載）における将来推計から、2021 年 7 月 1 日現在の推計値を使用.

出典）総務省統計局ウェブサイト「高齢者の人口」（令和 3 年 9 月 19 日）.

図 1-1　主要国における高齢者人口の割合の比較（2021 年）

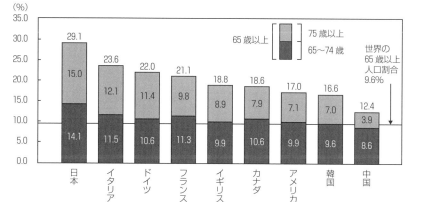

注）日本の値は、「人口推計」の 2021 年 9 月 15 日現在.
　　他国は、*World Population Prospects: The 2019 Revision*（United Nations）（201 の国及び地域を掲載）における将来推計から、2021 年 7 月 1 日現在の推計値を使用.

出典）総務省統計局ウェブサイト「高齢者の人口」（令和 3 年 9 月 19 日）.

よると、この割合は今後も上昇を続け、第2次ベビーブーム期（1971年～1974年）に生まれた世代が65歳以上となる2040年には、35.3%になると見込まれている。

2021年の高齢者の総人口に占める割合を国際比較すると、日本（29.1%）は世界で最も高く、次いでイタリア（23.6%）、ポルトガル（23.1%）、フィンランド（23.0%）などとなっている（**表1-1**）[(3)]。

また、高齢者人口において、日本では75歳以上人口（後期高齢者）は15.0%、65歳から74歳人口（前期高齢者）14.1%となっており、後期高齢者の比率が前期高齢者の比率を上回っている（**図1-1**）[(3)]。

C. 少子化の進展

合計特殊出生率
total fertility rate
人口統計上の指標で、1人の女性が出産可能とされる15歳から49歳までに産む子どもの数の平均を示す。

日本においては少子化が急速に進展している。日本の**合計特殊出生率**は、第二次世界大戦終戦直後は4を超える時期もあったが、2005（平成17）年には1.26と最低値を記録した。その後も、人口を維持するのに必要な水準（つまり人口置換水準）である2.07を大幅に下回る状態が続いている。

表1-2　合計特殊出生率の国際比較（日本は2022年、その他は2020年）

国名	日本	スウェーデン	アメリカ	フランス	イタリア	ドイツ	イギリス
合計特殊出生率	1.30	1.66	1.64	1.83	1.24	1.53	1.56

出典）「世界の合計特殊出生率　国別ランキング・推移」（ウェブサイト「GLOBAL NOTE」）より筆者作成．なお、日本のデータは2022年の数値に置き換えた．

このような出生率の低下は先進諸国共通の現象である（**表1-2**）が、近年急速に経済成長を遂げたアジア諸国についても、西欧先進諸国や日本を上回る少子化が進行している。たとえば、2020年の合計特殊出生率は、中国1.70、タイ1.50、シンガポール1.10、韓国0.84となっており、特にシンガポールや韓国は日本の水準を下回っている。

ところで、出生率低下の要因はさまざま挙げられるが、日本の場合、以下の2つに大別される[(4)]。

第1に、晩婚者・非婚者の増加により、出生行動の主体となる夫婦が減少する、いわゆる「**結婚要因**」である。欧米では未婚のまま出産するケースが多くみられる一方、日本では結婚してから出産する経路が大多数である。このため、未婚化が進むと、出生率が低下する。

第2に、結婚した夫婦が一生の間に産む子どもの数が減少する、いわゆる「**出生力要因**」である。その背景には、「雇用・経済情勢の悪化」や

「教育費負担の増加」「仕事と育児の両立の困難」「価値観の多様化」などのさまざまな課題がある。このように、少子化の要因を特定の1つに絞れるわけではない。

　日本の場合、1980（昭和55）年〜1990（平成2）年にかけての出生率変化は、結婚要因が9割弱、出生力要因が約1割となっていたが、1990（平成2）年〜2000（平成12）年にかけては、6割が出生力要因、4割が結婚要因と逆転している。そして現在でもその傾向は続いている。その背景には、性別役割分業を前提とした職場優先の企業風土、核家族化や都市化の進行などによって、仕事と子育ての両立の負担感が増大していることや、子育てそのものの負担感も増大していることがあると考えられている。

2. 家族形態の変化

　第二次世界大戦以前は、**三世代世帯**などの大家族が一般的であった。戦後の高度経済成長期になると、労働者は大都市圏に移動するなど核家族が増加した。その結果、世帯数は増加したが、平均世帯人数は逆に減少してきた。現在では家族形態が多様化するとともに、日本の世帯規模は縮小傾

三世代世帯
世帯主との続き柄が、祖父母、世帯主の父母（または世帯主の配偶者の父母）、世帯主（または世帯主の配偶者）、子（または子の配偶者）および孫の直系世代のうち、3つ以上の世代が同居していることが判定可能な世帯をいい、それ以外の世帯員がいるか否かは問わない。

図1-2　共働き等世帯数の年次推移

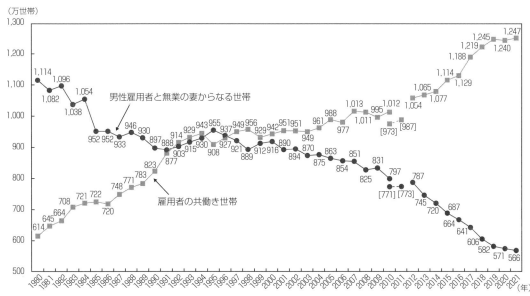

注）1980〜2001年は総務省統計局「労働力調査特別調査」、2002年以降は総務省統計局「労働力調査（詳細集計）（年平均）」
出典）厚生労働省編『令和4年版　厚生労働白書』.

5

向にあり、三世代世帯や**核家族世帯**の一般世帯数に占める割合が減少する一方、単独世帯、特に高齢者世帯の単独世帯は急増している。

　このような状況の中で、ライフスタイルも従来とは異なるものになってきている。たとえば、2040年には50歳時の未婚割合が男性で約29％、女性では約19％になるものと見込まれている。また、**共働き世帯**と**専業主婦世帯**（男性雇用者と無業の妻からなる世帯）とを比べると、1997（平成9）年にはすでに前者の数が後者の数を上回っており[5]、2021（令和3）年には、共働き世帯が約700万世帯多くなっている（**図1-2**）。

　家族形態の変化やライフスタイルの変化なども、結果として少子化の進行の背景にあるものと考えられる。したがって、国民が希望する出産の実現が可能となるような環境の整備が求められている。

3. 経済の変化

A. 敗戦直後

　経済の変動や社会の変化は、人びとの働き方や暮らしとともに、社会保障制度のあり方にも大きな影響を与えてきた。第二次世界大戦後の復興期では、アジア各地からの引揚者や失業者などを中心とした生活困窮者に対する生活援護施策、劣悪な食糧事情や衛生環境に対応した栄養改善とコレラ等の伝染病予防が緊急対策として求められた。この時期は、戦後の緊急援護と基盤整備（いわゆる「救貧」）の時期であった。

B. 高度経済成長期

　経済社会が戦後の混乱からの立ち直りをみせ、経済成長率が毎年平均10％程度上昇した高度経済成長が進展する中で、全国民を包括する社会保障制度の確立を求める声が高まり、医療保障や老後の所得保障等として年金制度が整備され、国民皆保険・皆年金の実現をみた。さらに、老人福祉法や児童手当法の制定、老人医療費支給制度の創設、医療保険制度や年金保険制度などにおける各種給付の充実を図り、この時代に日本の社会保障制度の体系がほぼ整った。この時期は、国民皆保険・皆年金と社会保障制度の発展（いわゆる「救貧」から「防貧」）の時期でもあった（**図1-3**）。

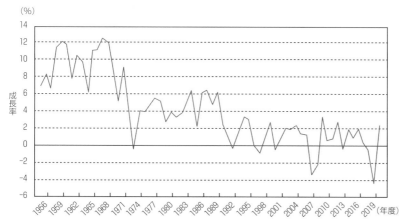

図1-3　経済成長率の推移

(%)

出典）1980年以前は「平成12年度国民経済計算年報」（63SNAベース）、1981〜94
　　　年度は年報（平成21年度確報、93SNA）による．それ以降は2022年1-3月期
　　　2次速報値（2022年6月8日公表）より筆者作成．

C. 安定成長期

　第一次石油危機による高度経済成長時代の終焉、経済成長率が毎年4.4
％程度上昇する経済の安定成長化、それに伴う緊縮財政への移行、さらに
は高齢化の進展などの経済社会の変化の中で、当面する財政問題との調和
を図る観点から、行財政改革の一環として社会保障制度の全面的な見直し
が行われた。この時期は、安定成長への移行と**社会保障制度の見直し**の時
期であった。

安定成長期
1973（昭和48）年12月
から1991（平成3）年2
月まで17年3ヵ月間続
いた安定成長の時期を指
すが、1986（昭和61）
年からのバブル期の期間
を除外する場合もある。

D. 長期低迷期

　1991（平成3）年のバブル経済の崩壊とそれ以降の長期低迷は、**失われ
た10年**や20年とも呼ばれ、1991（平成3）年以降の年経済成長率は1％
程度にとどまった。この間、世界金融危機（リーマンショック）によって
経済成長率がマイナス3.6％と戦後最大のマイナスを記録した。1990年代
は、少子高齢社会に対応した社会保障制度の構造改革が行われた。

　また、2020（令和2）年度の経済成長率は新型コロナウイルス感染症の
影響から−4.5％と戦後最低を更新することとなった。しかしながら、
2021（令和3）年度の経済成長率は新型コロナの影響から脱し2.1％と安
定成長期の平均を超えたが、これは前年度のマイナスからの反動の側面が
大きいと考えられる。

　この時期は、長期的な社会保障給付の伸びを抑制し、**制度の持続可能性**

失われた10年
日本における「失われた
10年」とは、バブル経
済が崩壊した1990年代
初頭からの10年間を指
すことが多い。また、失
われた20年、失われた
30年という場合もある。

を高める観点から、年金、介護、医療にわたる一連の制度改革を実施している時期であった。

4. 労働環境の変化

A. 就業構造・形態の多様化

　経済状況の変化に的確に対応しなければならない点として、雇用・就業分野で生じている変化への対応も忘れてはならない。つまり「**就業形態の多様化**」である。この「就業形態の多様化」とは、正規雇用以外のさまざまな就業形態の拡大を指している。

　正規雇用以外の就業形態には、フルタイム労働者よりも就業日数や就業時間が短いパートタイム労働者やアルバイト、また、派遣元との雇用関係のもとに派遣先の使用者の指揮命令を受けて働く**派遣労働者、契約社員・嘱託**、自営業や家族従業者などさまざまな就業形態が含まれている。

　総務省統計局「労働力調査」（2022〔令和4〕年5月分〔役員を除く〕）によると、雇用者（5,703万人）のうち**正規雇用**が63.6％、パートやアルバイトなどを含む**非正規雇用**は36.4％となっており、近年、正規雇用者の割合は低下傾向にある。男女別にみると女性では非正規雇用が約52.6％、男性が22％をそれぞれ占めている。

　また、多様化への対応は就業条件の整備などの雇用対策によって対応が図られるところではあるが、年金制度や医療保険・雇用保険制度など社会保障の面でも必要な対応策を講じることが重要になっている。なお、このような雇用と社会保障の両面での検討を行う際、年金・医療保険制度や税制における**被扶養配偶者の問題**の解決は、社会全体にとって重要問題であるという認識が必要である。

B. 高齢者の雇用

　総務省統計局「労働力調査」を各年でみると、労働力人口に占める65歳以上の割合は一貫して上昇しており、2021（令和3）年では13.4％になっている（**表1-3**）。年金支給年齢の引上げなどを背景に、働きたい高齢者や働かざるを得ない高齢者などの増加が見込まれる。このような高齢者の雇用

正規雇用
特定の企業と継続的な雇用関係をもち、雇用先の企業においてフルタイムで働くこと。

派遣労働者
「労働者派遣法」に基づく派遣元事業所から派遣された者のことをいう。

契約社員
特定職種に従事し、専門的能力の発揮を目的として雇用期間を定めて契約する者。

嘱託（社員）
定年退職者等を一定期間再雇用する目的で契約し雇用される者。

被扶養配偶者の問題
たとえば、被扶養配偶者が本人の社会保険料負担なしに給付を受けられ、特に専業主婦・夫の年金について、働く主婦とのバランスから不公平感が高まっている問題などを指す。

表1-3　年齢階級（5歳階級）別労働力人口および労働力人口比率

年次(年)	総数(万人)	15〜19歳	20〜24	25〜29	30〜34	35〜39	40〜44	45〜49	50〜54	55〜59	60〜64	65歳以上	労働力人口に占める65歳以上人口の割合(%)
1989	6,270	172	637	617	590	775	828	769	646	541	356	339	5.4
1993	6,615	169	731	678	592	643	872	798	706	596	412	417	6.3
1998	6,793	141	688	802	648	631	675	875	764	646	439	485	7.1
2003	6,666	118	552	771	760	674	658	676	830	689	451	489	7.3
2008	6,674	100	489	652	741	782	709	673	661	769	533	566	8.5
2013	6,593	95	423	598	641	763	818	722	659	620	602	651	9.9
2018	6,849	116	464	560	609	666	811	847	726	638	540	874	12.8
2021	6,907	107	473	582	579	644	727	865	797	663	545	926	13.4

出典）総務省統計局「労働力調査　長期時系列データ」より筆者作成.

の安定および促進を図るために、「**高年齢者雇用安定法**」が設けられている。

　高年齢者雇用安定法では、高年齢者が年齢にかかわりなく働き続けることができる「**生涯現役社会の実現**」を目指して、企業に「定年制の廃止」や「定年の引上げ」「継続雇用制度の導入」のいずれかの措置（高年齢者雇用確保措置）を、65歳まで講じるよう義務づけている。

　さらに、令和3年4月1日からは、70歳までを対象として、「定年制の廃止」や「定年の引上げ」「継続雇用制度の導入」といった雇用による措置や、「業務委託契約の導入」「社会貢献事業に従事できる制度の導入」のいずれかの措置（**高年齢者就業確保措置**）を講じるように努めることを義務づけている。具体的には、事業主は、次のいずれかの措置を講ずるよう努めることとされている[6]。

①70歳までの定年の引上げ

②定年制の廃止

③70歳までの継続雇用制度（再雇用制度・勤務延長制度）の導入

　（特殊関係事業主に加えて、他の事業主によるものを含む）

④70歳まで継続的に業務委託契約を締結する制度の導入

⑤70歳まで継続的に以下の事業に従事できる制度の導入

　a. 事業主が自ら実施する社会貢献事業

　b. 事業主が委託、出資（資金提供）等する団体が行う社会貢献事業

　厚生労働省「高年齢者雇用状況等報告」（令和3年6月1日現在）によると、65歳までの高年齢者雇用確保措置を実施済みの企業は99.7％、70歳までの高年齢者就業確保措置を実施済みの企業は25.6％となっている。

高年齢者雇用安定法
正式名称は「高年齢者等の雇用の安定等に関する法律」（1986〔昭和61〕年制定）。

C. 障害者雇用

日本の障害者雇用政策は、障害者等が希望や能力、適性を十分に活かし、障害の特性等に応じて活躍することが普通の社会、障害者と共に働くことが当たり前の社会を目指して展開してきた。

具体的には障害者の雇用対策として、1960（昭和35）年に**障害者雇用促進法**が制定され、その後改正を繰り返しつつ、企業に対して雇用する労働者の一定の割合の障害者を雇用することを義務づけている（**障害者雇用率制度**）。未達成企業に対しては納付金が課せられ、この納付金をもとにして雇用義務数より多く障害者を雇用する企業に対して調整金を支払ったり、障害者を雇用するために必要な施設設備費等に助成したりしている（**障害者雇用納付金制度**）。厚生労働省では、民間企業や公的機関などにおける、令和3年の「障害者雇用状況」集計結果を公表している（**表1-4**）[7]。

また、障害者本人に対しては、職業訓練や職業紹介、職場適応援助等の職業リハビリテーションを実施し、それぞれの障害特性に応じた支援がなされてきた。

障害者雇用促進法
正式名称は「障害者の雇用の促進等に関する法律」。

障害者雇用率制度
民間企業や国・地方公共団体に一定以上割合で障害者を雇用するように義務づけた制度。また、企業や国・地方公共団体が達成を義務づけられている障害雇用率のことを法定雇用率といい、現在は、民間企業2.3%、国・地方公共団体2.6%、都道府県等の教育委員会2.5%となっている。

障害者雇用納付金制度
常時雇用している労働者数が100人を超える事業主で障害者雇用率が未達成の場合は、法定雇用障害者数に不足する障害者数に応じて1人につき月額5万円の障害者雇用納付金を納付する。

表1-4　各機関における法定雇用率状況

（単位：%）

	法定雇用率	実雇用率	達成割合
民間企業	2.3	2.20	47.0
国の機関	2.6	2.83	100.0
都道府県の機関	2.6	2.81	89.4
市町村の機関	2.6	2.51	71.2
教育委員会	2.5	2.21	50.5
独立行政法人等	2.6	2.69	78.0

出典）厚生労働省「令和3年 障害者雇用状況の集計結果」より筆者作成.

D. 女性の雇用

総務省統計局「労働力調査（基本集計）」によると、2021（令和3）年の女性の労働力人口は3,057万人（前年比13万人増加）で、女性の労働力人口比率は53.5%（前年比0.3ポイント上昇）である。生産年齢（15～64歳）の女性の労働力人口比率は、73.3%（前年比0.7ポイント上昇）である。また、女性の雇用者数は2,717万人（前年比14万人増加）で、雇用者総数に占める女性の割合は45.5%（前年比0.2ポイント上昇）となっている[8]。

働く人が性別により差別されることなく、かつ、働く女性が母性を尊重されつつ、その能力を十分に発揮できる雇用環境を整備することは、日本が将来にわたって経済社会の活力を維持していくうえで、ますます重要な課題となっている。

このために、1985年に制定された**男女雇用機会均等法**では、募集・採用、配置・昇進等の雇用管理の各ステージにおける性別を理由とする差別の禁止や、婚姻、妊娠・出産等を理由とする不利益取扱いの禁止等を定めている。また、2017（平成29）年1月1日からは、上司・同僚からの職場における妊娠・出産等に関するハラスメント防止対策の措置が義務づけられた。さらに、2020（令和2）年6月1日に施行された改正男女雇用機会均等法により、セクシュアルハラスメント、妊娠・出産等に関するハラスメントに関する国、事業主および労働者の責務の明確化や、相談したこと等を理由とした不利益取扱いの禁止等、セクシュアルハラスメント等の対策が強化された。

そして、女性の活躍を一層進めるため、2015（平成27）年に**女性活躍推進法**が成立し、2016（平成28）年4月1日から、常時雇用する労働者数が301人以上の企業については、一般事業主行動計画の策定や届出等が義務化された。そして、2019（令和元）年に法改正され、労働者数101〜300人以内の事業主も2022（令和4）年4月1日から義務の対象となった。

E. ワーク・ライフ・バランスと男女共同参画社会の推進

［1］ ワーク・ライフ・バランス

ワーク・ライフ・バランスとは、仕事と生活の調和のことで、1980年代の終わりごろにアメリカ、イギリスで生まれた考え方である。当初は仕事と育児との両立支援が中心だったが、性別や子どもの有無にかかわらず、誰もが働きやすい仕組みに拡大され、人材確保戦略の一端を担うようになった。

日本においては、**ワーク・ライフ・バランス**の考え方の浸透を図るために、政府は、2007（平成19）年に「仕事と生活の調和（ワーク・ライフ・バランス）憲章」を策定した（2010〔平成22〕年改定）。憲章では、仕事と生活の調和が実現した社会とは、「国民一人ひとりがやりがいや充実感を感じながら働き、仕事上の責任を果たすとともに、家庭や地域生活などにおいても、子育て期、中高年期といった人生の各段階に応じて多様な生き方が選択・実現できる社会」である。

そして、具体的には「就労による経済的自立が可能な社会」「健康で豊かな生活のための時間が確保できる社会」「多様な働き方・生き方が選択

男女雇用機会均等法
正式名称は「雇用の分野における男女の均等な機会及び待遇の確保等に関する法律」。

女性活躍推進法
正式名称は「女性の職業生活における活躍の推進に関する法律」。

義務の対象
2022（令和4）年4月まで①女性労働者の「活躍状況の把握」と「課題分析」、②行動計画の「策定」「社内周知」「外部公表」、③都道府県労働局への「届出」・年1回の「情報公開」に取り組まなければならなくなった。

できる社会」を目指すべきであるとしている。これらの実現のためにも、企業における次世代育成支援に向けた行動計画の策定などによる取組みが求められるとともに、働き方の見直しに向けて企業や国民の考え方を変えていくことが肝要となる。また、地域における子育て支援については、NPO や企業、地域住民など、民間の活力を活用して、子どもの見守りや子どもをもつ親同士の交流など、それぞれの地域で子育てを社会全体で支え合う取組みが求められている。

[2] 男女共同参画社会

　また、**男女共同参画社会**の推進も図られている。男女共同参画社会とは、「男女が、社会の対等な構成員として、自らの意思によって社会のあらゆる分野における活動に参画する機会が確保され、もって男女が均等に政治的、経済的、社会的及び文化的利益を享受することができ、かつ、共に責任を担うべき社会」（男女共同参画社会基本法 2 条 1 項）のことである。この理念を実現するために「**男女共同参画社会基本法**」が制定され、1999（平成 11）年 6 月 23 日に公布・施行された。

5. 社会保障制度との関係

　少子高齢化、人口減少、労働環境等の変化を背景とした社会保障の将来像については、さまざまな機関・組織から提言、報告書が提示されてきた。たとえば、厚生労働省が 2012（平成 24）年 3 月に公表した「**社会保障・税一体改革で目指す将来像**」では、改革の方向性として、①未来への投資（子ども・子育て支援）の強化、②医療・介護サービス保障の強化／社会保険制度のセーフティネット機能の強化、③貧困・格差対策の強化（重層的セーフティネットの構築）、④多様な働き方を支える社会保障制度へ、⑤全員参加型社会、ディーセント・ワークの実現、⑥社会保障制度の安定財源確保を掲げていた。

　また、社会保障制度改革国民会議が 2013（平成 25）年にとりまとめた「**報告書―確かな社会保障を将来世代に伝えるための道筋**」においては、社会保障制度の改革の方向性を、①「1970 年代モデル」から「21 世紀（2025 年）日本モデル」へ、②すべての世代を対象とし、すべての世代が相互に支え合う仕組み、③女性、若者、高齢者、障害者などすべての人

びとが働き続けられる社会、④すべての世代の夢や希望につながる子ども・子育て支援の充実、⑤低所得者・不安定雇用の労働者への対応、⑥地域づくりとしての医療・介護・福祉・子育て、⑦国と地方が協働して支える社会保障制度改革、⑧成熟社会の構築へのチャレンジなどを示していた。

さらに、2015（平成27）年9月に政府は「**一億総活躍社会**」の実現を目標に掲げた。一億総活躍社会は、女性も男性も、高齢者も若年者も、一度失敗を経験した人も、障害や難病のある人も、家庭で、職場で、地域で、あらゆる場で誰もが活躍できる、全員参加型の社会である。とはいえ、この発想は決して新奇的なものではなく、これまでの方向性を踏襲したものである。

いずれにしても、これまで述べてきたように、社会保障の将来のあり方を考える際には、高齢化・少子化ひいては人口減少、そして財政危機とボーダーレス社会の進展という環境変化を踏まえなければならない。日本はまさにこの環境の変化の荒波の中にあるし、飲み込まれようともしている。その意味においては、これら環境の変化への対応は将来的課題ではなく、喫緊の課題なのである。

注)

ネット検索によるデータ取得日は、いずれも2022年7月1日.
(1) 総務省統計局ウェブサイト「人口推計（2021年10月1日現在）」.
(2) 内閣府編『令和4年版　高齢社会白書』2022.
(3) 総務省統計局ウェブサイト「高齢者の人口」（令和3年9月19日）.
(4) 内閣府編『平成16年版　少子化社会白書』2004.
(5) 厚生労働省編『令和4年版　厚生労働白書』2021.
(6) 厚生労働省ウェブサイト「高年齢者雇用安定法改正の概要（令和3年4月施行）」.
(7) 厚生労働省ウェブサイト「令和3年　障害者雇用状況の集計結果」.
(8) 総務省統計局ウェブサイト「労働力調査（基本集計）2021年（令和3年）平均結果の要約」.

引用参考文献
●厚生労働省編『厚生労働白書（各年度版）』.
●厚生労働統計協会編『保険と年金の動向2021/2022』厚生労働統計協会，2021.

■理解を深めるための参考文献
●**内閣府編『高齢社会白書（各年度版）』.**
急速に高齢化が進展している日本の現状を分析するとともに、現行対策の実施状況、さらにその年度に講じようとする対策を概説している。高齢社会対策を考える参考になる。
●**内閣府編『少子化社会対策白書（各年度版）』.**
少子化に関する年次報告書。最新の少子化の状況、国・地方公共団体企業の取組み、海外の少子化対策の紹介を交えながら、今後の少子化対策の方向性を解説している。

コラム　少子高齢社会、人口減少における人間像

　人口の少子高齢化そして人口減少の進行に伴い、現役世代に支えられた社会保障を始めとしてさまざまなシステムの維持が困難になりつつあるといわれている。とはいえ、このような現状に関して「少子高齢化や人口減少」を悲観的要因としてのみ捉えるのでは問題解決の道は拓けない。むしろそのような状況と積極的に共存していく姿勢が肝要である。

　少子高齢社会、人口減少への対応は、社会保障など国家（中央政府と地方政府）が対応すべき事柄と地域（社会）が対応すべき事柄に区分されるが、いずれにも共通しているのは現役世代に支えられたシステムを修正することである。そのためにも前提となるのが、高齢者像ひいては人間像の転換であろう。

　たとえば、所得保障分野においては、年金を中心としながらも賦課方式（世代間扶養）の限界から、ある程度個人での経済的準備という自助努力が求められ、健康・医療あるいは介護分野においても健康の維持増進のための自己責任、自己管理が問われている。ここには「予防」というキーワードが存在している。

　また、各地域における高齢化に関する取組みについてみると、「高齢者の生きがい対策の充実」「高齢者介護の地域での取り組み」「高齢者の技術や経験の活用」などがみられ、これは高齢者＝弱者という視点での施策展開というよりむしろ「元気で健康な高齢者」に逆に地域を支えてもらうという視点がうかがえる。

　「余生」から「第2・3の人生」というライフサイクルの変化へ対応するためにも、「制度政策の対象者」としてのみに高齢者を位置づけるのではなく、地域の担い手としてあるいは支え手として、つまり「生活の主体者」としての高齢者像も構築する必要がある。

第2章 社会保障の概念と対象およびその理念

社会保障という言葉は知っていても、それが何かを説明するのは難しいという人も多いのではないか。社会保障は固定的に定まっているものではなく、時代や地域によって変わるものである。しかし、その構成する制度や理念には共通するものもある。社会保障の概念や対象、歴史などを学び、社会保障とは何かを考えてほしい。

1

社会保障はどのように捉えられるか。社会保障の概念について確認するとともに、どのような理念によるものか、どのような役割をもつものなのかを理解する。

2

社会保障はどのような制度で構成されているのか。日本や外国の社会保障の構造を理解する。

3

社会保障がどのように形成されたのか、社会保障の歴史を理解する。また、日本ではどのように展開してきたのかを理解し、現在の社会保障がどのような状況にあるのか理解を深める。

4

社会保障の理念や機能から、社会保障は何のためにあるのか、そして、今、何が求められているのかを考える。

1. 社会保障の概念と範囲

A. 歴史的形成体としての社会保障

　私たちの住んでいる社会には、なぜ社会保障という制度があるのであろうか。社会保障は、社会が必要としたから作られたものである。なぜ社会保障が必要になったのであろうか。

　その答えは資本主義という経済の仕組みにある。資本主義というと難しく聞こえるかもしれないが、いま私たちが住んでいる社会の仕組みのことだと考えてもらえばいい。たとえば、ある日の昼食を考えてみよう。繁華街へ行ってレストランに入り、ランチセットを注文する。前日もらったアルバイト代で支払いを済ませる。私たちは自分の食べたいものを選び、自分の稼いだお金で代金を払う。飲食店はメニューや内装で工夫をしてお客を獲得しようとする。これらは、市場原理、自由競争、自己利益の追求などといった言葉で説明される資本主義の具体的な実践である。

　資本主義社会において、人は自由な存在である。身分制度に縛られることもなく、自らが望む方法（職業）でお金を稼ぎ、たくさんの商品の中から欲しいものを手に入れることができる。しかし、視点を変えてみると、人は大きな責任を負っていることに気づく。自分でお金を稼がなくてはならないし、自分が必要としているものを判断して手に入れなくてはならない。すべての人がそれを実現できれば問題はないが、実際にはそうはいかない。たとえば、年をとって働けなくなれば、収入がなくなってしまう。足が不自由な人は、外出もままならないかもしれない。

　このように、資本主義社会では人は自由である反面、うまく生活できない人も出てきてしまう。そのような場合は、失業や貧困という生活の問題となる。つまり、失業や貧困といった問題は、資本主義社会ではどうしても発生してしまうのである。景気動向などにも影響を受けるから、個人の努力で回避したり解決したりできるとはかぎらないのである。

　しかし、資本主義にはそうした問題を解決する仕組みが組み込まれていない。そのため、資本主義社会が展開するにつれて失業や貧困は、大きな問題となってしまう。そうなると、社会としてそれらの問題を解決せざるをえなくなる。社会保障制度は、そうした問題解決のための新しい仕組みとして登場してきたのである。

とはいえ、何をもって社会保障とするのかを厳密に定義することは難しい。経済や社会の状況によって何が問題となるのかが異なるし、どのような対策がとられるのかも異なる可能性があるからである。そこで、以下では代表的な社会保障を取り上げて、社会保障の概念や範囲について考えていくことにしよう。

B. アメリカの社会保障法

初めて「社会保障」という言葉を用いたのは、1935年にアメリカで制定された**社会保障法**であるといわれている。この社会保障法はどのようにして制定されたのであろうか。

1929年の世界恐慌により、アメリカは深刻な不況に陥っていく。失業者が大幅に増えるなど、アメリカの資本主義は危機的な状況となった。こうした状況の下で、1933年に大統領に就任したのが**フランクリン・ルーズベルト**であった。

ルーズベルトは、積極的に経済に介入する政策をとった。いわゆる**ニューディール政策**である。公共事業を行うことで雇用を創出し、1933年には連邦緊急救済法を制定して生活困窮者を救済した。それまでは、国は経済に介入すべきではないと考えられていたし、貧困も失業も本人の責任と考えられていたから、ニューディール政策は大きな転換であった。

さらにルーズベルトは、1934年に**経済保障委員会**を設置し、このような事態から国民を守るための仕組みについて検討させた。この委員会の報告書をもとに作成されたのが経済保障法案であった。審議の過程で経済保障法案は、その内容が経済的なものだけではなく、もっと幅広いものに及んでいるとの指摘を受ける。そこで、経済（economic）を社会（social）に変更した。これが**社会保障**という言葉の誕生であるとされている。

そうして成立した社会保障法は、3つの内容をもつものであった。連邦政府による老齢年金保険、州政府による失業保険、州政府による公的扶助である。それらは、諸外国で創設されていた社会保険と公的扶助とをひとくくりにしただけのものであって、内容としては貧弱であった。しかし、失業や貧困という事態に陥った人を救済する責任が国にあることを明らかにしたことは重要である。また、社会保障が社会保険と公的扶助とによって構成される制度体系であるとしたことは、現在の社会保障の仕組みにも通じる重要な点である。

社会保障法
Social Security Act

フランクリン・ルーズベルト
Roosevelt, Franklin Delano
1882–1945
ローズベルト、ルーズヴェルトとも。第32代アメリカ合衆国大統領で、1945年まで在任。

経済保障委員会
Committee on Economic Security

社会保障
social security

C. ベヴァリッジ報告

大西洋憲章
アメリカ合衆国とイギリスの首脳の会談によって作成された外交文書で、のちの国際連合の構想の基礎となったといわれる。

ベヴァリッジ報告
Beveridge Report

社会保険および関連サービス
Social Insurance and Allied Services

ベヴァリッジ
Beveridge, William Henry
1879-1963
ビバリッジ、ベバリッジとも。ロンドン・スクール・オブ・エコノミクスの学長などを歴任したイギリスの経済学者。

アメリカの社会保障法制定の後、ニュージーランドでも 1938 年に社会保障法が制定された。また、1941 年の**大西洋憲章**で「社会保障」という言葉が用いられたことにより、「社会保障」という言葉は広く知られるようになったといわれる。しかし、社会保障の具体的な内容や理念などについてはまだ確立していなかった。たとえば、ニュージーランドの社会保障法は、社会手当の方式による所得保障と、原則として無償のサービス提供による医療保障とで構成されていた。同じ社会保障法でも、アメリカの社会保障法とは大きく異なっていたのであった。

こうした中で、社会保障の具体的な内容や考え方を明確に示したことで、多くの国々に影響を与えたのが、1942 年にイギリスでまとめられた**ベヴァリッジ報告**であった。これはイギリスの第二次世界大戦後の復興計画の一環としてまとめられたもので、正式には「**社会保険および関連サービス**」という。1941 年に設置された「社会保険および関連サービスに関する各省委員会」が社会保険などについて検討した。その委員会の委員長であった**ベヴァリッジ**が、戦後のイギリスの社会保険などの制度がどのようにあるべきかをまとめたものであった。

ベヴァリッジ報告によると、再建の道をはばむ問題は5つあるという。それは、窮乏、疾病、無知、陋隘、無為で「5つの巨人」と呼ばれている。社会保険はこのうちの窮乏に対する「攻撃」である。ベヴァリッジ報告にある社会保障とは、社会保険を中心にした制度体系であった。

「社会保障計画は、次に概略するように、3つの異なった方法を組み合わせて行なわれる。すなわち、基本的なニードに対する社会保険、特別なケースに対する国民扶助、基本的な措置に付加するものとしての任意保険、の3つである」[1]

ベヴァリッジ報告にある社会保障とは、3つの制度からなっていた。「基本的なニード」に対応するものとして社会保険があり、「特別なケース」に対応するものとして国民扶助（公的扶助）がある。さらに、「基本的な措置に付加するもの」として任意保険が含まれていた。そのような制度体系が何を目的としてあるのか、社会保障は以下のように定義されている。

「ここでいう『社会保障』とは、失業、疾病もしくは災害によって収入が中断された場合にこれに代わるための、また老齢による退職や本人以外の者の死亡による扶養の喪失に備えるための、さらにまた出生、死亡および結婚などに関連する特別の支出をまかなうための所得の保障を意味する。もとより、社会保障はある最低限度までの所得の保障を意味するものであ

るが、所得を支給するとともに、できるだけ速やかに収入の中断を終わらせるような措置を講ずべきである」[1]

つまり、ベヴァリッジ報告にある社会保障とは、究極のところ所得保障ということになる。「社会保障ってそれだけ？」と思った人もいるかもしれない。実は、ベヴァリッジ報告では、こうした社会保障の前提として3つの政策を挙げている。それは、児童手当、保健・医療サービス、**完全雇用政策**である。つまり、ベヴァリッジ報告にある社会保障とは、これらの政策が合わせて実施される、社会保険を中心とした所得保障の仕組みのことなのである。

戦後のイギリスではベヴァリッジ報告を参考に制度が整備された。また、戦中から多くの国々に影響を与えたという。イギリスと敵対していた日本ですら、厚生省（現在の厚生労働省）が中立国の大使館を通じてベヴァリッジ報告を入手し、研究していたことが明らかになっている。

D. ILO 基準と OECD 基準

現在、国際的には社会保障の概念や範囲はどのように考えられているだろうか。国立社会保障・人口問題研究所が集計している社会保障費用統計[2]から見てみよう。社会保障費用統計では、**ILO 基準**による社会保障給付費と **OECD 基準**による社会支出を集計している。

もともと、国立社会保障・人口問題研究所は、ILO 基準による**社会保障給付費**を集計していた。ILO 基準とは、**ILO（国際労働機関）**が 1997 年に実施した第 19 次調査で用いたものである。ILO は 1949 年以来、社会保障費用について調査を実施し、結果を公表してきた。第 19 次調査では、以下の 3 基準を満たすものを社会保障制度として定義し、その制度の収支を集計する枠組みを用いた。

①制度の目的が、次の**リスクやニーズ**のいずれかに対する給付を提供するものであること。

（1）高齢　（2）遺族　（3）障害　（4）労働災害　（5）保健医療　（6）家族

（7）失業　（8）住宅　（9）生活保護その他

②制度が法律によって定められ、それによって**特定の権利**が付与され、あるいは公的、準公的、もしくは独立の機関によって**責任**が課せられるものであること。

③制度が法律によって定められた公的、準公的、もしくは独立の機関によって**管理**されていること。あるいは法的に定められた責務の実行を委任された民間の機関であること。

完全雇用政策
雇用を維持すること、すなわち大量失業を回避すること[1]。

ラロック・プラン
戦後のフランスでは、当時の社会保障総務長官ピエール・ラロックが策定したラロック・プランが提案され、社会保障制度が整備された。このラロック・プランもベヴァリッジ報告の影響を受けているとされる。

社会保障給付費
➡ p.42「2. 社会保障給付費の動向と特徴」参照。

日本でも 2000（平成 12）年度からこの基準による集計を開始したが、ILO の社会保障費用調査は第 19 次をもって終了し、2005（平成 17）年に新たな調査（Social Security Inquiry）へと移行した。新調査では、1990 年代後半以降において、ILO 基準で統一された定義による国際比較が不可能となった。そこで、国立社会保障・人口問題研究所は、**OECD 基準**に基づく**社会支出**の集計を充実させ、社会保障費用統計として、国際比較性を向上させることにした。

OECD（経済協力開発機構）は、1996 年より社会支出統計を公表している。社会支出の範囲は、「人々の厚生水準が極端に低下した場合にそれを補うために個人や世帯に対して財政支援や給付をする公的あるいは私的供給」である。ただし、集計する範囲は、制度による支出のみで、人びととの直接の財・サービスの購入や、個人単位の契約や移転は含まない。また、制度が社会支出に該当するか否かの判断は、まず、その給付が 1 つまたは複数の**社会的目的**をもっており制度が個人間の**所得再分配**に寄与しているか、またはその制度への関与が公的な強制力をもって行われているかによる。社会的目的は、以下の 9 つの政策分野に分けられている。

所得再分配
➡ p.24 参照。

(1) 高齢 (2) 遺族 (3) 障害、業務災害、傷病 (4) 保健 (5) 家族
(6) 積極的労働市場政策 (7) 失業 (8) 住宅 (9) 他の政策分野

ILO 基準の社会保障給付費と比べると範囲が広く、施設整備費など直接個人には移転されない費用も計上される。

E. 日本における社会保障の概念と範囲—社会保障制度審議会答申

日本では、第二次世界大戦後に社会保障制度が本格的に創設されていった。アメリカからの調査団の報告書（**ワンデル勧告**）を受けて設置された**社会保障制度審議会**は、日本の社会保障制度に関するさまざまな検討を行っていった。なかでも、1950（昭和 25）年の「社会保障制度に関する勧告」は、日本の社会保障制度のあり方を示したものとして有名で、「50 年勧告」とも呼ばれる。「50 年勧告」によると、社会保障とは以下のように定義されている。

「いわゆる社会保障制度とは、疾病、負傷、分娩、廃疾、死亡、老齢、失業、多子その他困窮の原因に対し、保険的方法又は直接公の負担において経済保障の途を講じ、生活困窮に陥った者に対しては、国家扶助によって最低限度の生活を保障するとともに、公衆衛生及び社会福祉の向上を図り、もってすべての国民が文化的社会の成員たるに値する生活を営むことができるようにすることをいうのである」

このように、当時の日本の社会保障制度とは、何よりも貧困に対する制度であったことがわかる。病気や失業など「困窮の原因」となる出来事が発生したときには「保険的方法または直接公の負担」で貧困を予防しようとし、「生活困窮に陥った者」を「国家扶助」によって救済しようとするという二段構えの貧困への対応である。これらに合わせて公衆衛生と社会福祉の向上とが挙げられている。

この勧告に基づくと、日本の社会保障制度は4つの制度に分類できる。社会保険、公的扶助、公衆衛生（および医療）、社会福祉という分類である。社会保険は、保険という方法を用いて運営される制度である。現在は、年金、医療、労働者災害補償、雇用、介護の5種類の社会保険がある。公的扶助（国家扶助）は、生活困窮者を救済する制度のことで、現在では生活保護法によって運営されている。社会福祉はさまざまな理由で生活に支障をきたしている人を援助するもので、物品や役務（サービス）の提供という、**金銭的ではない給付**が多い。現在では、児童福祉や障害者福祉、老人福祉などがある。公衆衛生は、衛生環境や病気の予防、治療後のリハビリテーションなどを通して健康を促進するものである。その具体的な内容は、**表2-1**のようになる。

金銭的ではない給付
現物給付という。物品の給付や、施設給付（施設の利用）、役務（サービス）の提供がある。
これに対して金銭的な給付を現金給付という。金銭の給付や、控除・代払い、貸し付け・融資がある。

表2-1 日本の社会保障制度の4つの分類

社会保険	健康保険法、国民健康保険法、厚生年金保険法、国民年金法、雇用保険法、労働者災害保険法、介護保険法など
公的扶助	生活保護法
社会福祉	児童福祉法、身体障害者福祉法、知的障害者福祉法、老人福祉法、母子及び父子並びに寡婦福祉法など
公衆衛生（および医療）	水道法、下水道法、結核予防法、予防接種法など

この分類は現在でも使われている。しかし、当時は朝鮮戦争の勃発による再軍備などが優先されたため、「50年勧告」はほとんど無視されてしまったことも付け加えておこう。

なお、これら4つに加えて、老人保健が5つ目の制度として挙げられていたこともある。1982（昭和57）年に制定された老人保健法によって老人保健が導入された。これは「老人」への医療提供に関連する仕組みであった。社会保険の一種である医療保険に非常に関連の深い制度であったが、厳密には保険という方法をとっていなかったため5つ目の制度として分類されたのである。老人保健は、2008（平成20）年4月の**後期高齢者医療制度**の導入に伴って、廃止された。

➡ p.198「3. 社会手当の現状と課題」参照。

また、「50年勧告」の後には、1961（昭和36）年の**児童扶養手当法**や1971（昭和46）年の**児童手当法**など、社会手当の制度も創設された。社会手当は、社会保険の普遍的な給付の方法と、財源を公費で賄う公的扶助の方法を組み合わせ、社会保険が対象外とする生活のリスクに対し、一定の条件に該当する人へ金銭給付を行う制度である。現在では、「50年勧告」にある4つの制度に社会手当を加えて、日本の社会保障は5つの制度から成り立っていると考えることもできる。

このように、戦後から現在に至るまで、日本の社会保障制度も変化し続けている。戦後しばらくは貧困が何より問題であったから、貧困を防ぎ、貧困から人びとを救済することが社会保障制度の大きな役割であった。しかし、社会が豊かになり、国民全体の生活水準が上がってくると、貧困ではない人の生活水準を維持することもまた期待されるようになる。実際に、制度の利用についても、貧困ではない人へも広げられている。社会保障の概念や役割、対象者、仕組みまでも変化しているのである。

1995（平成7）年に**社会保障制度審議会**は、「社会保障体制の再構築—安心して暮らせる21世紀の社会をめざして—」という勧告を出した。この勧告では、社会保障の基本的な理念として「広く国民に健やかで安心できる生活を保障すること」を掲げなくてはならないとされた。

近年の日本では、社会保障給付費が約110兆円に達している。これは、国の一般会計予算の歳入・歳出の合計を超えている。それだけの規模で行われている社会保障はすでに、一部の生活困窮者のための制度ではないと考えるべきであろう。1995（平成7）年の社会保障制度審議会の勧告に示されるように、社会保障制度は国民一般の生活についての保障を行う制度として、その役割が変化しているといえよう。

2. 社会保障の役割と意義

このように、現在の社会保障には、広く国民に健やかで安心できる生活を保障する役割がある。それは、**図2-1**のように、国民の生涯にわたっての保障になる。

そのために、社会保障はどのように機能するのであろうか。ここでは、『平成24年版　厚生労働白書』(3)と『平成29年版　厚生労働白書』(4)で挙げられた3つの機能を見てみよう。

図 2-1 国民生活を生涯にわたって支える社会保障制度

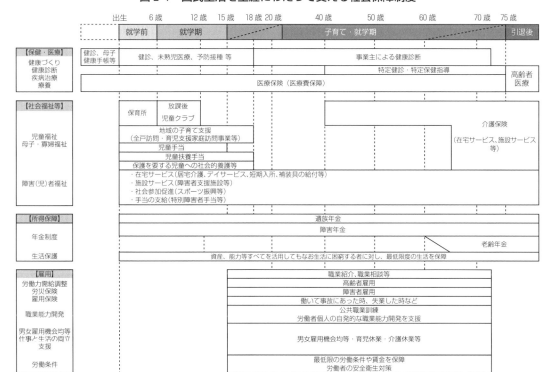

出典）厚生労働省ウェブサイト「社会保障とは何か」.

A. 生活安定・向上機能

　1つ目は、生活のリスクに対応し、生活の安定を図り、安心をもたらす「生活安定・向上機能」である。社会保険を例に挙げると、病気や負傷の場合には、医療保険により、一定の自己負担で必要な医療を受けることができる。失業した場合には、雇用保険により失業等給付が受給でき、現役引退後の高齢期には、老齢年金や介護保険により、安定した生活を送ることができる。

　このように、社会保障があることにより、私たちは社会生活を営んでいくうえでの危険（リスク）を恐れずに、日常生活を送ることができるとともに、人それぞれのさまざまな目標に挑むことができる。それは、社会全体の活力にもつながるのであり、もし社会保障が不安定となれば、将来への不安から必要以上に貯蓄をするため消費が抑制され経済に悪影響が及ぼされるなど、社会の活力が低下する恐れもある。

B. 所得再分配機能

　2つ目は、所得を個人や世帯の間で移転させることにより、国民の生活の安定を図る「所得再分配機能」である。具体的には、高所得層から資金を調達して低所得層へその資金を移転したり、稼得能力のある人びとから稼得能力のなくなった人びとに所得を移転することなどである。たとえば、**生活保護**は、税を財源にして「所得の多い人」から「所得の少ない人」へ、また、**老齢年金**は、保険料を主な財源として、現役世代から高齢世代への世代間の再分配とみることができる。

　また、所得再分配には、現金給付だけでなく、現物給付によるものもある。医療サービスや保育など必要に応じた給付を行う一方で、報酬に比例した保険料額の設定など支払能力（所得水準）に応じた負担を求める。これにより、所得の多寡にかかわらず、生活を支える基本的な社会サービスに国民が平等にアクセスできるようになっている。

C. 経済安定機能

　3つ目は、景気変動を緩和し、経済成長を支えていく「経済安定機能」である。たとえば、経済不況期に失業者が増えた場合、雇用保険から失業等給付が給付されることにより失業中の家計収入を下支えする。これには、マクロ経済的には個人消費の減少による景気の落ち込みを抑制する効果（**スタビライザー機能**）がある。雇用・労働政策全般についても、前述の生活安定・向上の機能を有するとともに、国民に、困ったときには支援を受けられるという安心をもたらすことによって、個人消費の動向を左右する消費者マインドを過度に萎縮させないという経済安定の機能があるといえる。

　また、公的年金のように、継続的に一定の額の現金が支給される制度も、高齢者などの生活を安定させるとともに、消費活動の下支えを通じて経済社会の安定に寄与している。

　以上のように、社会保障には、生活安定・向上機能、所得再分配機能、経済安定機能の3つの機能があり、私たちに健やかで安心な生活を生涯にわたって保障する役割がある。

　こうした社会保障が、前述のように、資本主義社会になって登場してきた「歴史的形成体」であるならば、資本主義との関係でもその存在意義を見出すことができる。近藤[5]は社会保障を「一般的危機の段階に至って、資本制社会が自らの崩壊を防止せんがため、賃金の再分配を通じて社会的

に国民の最低生活を保障せんとする制度」と述べている。つまり、私たちの生活を保障するだけでなく、資本主義社会を安定させ、維持するためのものでもあるということになる。

3. 社会保障の理念

A. ナショナル・ミニマムとオプティマム

ナショナル・ミニマム
national minimum

　国は国民の生活をどの程度まで保障すべきなのであろうか。ここでは、給付水準の裏づけとなる理念であるナショナル・ミニマムとオプティマムについて考えてみよう。

　ナショナル・ミニマムとは、**ウェッブ夫妻**による『産業民主制論』（1897年）で展開された概念である。「国民的最低限」と訳すこともあるが、「ナショナル・ミニマム」と使うことが一般的になっている。もともとウェッブ夫妻のいうナショナル・ミニマムとは「凡ての産業が、その雇傭する全ての人々に、少なくとも、衛生と安全、余暇と賃銀の国民的最低限を供すべきであ」[6]るというように、労働条件についての最低基準のことであった。これが住宅や教育などさまざまな生活の分野について、必要不可欠な最低限を国が保障するという意味に拡大されていった。ちなみに、前述のベヴァリッジ報告にもナショナル・ミニマムの概念が取り入れられている。ベヴァリッジ報告では、社会保険についての6つの基本原則を挙げているが、第1の基本原則として「**均一額の最低生活費給付**」が登場する。

　ナショナル・ミニマムという理念に基づけば、給付水準は「最低限」ということになる。これはその社会で生活するために必要な最低限という意味である。国がその必要最低限の基準を定めて、その基準に満たない人を、その基準を満たすように救済するというものである。その典型的なものが、現在の日本でいうと公的扶助である。つまり、貧困が大きな問題であった時期には、ナショナル・ミニマムは社会保障制度を支える主要な理念であった。

　ところで、医療や社会福祉についてはどうであろうか。必要最低限の医療、必要最低限の社会福祉という水準は定められないのではないであろうか。なぜなら、医療も社会福祉もケースごとに何が必要なのかが異なっているからである。たとえば、骨折した人に風邪薬を処方しても意味がない

ウェッブ夫妻
Webb, Sidney
1859 1947
Webb, Beatrice
1858-1943
シドニーとベアトリスという夫妻。フェビアン協会などで活動した社会主義者。

し、共働きの親をもつ子どもにお年寄りのための車椅子を貸し出しても意味がない。医療も社会福祉も、ケースごとに必要なものを判断して給付しないと意味がないのである。

こうした制度を支える理念が**オプティマム**である。「最適」の意味であり、医療や社会福祉の給付水準は「最適」で決まるといえる。医師やソーシャルワーカーなどの専門家がケースごとに「最適」な給付を判断し、給付するのである。

近年では、このオプティマムにより関心が集まるようになっている。高齢者介護など、貧困よりも社会福祉や医療がより身近なこと（問題）である人が増えてきたためである。もちろん、オプティマムの前提として、ナショナル・ミニマムが保障されていることも重要である。そのうえで、それぞれのケースに最適な給付を保障すること、それが今日の社会保障では求められているのである。

B. 普遍主義

国は誰の生活を保障すべきなのであろうか。ここでは、制度の対象について考えてみよう。その制度が誰を対象とするのか、それを決める2つの考え方がある。普遍主義と選別主義である。

普遍主義とは、すべての人が同じようにその制度にかかわるという考え方である。すべての人が同じように拠出し、すべての人が同じように給付を受けることができる制度である。

これに対し、**選別主義**とは、制度の対象になる人を限定するという考え方である。受給資格や要件という形で、一定の条件を満たす人だけが制度を利用できるというものである。社会保障制度の場合は、ほぼすべての制度が何らかの受給資格や要件を設けていることから、対象を貧困層に限定している制度のあり方を選別主義という。

社会保障制度には、普遍主義であるもの、選別主義であるもの、どちらも可能なものがある。たとえば、社会保険は普遍主義である。保険という方法を用いているから、その人の所得の多寡にかかわらず、保険料の拠出を条件として給付する。逆に、公的扶助は選別主義である。生活困窮者を救済する制度であるから、**ミーンズ・テスト**を行い、一定水準以下の資力である人のみを救済する。これらに対して、社会福祉は普遍主義でも選別主義でも可能である。たとえば、保育所の利用を一定水準以下の所得の世帯に限定すれば、選別主義といえる。逆に、世帯の所得に関係なく利用できる保育所であれば、普遍主義ということができる。

　社会保障制度が整備され始めた当初は、選別主義による制度の役割が大きかった。貧困がなにより大きな問題であったから、貧困な人を救済することが社会保障制度の大きな目的であった。また、選別主義によることは、財源の使い方やサービスの給付として効率的でもあった。前述の保育所の例で考えてみると、貧困な人は子どもを預けて働かないと生活できない。しかし貧困でなければ、保育所に子どもを預けられなくてもベビーシッターを雇うことができるかもしれないし、そもそも働く必要がないかもしれない。このように、同じような問題についても、貧困層ほど深刻になるし、サービスなどを必要とする可能性が高いと考えられる。財源や施設などが限られているのであれば、問題がより深刻な貧困層に給付を集中させたほうが効率的といえるであろう。

　しかし、選別主義には「スティグマ」や「貧困の罠」などの問題がつきまとう。たとえば、生活が苦しくても生活保護を受けたがらない人がいる。その理由として「生活保護を受けること」が貧困であることを明らかにしてしまい恥ずかしいから、ということがある。これがスティグマであり、制度の利用を抑制することになってしまう。また、生活保護を受けるようになると、貧困から抜け出そうとする意欲をなくしてしまう人もいる。収入が増えて生活保護が必要なくなったとしても、保護世帯であれば免除されていた税金を支払わなくてはならなくなるなど、少し収入が増えたくらいではかえって生活が苦しくなってしまうことがあるためである。これを**貧困の罠**という。

　さらに、国民全体の生活水準が上がると、貧困層自体が減少していく。そうなると、給付を貧困層に限定する意味が薄れてしまう。貧困かどうかに関係なく発生するニーズもあるし、いくらお金があってもニーズが満たせない、市場には出回っていない物やサービスが必要なケースもある。

　そこで、普遍主義に基づく給付が行われるようになる。つまり、貧困ではない人でも給付を受けられるように、給付対象が拡大されていく。たとえば、保育所の利用について設けられていた所得制限をなくすことなどである。近年の社会福祉は特に給付対象を拡大する傾向にあるが、所得の多寡によって利用料に差をつけている制度もある。

C. ノーマライゼーション

　国は国民の生活をどこで保障すべきなのであろうか。ここでは、社会福祉によるサービスを受ける場所について考えてみよう。

　社会福祉のサービス提供については、施設が大きな役割を果たしてきた。

スティグマ
stigma
もともとは犯罪者など忌避される人の身体に押した烙印を意味する言葉であった。社会学者のゴッフマン（Goffman, Erving）によって、障害や人種、貧困など「好ましくない」アイデンティティについて使われるようになった。

施設を作り、援助が必要な人をそこに入所させるという方法で、サービス
が提供されてきたのである。

　これに対し、1950 年代のデンマークでは、知的障害をもつ子どもの「親
の会」が運動を行った。当時のデンマークには、障害をもつ大人も子ども
も一緒くたに収容している巨大な施設があった。そこで、「親の会」は子
どもたちを地域で生活させることを目指したのである。これに影響を受け、
バンク‐ミケルセンはノーマライゼーションという用語を用いて、障害者
福祉のあり方を大きく変えた。ノーマライゼーションとは「障害がある人
たちに、障害のない人びとと同じ生活条件をつくりだすこと」[7]である。
障害をもつ人を施設に隔離するのではなく、その国の「普通の生活」がで
きるようにすることをいう。

　その後、ノーマライゼーションの理念は、障害者福祉の分野の基本的な
理念として世界各国に広まっていった。1960 年代にスウェーデンで取り
入れられたほか、1981（昭和 56）年の「**国際障害者年**」の頃から日本で
もノーマライゼーションの理念が急速に広まっていった。近年では、1995
（平成 7）年に「**障害者プラン―ノーマライゼーション 7 か年戦略**」が策
定されて実施されたほか、地域福祉の重視や大規模施設から小規模施設
（グループホームなど）への転換など、障害者福祉以外の分野にも取り入
れられている。また、ノーマライゼーションに加えて、「包含」を意味す
る「インクルージョン」や、「統合」を意味する「インテグレーション」
といった言葉も使われるようになってきている。

4. 社会保障の対象

　前述のように、いわゆる「50 年勧告」によると、日本の社会保障は、
社会保険、公的扶助、社会福祉、公衆衛生から成ると整理できる。この 4
つの制度について、対象とする生活上のリスクと対象者について見ていこ
う。制度の詳細は、それぞれの章を参照してほしい。

A. 社会保障が対象とする生活上のリスク

　社会保険には、年金保険、医療保険、介護保険、雇用保険、労働者災害
補償保険がある。年金保険には、老齢年金、障害年金、遺族年金の給付が

ある。それぞれ、老齢になって退職をする、障害をもつようになる、生計維持者が死亡することにより、所得がなくなったり減少したりするリスクに対応する。医療保険は、病気や怪我などで医療が必要になった際の経済的な保障を行う。診察費や薬代などの出費が必要になる、働けなくなって所得がなくなったり減少したりするリスクに対応する。介護保険も同様に、介護サービスの費用を保障することにより、介護サービスを受けられるようにしている。雇用保険は主に、失業というリスクに対して求職者給付を行う。労働者災害補償保険は主に、労災が発生してしまったときの被災労働者への補償に対応している。

　公的扶助は、経済的な困窮というリスクに対し、給付を行う。社会福祉は障害をもつ人が食事や着替えなど身の回りのことをするのに困難が生じたり、就労により親が子どもの世話をできないなど、生活上の困難に対応する。公衆衛生は、感染症など健康を維持・向上させるうえでのリスクに対応する。

B. 社会保障の対象者

　社会保険の特徴の1つに、強制加入かどうかという点がある。社会保険は国民の生活を保障することが目的であるため、リスクのある人は原則として加入しなくてはならないということである。そのため、**年金保険**は国民皆年金で、日本に居住する20～59歳の人に加入が義務づけられているし、**医療保険**も国民皆保険で、原則として日本に居住する人はすべて加入することになっている。**介護保険**は、40歳以上の医療保険加入者が加入する。**雇用保険**は、労働時間の短い人や公務員などを除き、被用者が加入する。**労働者災害補償保険**は、被保険者として加入するのは労働者を雇っている事業主であるが、給付を受けるのは労災の被災労働者やその遺族となる。

　公的扶助は、経済的に困窮している人が対象である。社会福祉は、身体障害者、児童、知的障害者、高齢者、ひとり親世帯などが対象となる。公衆衛生はすべての国民を対象にしているといえるだろう。たとえば、感染症の感染拡大を防ぐためには、なるべく多くの人にワクチンを接種してもらう必要がある。

社会保険の特徴
➡ p.55「[3] 社会保険の要件と特徴」参照。

5. 社会保障制度の展開

A. 欧米における社会保障の形成と展開

[1] 公的扶助の創設

救貧法
Poor Law

大航海時代
15世紀から17世紀にか
けて、ヨーロッパ人が広
範囲の航海を行った時
代。15世紀末のコロン
ブスやヴァスコ・ダ・ガ
マが有名。大交易時代と
も。

公的扶助の先駆的な制度としては、1601年にイギリスで制定された**救貧法**がある。

いわゆる**大航海時代**に入り、ヨーロッパ諸国の貿易の範囲は大きく拡大した。この影響を受けて、イギリスでは毛織物産業が発展した。それによって、毛織物の材料となる羊毛の需要が増え、価格が高騰した。当時、多くの国民は農村で農民として生活していた。しかし、羊毛価格の高騰に目をつけた地主たちは、牧羊をするため土地を囲い込み、農民たちを農地から追い出してしまった（**囲い込み**）。そのため、農民たちは仕事を求めて都市部へと流出していった。これを「**農民層の分解**」という。一部の人は工場などで仕事を見つけることができたが、多くの人は都市部でもなかなか仕事を見つけることができなかった。しかし、農村へ帰るわけにもいかず、都市部にとどまることになる。そうして、彼らは浮浪者や乞食となっていった。

こうして、都市部に浮浪者や乞食が増えていった。囲い込みを禁止したが効果はあまりなく、貧民対策をしなくてはならなくなった。このときの対策とは、浮浪者や乞食を救済するのではなく、取り締まろうとするものであった。彼らは怠惰なために浮浪者や乞食になっていると考えられていたから、取り締まって働かせることを目的とした対策がとられたのであった。その一連の対策は「**血の立法**」と呼ばれる。ただし、「血の立法」の中には、「労働不能者」を救済しようとするものもあった。

こうした「血の立法」を集大成したものが**救貧法（エリザベス救貧法）**であった。したがって、救貧法も貧民の救済を目的としたものというよりは、貧民を取り締まって働かせることを目的にしたものであった。そして、老人や障害者など「労働不能者」とされた一部の人のみを救済しようとするものであった。しかし、教区を運営の単位とし、裕福な人びとから救貧税を集めて財源にするなど、現在の公的扶助に近い仕組みを導入していた。

資本主義が発展していくと、自由主義の経済政策がとられるようになる。経済活動を自由に行わせ、国はなるべく介入しないというものである。今

でいう「小さな政府」をイメージすればいい。そうなると、救貧法もまた、人が生活をよくしようとする努力や自由を重視して、生活に介入しないことが望ましいと考えられるようになる。つまり、救貧法の縮小が望ましいと考えられたのであった。このように考えられるようになった背景には、救貧法による事業が拡大して、財源となる救貧税の負担が大きくなっていたこともあった。

こうして、1834年には救貧法が大きく改定された。貧困の罠などを根拠に、救貧法は不要とする**マルサス**の影響を受けた改定であった。貧しい人を収容して働かせる労役場では、一般的な工場などで働く人よりも低賃金に抑えることを原則とした。これを**劣等処遇**または**被保護者低位性の原則**という。

さらに救貧税の負担を軽くしようとしたのが、**チャドウィック**である。チャドウィックは、チフスやインフルエンザなど伝染病が流行すると、救貧税が多く必要となることに着目した。チャドウィックは衛生状態をよくして伝染病を防げば、貧困の発生が抑えられると考えたのである。そうして1848年に制定されたのが**公衆衛生法**であった。公衆衛生は、救貧政策との関連で登場したのであった。

このように、イギリスでは救貧法を中心に救貧政策がとられたが、最初に公的扶助を創設したのはデンマークであった。1891年のことである。救貧法との違いは、国の保護を求める権利（**保護請求権**）を国民に認めたことであった。このデンマークの制度により、近代的な公的扶助が創設されたことになる。

[2] 社会保険の創設

社会保険を初めて創設したのは、19世紀末のドイツであった。当時のドイツは、ドイツ帝国が成立したばかりであった。連邦国家として発展したドイツでは、一部の人は非常に裕福になったが、多くの労働者は苦しい生活をしていた。そのため、労働者たちは、ストライキなどの労働運動を展開するようになった。そうした運動は次第に社会主義運動と結びついていった。

このときの宰相は**ビスマルク**であった。ビスマルクは、勢力を拡大している社会主義を弾圧しようとした。社会主義とは私有財産を認めず、富や生産手段を共有しようとする考え方であるから、自由で自己利益を追求する資本主義とは相容れないものであった。そこで、ビスマルクは1878年に**社会主義者鎮圧法**を制定した。しかし、効果がなかったため、ビスマルクは違う形で社会主義の勢力を弱めようとした。そうして考え出されたの

マルサス
Malthus, Thomas
Robert
1766-1834
『人口論』の著者として有名な経済学者。人口の増加率が食物の増加率を上回ることからすべての貧困と罪悪が生ずるとする。のちに道徳的な抑制の可能性を認めている。

チャドウィック
Chadwick, Edwin
1800-1890
「最大多数の最大幸福」の功利主義で知られる経済学者ベンサムの弟子。救貧法のほか、警察などさまざまな行政改革の推進に携わった。

公衆衛生法
Public Health Law

ビスマルク
Bismarck-Schönhausen,
Otto Eduard Leopold
von
1815-1898
ドイツ帝国の初代宰相で、「鉄血宰相」として、またはその政策が「鉄血政策」として知られる。

が、社会保険であった。そのため、社会保険は、社会主義を弾圧する政策「アメとムチ」のうちのアメの代表的なものともされている。

ビスマルクは、労働者たちの生活苦や不安に着目した。労働者たちが社会主義を支持するのは、今の資本主義社会での生活が苦しく、不安に満ちているためである。労働者の不安を取り除くことができれば、労働者たちは社会主義を支持しなくなる、と考えたのである。そこで、すでに存在していた共済組合をもとに**疾病保険**（1883 年、現在の日本の制度でいうと医療保険）、**災害保険**（1884 年、同様に労働者災害補償保険）、**老齢・廃疾保険**（1889 年、同様に年金保険）の 3 つの社会保険を創設した。当時は、健康状態のよくない労働者も少なくなく、労災の発生率が高かったことも労働者にとって大きな不安だったのである。

こうして創設された社会保険は、公的扶助とは違う特徴をもっていた。それは、保険という方法を用いたことである。保険とは、税金ではなく、保険料を出し合って財源にし、そこから給付するという方法である。それは、加入者同士の相互扶助という意味合いをもつ制度であった。

［3］ 社会保障法の制定

比較的早く創設された公的扶助と社会保険を結びつけたのは、前述のアメリカの社会保障法であった。第一次世界大戦後の不況によって、国が積極的に対策をとらなくてはならなくなった時代であった。

とはいえ、このような変化が一気に起こったわけではない。その背景には、貧困や失業に対する考え方の大きな変化があった。前述のように、イギリスで救貧法が制定されたときには、浮浪者や乞食は怠惰であると考えられていた。貧困は、怠けている本人の責任と考えられていたのである。それをなぜ国が救済しなくてはならないのであろうか。

19 世紀末から 20 世紀初めにかけて、イギリスでは**社会調査**がさかんに行われた。貧困の規模や実態を調査したもので、特に有名なのが**ブース**によるものと**ラウントリー**によるものである。ブースはロンドンで、ラウントリーはヨークで調査を行った。それらによると、人は飲酒や浪費などの個人的な要因で貧困になるのではなく、低賃金や多子といった社会的な要因で貧困になることが多い。つまり、貧困は個人の努力のみでは避けがたいものなのである。したがって、国が貧困に取り組まなくてはならないとされたのである。

ブース
Booth, Charles
1840-1916
ベアトリス・ウェッブの義理の従兄弟でもある。

ラウントリー
Rowntree, Benjamin
Seebohm
1871-1954
ロウントリー、ローントリーとも。

［4］ 福祉国家

社会保障は、第二次世界大戦後に本格的に整えられていった。多くの

国々が国民の生活を保障するための体制を整えていったのである。いわゆる福祉国家と呼ばれる体制である。

福祉国家とは、もともと**イギリスの司教の演説**から生まれた言葉とされている。資本主義社会のあり方の1つで、イギリスが掲げた「**ゆりかごから墓場まで**」のスローガンが有名である。福祉国家の構成要素としては、以下のようなものが挙げられる。社会保障制度が体系的に整備されていること、基本的人権が認められていること、完全雇用政策がとられていること、民主主義が成立していること、などである。

しかし、1970年代後半になると、「福祉国家の危機」が指摘されるようになる。経済成長に支えられ、福祉国家としての機能を発展させてきた国々で、見直しが行われるようになったのである。代表的なものが、イギリスで誕生したサッチャー政権によるものであった。

こうした見直しの結果、現在ではさまざまな形の福祉国家がみられるようになっている。たとえば、**エスピン-アンデルセン**は、**福祉国家レジーム**として**自由主義的福祉国家**（アメリカ、カナダなど）、**保守主義的福祉国家**（オーストリア、フランスなど）、**社会民主主義的福祉国家**（スウェーデン、ノルウェーなど）の3つに分類している。国、民間、そして国民自身がどのような役割を果たすべきか、それぞれの国で模索が続いている。

イギリスの司教の演説
第二次世界大戦中に、カンタベリの大司教がドイツ、イタリア、日本を批判した「戦争国家（warfare state）」に対し、イギリスを「福祉国家（welfare state）」と表現したという。

エスピン-アンデルセン
Esping-Andersen, Gøsta
1947-

コラム　　ラウントリーの本業は？

　ラウントリーは、イギリスのヨークで社会調査をし、貧困研究を行ったことで知られている。ところで、ラウントリーは何をしている人だったのだろう？　なぜ貧困に関心をもったのだろう？

　ラウントリーは、父親が経営する食品製造のビジネスを手伝っていた。ガムの製造と労務担当の責任者の仕事と並行して、ラウントリーは社会調査を始めた。成人学校で教えていたラウントリーは、そこに通ってくるワーキング・クラスの人びとを通して、彼らの生活状態をより詳しく知り、ワーキング・クラスの生活で必要とされているサポートについて、強い関心をもつようになっていたという。ラウントリーの研究成果を活かし、ラウントリー社では、住宅対策や退職後の老齢年金などを導入した。

　後に社長に就任したラウントリーは、ビジネスの面でも活躍した。ラウントリーの下で開発された商品に「キットカット」がある。キッ

トカットは、もともと、朝早くから身体を動かして働いていた男性が、一息ついて、立ちながら、または歩きながら、割って口に流し込み、エネルギーを補給することを想定して作られた「チョコレート・クリスプ」であった。キットカットと社会保障には、こんなつながりがあったのである。

※参考文献：武田尚子『チョコレートの世界史』中央公論新社、2010年

B. 日本における社会保障の形成と展開

[1] 昭和初期までの救貧制度と社会保険

　明治時代に入ると、日本も資本主義社会へと移行していった。国際的にみると後発的な資本主義国であったから、先進的な国の技術などを導入したため、日本では、イギリスにみられた農民層の分解による浮浪者の大量発生のような混乱が起こらなかった。1874（明治7）年には恤 救 規則という救貧制度ができたが、混乱が小さかったため、親族や隣保的に救済されない人に米代を支給するという貧弱な制度であった。恤救規則に代わって1929（昭和4）年制定されたのが救護法であった。しかし、救護法もまた老人や子どもなど「労働不能者」を救済するものにすぎなかった。

　また、1922（大正11）年には最初の社会保険である健康保険が創設された。これは、被用者に対する医療保険であった。1938（昭和13）年には被用者以外（農業従事者や自営業者など）に対する国民健康保険が創設された。ただし、国民健康保険を実施しない市町村もあり、すべての農業従事者や自営業者などに適用されたわけではなかった。1939（昭和14）年には船員保険法が制定された。これは船員に対する医療保険であっただけではなく、年金保険でもあった。1941（昭和16）年にはいわゆる「肉体労働」者に対する労働者年金保険法が制定され、これが1944（昭和19）年に厚生年金保険法となり、より多くの被用者へ適用された。

　このほか、公衆衛生や社会事業でもいくつかの制度が創設された。1938（昭和13）年には社会事業法が制定された。また、天然痘や結核を予防しようとする対策や、1937（昭和12）年の保健所法なども制定されている。とはいえ、社会保障といえるような制度の体系的な整備はまだ行われていなかった。

[2] 社会保障の確立と拡充

　日本で社会保障制度が本格的に整備されていったのは、第二次世界大戦

救護法
財源不足のため、施行は1932（昭和7）年まで延期された。競馬法の改定により、財源を確保したという。

健康保険
健康保険もまた、関東大震災のために施行が1927（昭和2）年まで延期された。

後のことであった。**生活保護法**（1946〔昭和21〕年、1950〔昭和25〕年に全面改定）、**児童福祉法**（1947〔昭和22〕年）、**身体障害者福祉法**（1949〔昭和24〕年）のいわゆる「**福祉三法**」が制定された。1951（昭和26）年には、社会福祉の基本法ともいわれた**社会福祉事業法**も制定され、社会事業法が廃止された。さらに、**精神薄弱者福祉法**（1960〔昭和35〕年、1999〔平成11〕年に**知的障害者福祉法**）、**老人福祉法**（1963〔昭和38〕年）、母子福祉法（1964〔昭和39〕年、1981〔昭和56〕年に**母子及び寡婦福祉法**、2014〔平成26〕年に**母子及び父子並びに寡婦福祉法**）が制定され、「福祉三法」と合わせて「**福祉六法**」と呼ばれている。

1961（昭和36）年には、**国民皆保険・皆年金体制**がスタートした。1958（昭和33）年に全面改定された国民健康保険法と1959（昭和34）年に制定された**国民年金法**が施行されたのである。国民健康保険がすべての市町村で実施され、職域の保険に加入できない人はすべて国民健康保険に加入できるようになった。それまで加入できる年金保険のなかった農業従事者や自営業者などは国民年金に加入できるようになった。つまり、被用者ではない人のための制度を整備することで、すべての国民を医療保険と年金保険に加入させたのである。これに先だって、**失業保険法**（1947〔昭和22〕年、1974〔昭和49〕年に雇用保険法）や**労働者災害補償保険法**（1947〔昭和22〕年）も制定されている。

以上のように、戦後から1960年代前半にかけて、日本の社会保障制度が整えられていった。そして、1950年代後半から始まった高度経済成長によって増えた税収に支えられて、給付水準の引上げなど、社会保障は拡充されていった。特に、1973（昭和48）年には「**福祉元年**」、「**年金の年**」のスローガンで大幅な制度改革が行われた。たとえば、老人福祉法の改定によって**老人医療費支給制度**が導入され、70歳以上の人が自己負担なしで医療を受けられるようになったのもこの年であった。1973年はまた、第一次石油危機（オイルショック）によって、日本経済が大きなダメージを受けた年でもある。しかし、社会保障に関しては、1970年代末までは拡充が続けられた。

[3] 社会保障の見直し

1980年代に入ると、社会保障の見直しが始まる。高度経済成長から低成長に転じ、国の財政赤字が増大していった。また、人口の高齢化への対応、特に財政的な負担が増大することが懸念されるようになった。そのため、これまでの社会保障の給付や負担について、見直しが行われるようになった。たとえば、1982（昭和57）年の**老人保健法**制定によって老人医

老人保健法
老人保健法により、70歳以上の人の医療費について、医療保険者間の財政調整が行われることになった。同時に、国民健康保険の中に退職者医療制度を新設し、退職してから老人保健制度に加入するまでの人の医療費についても財政調整を行うようになった。
➡ p.124 側注「退職者医療制度」参照。
➡ p.126「A. 後期高齢者医療制度〔1〕」参照。

療費支給制度が見直され、70歳以上の人も医療費の一部負担が必要になった。

　現在も、この見直しの流れの中にあるといっていいであろう。ただし、1990年代に入ってからは、財政的な制約に加え、少子高齢化という人口の変化への対応という意味合いの見直しも行われている。1990（平成2）年に**福祉関係八法**が改正され、1997（平成9）年には**介護保険法**が制定された。2000（平成12）年には社会福祉事業法が**社会福祉法**に全面改定されるなど、社会福祉基礎構造改革も行われている。これらによって高齢者介護の仕組みを整備しようとしているほか、地域福祉の重視や、行政主導の措置制度から利用者本位の契約の方式へと転換が行われている。また、保育所の待機児童解消の取組みなど、少子化対策にも取り組まれるようになっている。

注）
(1)　イギリス社会保険および関連サービスに関する検討を行うべき委員会編／山田雄三監訳『ベヴァリジ報告　社会保険および関連サービス』至誠堂, 1969, p.185.
(2)　国立社会保障・人口問題研究所ウェブサイト「令和元年度　社会保障費用統計」, pp.1–2.
(3)　厚生労働省ウェブサイト「平成24年版　厚生労働白書」, pp.30–33.
(4)　厚生労働省ウェブサイト「平成29年版　厚生労働白書」, pp.7–9.
(5)　近藤文二『社会保障』東洋書館, 1952, p.192.
(6)　ウェッブ, シドニー＆ベアトリス著／高野岩三郎監訳『産業民主制論（復刻版）』法政大学出版局, 1969, p.982.
(7)　花村春樹『ノーマライゼーションの父―N.E. バンク‐ミケルセン』ミネルヴァ書房, 1994, p.167.

▎理解を深めるための参考文献

●**厚生労働省『厚生労働白書（各年版）』.**
　社会保障を含む厚生行政の動きや統計など、現在の日本の厚生行政全般を理解するための基礎となるもの。制度の概要なども紹介されている。
●**新川敏光編『福祉レジーム』ミネルヴァ書房, 2015.**
　福祉国家と福祉レジームのちがいなどを論じるとともに、「福祉レジーム」の視点から、世界各地域を紹介している。
●**横山和彦・田多英範編『日本社会保障の歴史』学文社, 1991.**
　日本の社会保障について、社会保障前史から社会保障改革期まで、制度の創設や改正などについて、詳しく述べている。

第3章 社会保障と財政

これまで現役世代が中心となって費用負担をしてきた社会保障は、少子高齢化や人口減少社会などの生活環境に大きく影響を受けることは必然といえる。

現在の給付と負担の関係はどのようになっているのか、また、今後、増大する給付において負担はどうあるべきなのか、本章では、このような視点から社会保障と財政について学んでいく。

1

社会保障における財源を国と地方の側面から学ぶ。また、財源構成の内容と特徴についても理解を深める。

2

社会保障給付費の動向を社会支出との相違を踏まえながら概観するとともに、社会保障給付費の特徴を理解する。また、社会保障給付費の今後の見通しについても学ぶ。

3

社会保障の充実度を測る指標として取り上げられることが多い「国民負担率」について、その定義や現状および特徴を理解するとともに、国際比較する際の留意点について学ぶ。

4

経済と社会保障は、相互作用の関係にあるといわれているが、ここでは、社会保障を一つの産業としてみた場合、社会保障分野の発展が経済成長に影響を及ぼすことについて学ぶ。

1. 社会保障の財源

歳出と歳入
国の収入・支出は4月から翌年3月までの期間（会計年度）で計算し、この1年間の収入を「歳入」、支出を「歳出」という。

一般会計
一般行政に必要な経費を賄うもので、国の基本的活動を行うのに必要な歳入・歳出を経理する会計のこと。そのほかに、特別な事情のために一般会計とは切り離して管理し、国が行う特定の事業や資金を運用する等の目的で一般会計と区分して設けられた会計である「特別会計」や国が出資や融資を通じて関係をもっている機関のうち、特別法によって設立され、資本金が全額政府出資であり、予算・決算について国会の承認を得なければならない予算を「政府関係機関予算」という。この3つの予算が政府予算を構成する。

地方交付税交付金
地域の経済状況などによって、それぞれの地方公共団体の財政力に違いがあるため、公的サービスに格差が生じないよう、国が地方公共団体の財政力を調整するために支出する。

A. 一般会計における歳出と歳入

　日本の予算の一つである**一般会計**歳出の内訳をみると、2022（令和4）年度は当初予算約108兆円のうち、歳出総額から国債費および地方交付税交付金等を除いたものを一般歳出といい、**社会保障関係費**、公共事業関係費、文教および科学振興費等で、一般会計総額の約63%を占めている。

　1990（平成2）年度と比較すると、「社会保障関係費」と「国債費」の伸びが際立っている。また、近年の新型コロナウイルス感染症の拡大に伴い、「新型コロナ予備費」として5兆円を計上していることが特徴的である（**図3-1**）。

図3-1　一般会計の歳出と歳入

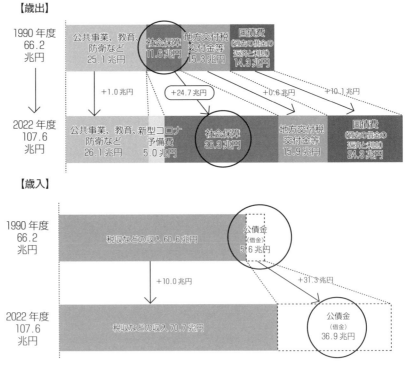

出典）財務省ウェブサイト「これからの日本のために財政を考える」.

一方、歳入に関しては、2022（令和4）年一般会計歳入約108兆円のうち、「税収などの収入」70.7兆円に対して、公債金36.9兆円となっており、歳入の34％を公債金つまり借入金で賄っていることがわかる。しかも、1990（平成2）年度と比較すると、「税収などの収入」は10兆円増加しているのに対して、「公債金」は31.3兆円の増加をみた。

これらのことから、歳出に関しては「社会保障関係費」が最も多く、過去の借金と利息の返済である「国債費」が次いでおり、歳入に関しては公債金が給付の不足分を埋めており、以前と比較するとその額は増大している。

B. 地方経費の内容

地方公共団体は、社会福祉の充実を図るため、児童、高齢者、障害者等のための福祉施設の整備および運営、生活保護の実施等の施策を行っている。これらの諸施策に要する経費は**民生費**として総括され、2020（令和2）年の決算額は28兆6,942億円で、生活福祉資金の貸付事業、ひとり親世帯臨時特別給付金給付事業等の新型コロナウイルス感染症対策に係る事業の増加や幼児教育・保育の無償化に伴う児童福祉費の増加等により、前年度と比べると8.1％増となった[1]。

民生費の目的別の内訳をみると、児童福祉費が最も大きな割合を占め、以下、社会福祉費、老人福祉費、生活保護費の順となっている（**図3-2**）。

公債金
国が税収の不足を補うために発行する、債券により借りられた金額のこと。

社会保障関係費
社会保障関係費は、基本的には国税を財源とした費用で、社会保障制度の財源として「国庫負担」とも表現される。ちなみに、社会保障給付費は、国税だけでなく、地方税や保険料が財源となって実際に支出された金額である。

国債費
国の一般会計のうち、国債の利払い・償還などに充てられる予算のこと。

地方経費
『地方財政白書』において、支出の対象となる主な行政の目的に従って、生活・福祉の充実（民生費、労働費）、教育と文化（教育費）、土木建設（土木費）、産業の振興（農林水産業費、商工費）、保健衛生（衛生費）、警察と消防（警察費、消防費）に分けて考察している。

図3-2　民生費の目的別内訳

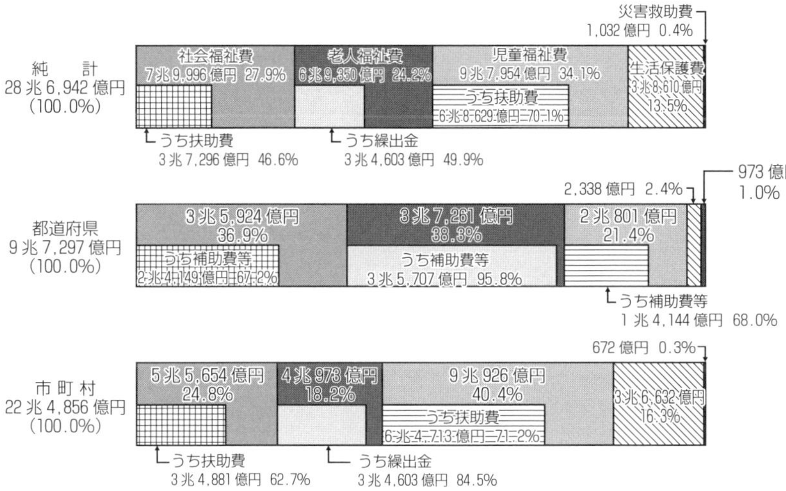

出典）総務省『令和4年版　地方財政白書』.

団体区分別にみると、都道府県については、後期高齢者医療事業会計、介護保険事業会計への負担金を拠出していることから、老人福祉費の構成比が最も大きく、以下、社会福祉費、児童福祉費の順となっている。一方、市町村については、児童福祉に関する事務および社会福祉施設の整備・運営事務を主として行っていることから、児童福祉費の構成比が最も大きく、以下、社会福祉費、老人福祉費、生活保護費の順となっている[1]。

C. 社会保障の財源構成

[1] 財源構成の現状

社会保障の財源構成は、**社会保険料、租税（公費）**のほか、**利用者（受益者）負担、積立金運用収入、公債金（借入金）**などがある。これらの財源がどのような比率で組み合わされるかは、各種制度における目的や財源調達方式などに依存する。

日本では少子高齢化の進展などに伴って、年金、医療、介護などの社会保障給付費が大きく伸びている。一方で、社会保険料収入は、近年、横ばいで推移しているため、社会保障給付費と社会保険料収入の差額が拡大傾向にある。その差額は、主に国や地方公共団体の税負担や積立金運用収入によって賄われることになる（**図3-3**）。

社会保障の財源構成を国際比較した場合、ドイツやフランスでは保険料収入の割合が大きいのに対し、スウェーデンやイギリスは公費（国庫負担・地方負担）の割合が大きくなっており、日本やアメリカはその中間といえる。

積立金運用収入
たとえば、年金積立金は、年金積立金管理運用独立法人が、国内外の資本市場で運用している。年金積立金の運用収益や元本はおおむね100年の年金の財政計画の中で、将来世代の年金給付を補うために使われる。年金財源全体のうち、積立金から賄われるのは1割程度である。

図 3-3　社会保障の給付と負担の現状（2022 年度予算ベース）

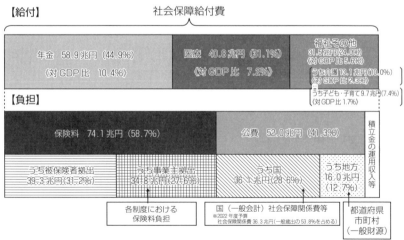

出典）厚生労働省ウェブサイト「給付と負担について」.

社会保障の給付と負担の現状を 2022 年度予算ベースでみると、総額 131.1 兆円で、そのうち社会保険料 74.1 兆円（58.7％）、公費 52.0 兆円（41.3％）、そして積立金の運用収入等となっている[2]。

いずれにしても今日の社会保障の財源構成は、画一的な形態ではなく、いくつかの組み合わせによって運営されている。

［2］社会保険の財源構成の類型化

社会保障制度の中心的制度として位置づけられている社会保険制度の財源構成を類型化すると、社会保険料型、租税と社会保険料の混合型、そして租税と拠出金の混合型の3つに大別される[3]。

（1）社会保険料型

社会保険料型に関しては、被用者保険である厚生年金や健康保険の中の**組合管掌健康保険**、各種共済制度などのように、原則的に保険料のみを財源とするものである。しかしながら組合管掌健康保険には一部の財政窮迫組合に定額の国庫負担があり、**全国健康保険協会管掌健康保険**には給付費に対して国庫負担がある。

（2）租税と社会保険料の混合型

租税と社会保険料の混合型に関しては、財源の多くの部分が国庫負担であり、他に自治体が若干の負担を行っている被用者以外を対象とした国民健康保険が挙げられる。これは極めて日本的な形態といえよう。

ところで、このような社会保険の財源として租税（公費）を投入する根拠は次の3点がある。

第1は、日本の社会保険は被用者保険や地域保険が混在するために、事業主負担がある制度とない制度がある。したがって負担の均衡を図るために地域保険に公費を投入することになる。

第2に分立している制度間に、財政力の格差があることである。この場合も給付あるいは負担の水平的均衡を図るために公費負担による調整が必要となる。

第3に社会保険料の水準を低所得層の被保険者の負担能力に見合うものに調整する必要があることである。現行の国民年金はこの根拠に基づく。

（3）租税と拠出金（支援金）の混合型

次に**租税と拠出金（支援金）の混合型**に関しては、国民年金制度と後期高齢者医療制度がある。前者は給付費の2分の1が公費負担で、残りが被用者年金制度の拠出金による負担の形態をとっており、後者は75歳以上の高齢者の医療費の5割を公費負担として、残りの費用の4割を後期高齢者支援金として若年者（各医療保険の被保険者）の保険料を充て、残りの1

社会保険料
74.1 兆円のうち、被保険者拠出 39.3 兆円（31.2％）、事業主拠出は 34.8 兆円（27.6％）となっている。

公費
52.0 兆円のうち、国 36.1 兆円（28.6％）、地方 16.0 兆円（12.7％）となっている。

組合管掌健康保険
単独の企業または同業種で複数の企業が共同して設立する健康保険組合により、運営・管掌される公的医療保険制度である。

全国健康保険協会管掌健康保険
全国健康保険協会（協会けんぽ）が運営している健康保険制度のことをいい、主に、中小企業の従業員等を対象としている。

財政調整
たとえば、前期高齢者医療制度においても財政調整がみられる。つまり、65〜74歳が該当する前期高齢者の医療は、各医療保険に加入している該当者の人数に偏りがあるため、財政負担を調整する仕組みが導入されている。より具体的には、前期高齢者の加入率の低い健保組合等が「前期高齢者納付金」を拠出し、加入率の高い国保に「前期高齢者交付金」が交付される。

割を高齢者自身の保険料としている。これらは**財政調整**の仕組みでもある。

[3] 利用者（受益者）負担

　社会保険の財源は保険料が中心であり、さまざまな組み合わせが存在するが、医療保険や介護保険の場合は、給付を受ける本人が、かかった費用の一部を支払う**利用者負担（受益者負担）**もある。

　利用者負担は、**応能負担**と**応益負担**に区分される。応能負担は、負担能力のない者は税金や社会保険料を減免し、所得の高い者にはより高い負担率で税金や社会保険料を課すことによって、所得を再配分する機能を与えるものである。一方、応益負担は所得の高低や能力には関係なく、かかった費用の一定割合を負担させる方法である。たとえば、医療保険は原則3割負担、介護保険は原則1割の応益負担を採用しているが、所得（医療保険は年齢も加味される）によっては2割から3割の負担が求められるなど、両者の組み合わせもみられる。

2. 社会保障給付費の動向と特徴

A. 社会保障費用統計における社会支出と社会保障給付費

　国立社会保障・人口問題研究所は、毎年、「社会保障費用統計」（旧「社会保障給付費」）を取りまとめて公表している。「社会保障費用統計」では、年金や医療保険、介護保険、雇用保険、生活保護など、社会保障制度に関する1年間の支出を、OECD（経済協力開発機構）基準による「**社会支出**」と、ILO（国際労働機関）基準による「社会保障給付費」の2つから構成されている。「社会支出」（OECD基準）は、「**社会保障給付費**」（ILO基準）と比べ、施設整備費など直接個人には移転されない支出まで集計範囲に含んでいるため、「社会支出」のほうが大きくなる[4]。

　2020年度の「社会支出」（OECD基準）総額は136兆3,600億円で、対前年度からの伸び率は6.6％となっている。また、2020年度の「社会保障給付費」（ILO基準）総額は132兆2,211億円で、伸び率は6.7％となっている。さらに、1人当たりの「社会支出」は108万1,000円（伸び率6.7％）、「社会保障給付費」は104万8,200円（伸び率6.7％）となっている（**表3-1**）。

表3-1　社会保障費用の推移

社会保障費用	2018 年度	2019 年度	2020 年度	対前年度比 (2019年度と2020年度)	
				増加額(分)	伸び率(%)
社会支出（億円）	1,254,814	1,278,783	1,363,600	84,817	6.6
1 人当たり（千円）	992.4	1,013.6	1,081.0	67.4	6.7
対 GDP 比（%）	22.56	22.95	25.46	2.52	—
社会保障給付費（億円）	1,200,690	1,239,244	1,322,211	82,967	6.7
1 人当たり（千円）	960.1	982.2	1,048.2	65.9	6.7
対 GDP 比（%）	21.82	22.24	24.69	2.45	—

出典）国立社会保障・人口問題研究所「令和２年度　社会保障費用統計」より筆者作成.

　2020 年度の社会支出と社会保障給付費は、前年度比で大きく伸びたが、新型コロナウイルス感染症拡大に伴う支出および給付の増大が影響している。

B. 社会保障給付費の規模と特徴

　社会保障給付費の推移をみると、1970 年頃まではなだらかに上昇していたが、高齢化の進展に伴って、急角度で上昇している。1970（昭和45）年の社会保障給付費の総額が 3.5 兆円であったものが、2020（令和2）年では約 132 兆円へ膨れ上がり、対国内総生産（対 GDP）比についても 4.7％から 25.46％へと増大している（図3-4）[4]。

　2020 年度の社会保障給付費を「医療」「年金」「福祉その他」に分類して部門別にみると、「医療」が 42 兆 7,193 億円（総額に占める割合は 32.3％）、「年金」が 55 兆 6,336 億円（同 42.1％）、「福祉その他」が 33 兆 8,682 億円（同 25.6％）である[4]。

　それぞれの前年度からの増加額は、「医療」が 1 兆 9,951 億円（4.9％増）、「年金」が 1,815 億円（0.3％増）であったが、「福祉その他」が 6 兆 1,201 億円（22.1％増）と伸び率が大きかったのは、新型コロナウイルス感染症拡大の影響を受けて**雇用調整助成金**が増加したことなどによる。

　また、社会保障給付費に占める**高齢者関係給付費**をみると、1975（昭和50）年当時は、32.8％を占めるにとどまっていたが、2020（令和2）年には 62.9％を占めるに至っている（**表3-2**）。

　一方で、**児童・家庭関係給付費**をみると、1975（昭和50）年当時は 5.7％を占めていたが、徐々に低下をしていき、近年上昇傾向にあるとはいえ、8.0％にとどまっている。このように、日本の社会保障給付費は、分野別

雇用調整助成金
「新型コロナウイルス感染症の影響」により、「事業活動の縮小」を余儀なくされた場合に、従業員の雇用維持を図るために、「労使間の協定」に基づき、「雇用調整（休業）」を実施する事業主に対して、休業手当などの一部を助成するもの。

高齢者関係給付費
その内訳は、年金保険給付費、高齢者医療給付費、老人福祉サービス給付費、高年齢雇用継続給付費である。

児童・家庭関係給付費
その内訳は、児童手当、児童扶養手当等、児童福祉サービス、育児休業給付、出産関係費である。

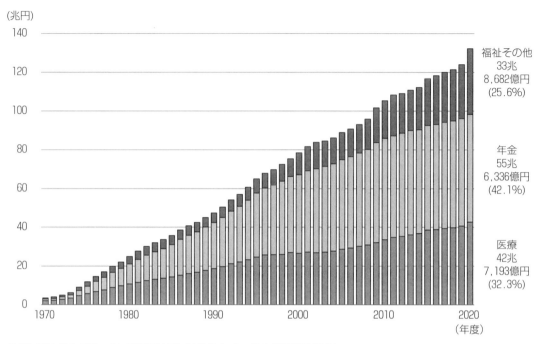

図 3-4　社会保障給付費の推移

(兆円)

福祉その他
33兆
8,682億円
(25.6%)

年金
55兆
6,336億円
(42.1%)

医療
42兆
7,193億円
(32.3%)

出典）国立社会保障・人口問題研究所「令和 2 年度　社会保障費用統計」.

表 3-2　社会保障給付費の占める高齢者関係給付費と児童・家庭関係給付費の推移

	1985 年	1995 年	2005 年	2015 年	2019 年	2020 年
社会保障給付費総額（億円）	356,894	649,918	888,529	1,168,133	1,239,241	1,322,211
高齢者関係給付費の割合（%）	52.8	62.6	69.7	66.6	66.2	62.9
児童・家族関係給付費の割合（%）	4.1	3.2	4.0	6.5	7.7	8.0

出典）国立社会保障・人口問題研究所「令和 2 年度　社会保障費用統計」より筆者作成.

でみると年金と医療に重きが置かれ、対象者別でみると、高齢者に関する
給付に比重が置かれていることが理解される。

C. 今後の見通し

　少子高齢化と人口減少が進む中において、社会保障給付費の今後の見通
しについて、内閣官房・内閣府・財務省・厚生労働省「**2040 年を見据え
た社会保障の将来見通し**」では、次のように推計している。社会保障給付
費の対 GDP 比は、2018（平成 30）年度の 21.5%（名目額 121.3 兆円）から、
2025（令和 7）年度に 21.7 〜 21.8%（同 140.2 〜 140.6 兆円）となり、そ
の後 15 年間で 2.1 〜 2.2 ポイント上昇し、2040 年度には 23.8 〜 24.0%（同

188.2 ～ 190.0 兆円）となる（**経済ベースラインケース**）（**図3-5**）。

　また、経済成長実現ケースでも、社会保障給付費の対GDP比はおおむね同様の傾向で増加するが、2040年度で比較するとベースラインケースに比べて、1ポイント程度低い水準（対GDP比22.6 ～ 23.2%〔名目額210.8 ～ 215.8兆円〕）（**経済成長実現ケース**）となると推計している。

　このように、社会保障給付費は、高齢化に伴って急激な増加が見込まれ、団塊の世代全員が75歳以上となる2025年、20歳から64歳の現役世代が大幅に減少する2040年に向けて、特に医療・介護分野の給付はGDPの伸びを大きく上回って増加していくことになる[5]。

経済ベースラインケース
経済が足元の潜在成長率並みで将来にわたって推移する姿を試算したもの。

経済成長実現ケース
政府が掲げるデフレ脱却・経済再生という目標に向けて、政策効果が過去の実績も踏まえたペースで発現する姿を試算したもの。

図3-5　社会保障給付費の見通し（経済ベースラインケース）

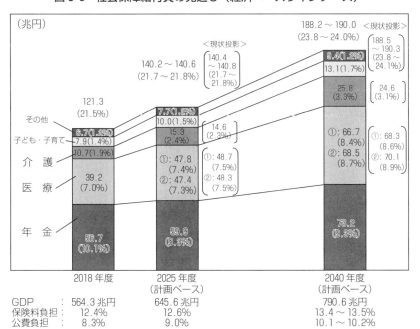

	2018年度	2025年度 （計画ベース）	2040年度 （計画ベース）
GDP	564.3兆円	645.6兆円	790.6兆円
保険料負担	12.4%	12.6%	13.4 ～ 13.5%
公費負担	8.3%	9.0%	10.1 ～ 10.2%

注1）医療については、単価の伸び率の仮定を2通り設定しており、給付費も2通り（①と②）示している。

注2）「計画ベース」は、地域医療構想に基づく2025年度までの病床機能の分化・連携の推進、第3期医療費適正化計画による2023年度までの外来医療費の適正化効果、第7期介護保険事業計画による2025年度までのサービス量の見込みを基礎として計算し、それ以降の期間については、当該時点の年齢階級別の受療率等をもとに機械的に計算。なお、介護保険事業計画において、地域医療構想の実現に向けたサービス基盤の整備については、たとえば医療療養病床から介護保険施設等への転換分など、現段階で見通すことが困難な要素があることに留意する必要がある。

注3）「現状投影」は、医療・介護サービスの現状の年齢別受療率・利用率をもとに機械的に計算した場合。「計画ベース」は、医療は地域医療構想および第3期医療費適正化計画、介護は第7期介護保険事業計画を基礎とした場合。

出典）内閣官房・内閣府・財務省・厚生労働省「2040年を見据えた社会保障の将来見通し（議論の素材）―概要―」（平成30年5月21日）を一部加筆.

3. 国民負担率

A. 定義と推移

社会保障の充実度を測る指標として「**国民負担率**」を用いる場合がある。国民負担率とは、租税負担および社会保障負担を合わせた義務的な公的負担の国民所得に対する比率である。また、「財政赤字を含む国民負担率」は、これに将来世代の潜在的な負担として財政赤字を加えたもので示し、「**潜在的国民負担率**」とも呼ぶ。

1975（昭和 50）年度以降における国民負担率の推移をみると、25.7％から 2021 年度の実績見込みは48.0％、2022（令和 4）年度の見通しは、46.5％となっている。直近の 10 年間において、10 ポイント以上の上昇をみたが、その背景には、2014（平成 26）年 4 月と 2019（令和元）年 10 月の二度の**消費税率引上げ**や、高齢化に伴う医療や介護などの社会保障負担の増大という要因がある。

また、潜在的国民負担率については、**バブル期**に財政赤字が極めて小さくなったがのちに赤字の幅が大きくなり、2020 年度に 62.8％となり、対前年 13.0 ポイントの急上昇となった。これは、2020 年度にコロナ禍への対応で 3 回の補正予算が組まれたことで、財政赤字が大きく膨らんだことを反映したものとなっている。とはいえ、2021 年度以降は財政赤字の額が少なくなることで、2021 年度の実績見込みは 60.7％、2022 年度の見通しは 56.9％と、それぞれ低下するとみられている（**図 3-6**）。

B. 国民負担率の国際比較

国民負担率を国際比較すると、日本は、**表 3-3** のように低負担低福祉のアメリカよりは高いものの、高負担高福祉の欧州各国よりは低い水準になっており、中負担中福祉型の国家といえる。しかしながら、次のような注意が必要である。

第 1 に、公的負担を租税と社会保障の負担に限定している点である。国によっては公共サービスの一部を民間が提供しており、この費用負担は国民負担率の分子には含まれない。

第 2 に、日本では租税と社会保障の負担を国民所得で割り算した数字を

消費税率引上げ
消費税は、2014（平成 26）年 4 月 1 日から、これまでの 5％を 8％へ、2019（令和元）年 10 月 1 日以降から 10％へ引き上げられた。

バブル期
不動産や株式などの資産価格が実体経済とかけ離れて高騰すること。期間としては、1986（昭和 61）年 12 月から 1991（平成 3）年 2 月までの 51 ヵ月間。価格上昇の根拠が乏しく、下落基調に転じると過熱状態が一気にしぼんで持続性に欠けることから、泡（バブル）になぞらえられた。

図3-6　国民負担率と潜在的負担率の推移

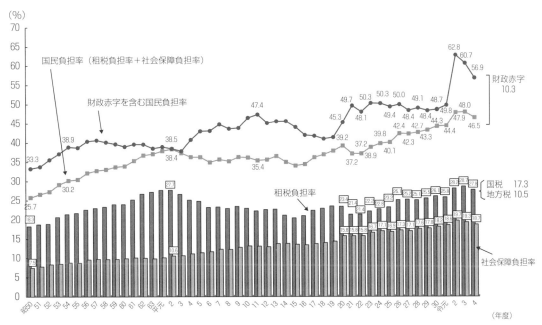

注）1. 令和2年度までは実績、令和3年度は実績見込み、令和4年度は見通しである。

　　2. 財政赤字の計数は、国及び地方の財政収支の赤字であり、一時的な特殊要因を除いた数値。
　　　具体的には、平成10年度は国鉄長期債務の一般会計承継、平成20年度は日本高速道路保有・債務返済機構
　　　債務の一般会計承継、平成23年度は日本高速道路保有・債務返済機構の一般会計への国庫納付を除いている。

　　3. 平成6年度以降は08SNA、昭和55年度以降は93SNA、昭和54年度以前は68SNAに基づく計数である。
　　　ただし、租税負担の計数は租税収入ベースであり、SNAベースとは異なる。

出典）財務省ウェブサイト「負担率に関する資料」.

表3-3　国民負担率の国際比較

	日本 （2022年度）	日本 （2019年度）	アメリカ （2019年）	イギリス （2019年）	ドイツ （2019年）	スウェーデン （2019年）	フランス （2019年）
国民負担率	46.5 （33.3）	44.4 （31.9）	32.4 （25.5）	46.5 （33.9）	54.9 （41.2）	56.4 （37.1）	67.1 （46.9）
潜在的 国民負担率	56.9 （40.7）	49.8 （35.8）	40.7 （32.0）	49.7 （36.1）	54.9 （41.2）	56.4 （37.1）	71.5 （49.9）

注）（対国民所得比：％〔括弧内は対GDP比〕）
出典）財務省ウェブサイト「国民負担率の国際比較」より筆者作成.

国民負担率として公表しているが、海外では国内総生産（GDP）比でみ
た租税や社会保障負担の指標を用いている点である。したがって、**表3-3**
のように、財務省は、OECD（経済協力開発機構）加盟国のデータから、

「国民所得」と「GDP」をベースにした2つの数字をそれぞれ計算し、各国の「国民負担率」および「潜在的国民負担率」として国際比較を公表しているのである。

一般的に、間接税の税率が高いと、国民所得は小さくなるため、GDP比の指標に比べて、国民所得をベースとする国民負担率は高くなる。つまり、**間接税率**の高い欧州諸国は、国民負担率が高めに算出されやすくなる[6]。

この点に留意しながら、対GDP比で国民負担率を国際比較（2019〔令和元〕年時点）してみると、日本31.9％、アメリカ25.5％、イギリス33.9％、ドイツ41.2％、スウェーデン37.1％、フランス46.9％となり、対国民所得比よりも差は縮まる。このように国際比較をする際には、多様な視点からの比較検討も重要である。

4. 社会保障と経済

ところで、社会保障と経済は、相互作用の関係にあるといわれ、これまでも社会保障における税・保険料の負担が、家計や企業における貯蓄（投資）の減少や労働供給および労働生産性へ悪影響等をもたらすため、経済成長にとってマイナスの効果をもつとの意見がある一方で、社会保障によってもたらされる社会の安定は、経済活動の円滑な進展にとって重要な基盤をなしており、また、個人の安定的な生活の保障は、質の高い労働力の確保に結びつき、全体としての経済成長に好影響を及ぼすなど、さまざまな見解がみられる。

しかし、歴史的にみると、日本のこれまでの経済成長が、経済的余剰を通じて社会保障の財政基盤を支えて、他方で各種社会保障の発展がさまざまなルートで日本経済を底支えしてきたことは事実であろう。実際に、日本の社会保障制度は、戦後日本の経済成長にあわせて発展、拡大し、「国民皆保険・皆年金」などと称されたように国民の生活を安定させかつ、健康を維持することなどを通じて、経済成長と生活の安定に寄与してきたことからも理解できる[7]。

また、社会保障を一つの産業としてみた場合、これによって喚起される医療・介護・福祉等のサービスへの需要は、**雇用創出機能（効果）**をもたらすなど経済成長への要因ともなり得る。さらに、医薬品、医療・介護機

器などの材料、機械類の購入を通じて生産を誘発する**生産誘発機能（効果）**や、年金積立金、企業年金等の資金運用により**金融資本市場**に活力を与える**資本循環機能（効果）**のように、社会保障分野の発展は経済成長に影響を及ぼすといわれている[8]（**図3-7**）。

これまでは、経済停滞、景気減速・後退期の日本の経済対策は公共事業が柱であったが、生活基盤としての**インフラ整備**としての効果があっても、国民の需要を喚起する効果は期待できない。その意味において、社会保障がもつ経済的機能と効果の側面を考慮に入れて、今後の社会保障支出の多寡を検討する必要がある。

金融資本市場
取引期間が1年以上の金融取引が行われる市場のこと。長期金融市場のほか、「キャピタルマーケット」ともいう。代表的な形態は株式市場や公社債市場。

インフラ
インフラストラクチャー（Infrastructure）の略称であり、「基盤」「下部構造」などの意味をもつ。
ここでは、社会や経済、あるいは国民生活が拠って立つ基盤となる、必要不可欠な施設やサービス、機関、制度、仕組みなどを意味する。

図3-7　社会保障の経済的機能と効果

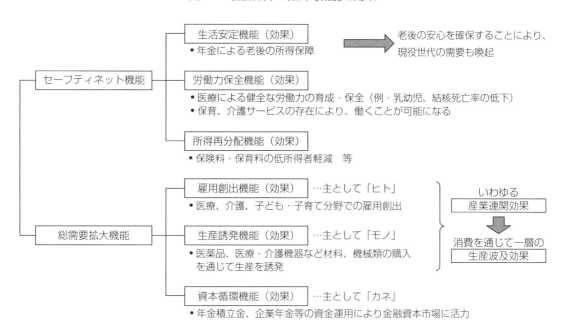

出典）厚生労働省編『平成24年版　厚生労働白書』p. 226を修正して掲載した.

注)

ネット検索によるデータの取得日は、いずれも 2022 年 11 月 18 日.

(1) 総務省『令和 4 年版 地方財政白書』p. 63, p. 64.

(2) 厚生労働省ウェブサイト「給付と負担について」.

(3) 木村栄一・庭田範秋編『保険概論（新版）』有斐閣双書, 1984, pp. 75-76, pp. 76-77.

(4) 国立社会保障・人口問題研究所「令和 2 年度 社会保障費用統計」pp. 1-2.

(5) 内閣官房・内閣府・財務省・厚生労働省「2040 年を見据えた社会保障の将来見通し（議論の素材）—概要—」（平成 30 年 5 月 21 日）.

(6) 篠原拓也「国民負担率は過去最高を更新—高齢化を背景に，今後もさらに上昇するか？」ニッセイ基礎研究所, 2022.

(7) 厚生労働省『平成 24 年版 厚生労働白書—社会保障を考える』日経印刷, 2012, p. 224.

(8) 京極髙宣『社会保障と日本経済—「社会市場」の理論と実証』慶應義塾大学出版会, 2007.

参考文献

- ●国立社会保障・人口問題研究所「社会保障費用統計（各年度版）」.
- ●厚生労働省『厚生労働白書（各年度版）』.
- ●財務省ウェブサイト「これからの日本のために財政を考える」.
- ●総務省『地方財政白書（各年度版）』.
- ●森健一・阿部裕二『構造的転換期の社会保障—その理論と現実』中央法規出版, 2002.

▎理解を深めるための参考文献

● **厚生労働統計協会編『保険と年金の動向（各年版）』厚生労働統計協会.**

本書は、近年の改正の動向を含め、社会保険制度全般にわたり、その概要や歴史が体系的に記述されているとともに、各制度の財源等についても詳細に記述されている。

● **『社会保障の手引（各年版）』中央法規出版.**

本書は、医療・年金制度、就労支援等、日常生活を支える社会保障制度を 15 項目に分類し、制度内容を財政（費用）を含めてわかりやすく解説している。

コラム　持続可能な社会保障制度

　本章では社会保障と財政および経済について触れてきた。最近では、2022（令和4）年6月7日に閣議決定した「新しい資本主義へ～課題解決を成長のエンジンに変え、持続可能な経済を実現～」と題する「経済財政運営と改革の基本方針2022」（以下、基本方針）で、「経済あっての財政」との考え方の下、デフレ脱却・経済再生とともに、財政健全化に向けた取組みの一つとして社会保障の方向性が示されていた。

　基本方針の第2章では、「社会課題の解決に向けた取組」の一つとして、「包摂社会の実現」を掲げ、少子化対策、子ども政策、女性活躍のほか、共生社会づくり、孤独・孤立対策、就職氷河期世代支援を示している。

　また、直接、社会保障制度が取り上げられている第4章「中長期の経済財政運営」では、個別分野の改革の一つとして「持続可能な社会保障制度の構築」を示している。具体的には、①全世代型社会保障の構築に向けて、世代間の対立に陥ることなく、全世代にわたって広く基本的な考え方を共有し、国民的な議論を進めていくこと。②全世代型社会保障構築会議で、2040年頃を視野に、短期的および中長期的課題を整理し、中長期的な改革事項を工程化したうえで、政府全体で取組みを進めること。③内閣総理大臣を本部長とする「医療DX推進本部（仮称）」の設置や保険証の原則廃止を目指した取組みの推進、良質な医療を効率的に提供する体制を整備することが盛り込まれていた。

　このように、基本方針では、経済・財政一体改革を推進し、これまでの財政健全化目標に取り組むこととしており、社会保障に関しては、持続可能な社会保障に向けて、給付は高齢者中心、負担は現役世代中心というこれまでの社会保障の構造を見直し、能力に応じて皆が支え合うことを基本としながら、それぞれの人生のステージに応じて必要な保障をバランスよく確保することを構築する方向性が示されている。

第4章 社会保険と社会扶助の関係

第2章で理解された社会保障制度の内容を社会保険と社会扶助に区分して、それぞれどのような概念と範囲をもつのか、またそれぞれの特徴および両者の関係性について学ぶ。そして、社会保険と社会扶助を包括する社会保障の給付構造について理解を深める。

1

社会保障がどのような体系となっているのかを学ぶ。具体的には社会保険や公的扶助、社会手当、福祉サービスなどの社会扶助の骨格の理解に努める。

2

社会保険と社会扶助の範囲について、制度別体系からみた範囲、選別的給付と普遍的給付からみた範囲、機能別・給付形態別からみた範囲の側面から学ぶ。

3

社会保障はさまざまな給付形態で構成されている。ここでは社会保障における給付構造や現金（金銭）給付、現物給付などの形態について学ぶ。

1. 社会保障における社会保険と社会扶助

A. 社会保障とニーズ

　社会保障は「ゆりかごから墓場まで」あるいは「胎内から墓石まで」の生活上の事故・ニーズをカバーしているといわれている。たとえば、生活上の（保険）事故あるいはニーズとしては、①労働力の販売過程、すなわち労働市場における失業、②労働過程における労働災害、③消費過程における疾病、④消費過程における子女の養育、⑤消費過程における老齢・死亡、⑥消費過程における困窮、⑦消費生活の自立不可能などがある。

　給付はこれらの生活上の事故あるいはニーズに対応する。給付の目的として、事故に対しては、事故により失われた経済的損失を保証・補償すること、あるいは健康を保障することにある。またニーズに対しては所得の補給または保障をし、場合によってはサービスを提供し、ニーズを充足させることになる。この目的を果たすために、傷病や消費生活能力の低下・喪失に対応する現物給付と、所得の中断ないし喪失あるいは収入と支出とのギャップに対応する現金給付が用意されることになるが、日本の場合、具体的には社会保険（雇用・労働者災害補償・医療・年金・介護）と、社会手当、公的扶助、社会福祉などを含む社会扶助がそれぞれの事故・ニーズに対応している。

B. 社会保険の概念と仕組み

　一般に保険とは、多数の経済的単位が集合して偶発的な事故によって生じる経済的入用を充足するために、技術的基盤に立って仕組まれた経済の組織であると理解されている。

[1] 保険の成立要件

　保険が成立するためには、次の要件が必要とされている。

　第1は、**大数の法則**を応用した、特定事故の発生確率の把握である。

　第2は、大数の法則に基づいて算定された保険料を各加入者から徴収して、現実に所定の事故が生じたときに支払う保険金の総額と、各被保険者から徴収した保険料の総額とを過不足なく均等させる。これが「**収支相等**

54

の原則」である。

第3は、個々の保険契約において、各加入者が支払うべき保険料の額は、その者が保険事故発生時に受け取るべき保険金の額の**数学的期待値**に等しくなければならないという「**給付・反対給付均等の原則**」である。

［2］社会保険の要件と特徴[1]

社会保険であるためには、固有の要件として、次の3つが備わっていることが必要である。

第1は、**国家管理**である。社会保険では、原則として、その経営主体（保険者）は国家である。その際、制度によって国家の代わりに地方自治体や公的な特殊団体が経営主体となることもあるが、究極的な責任の所在は国家となる。

第2は、**国庫負担**の存在である。社会保険の管理運営に要する費用は国庫負担によるが、地方自治体や公的な特殊団体が経営主体になる場合の事務費に関しては、補助費は国の負担となることもある。さらに、保険料や給付に関しても国庫負担はあり得る。

第3は、**強制加入**である。社会保険の運営の側面からも、危険の少ない者を加入させて危険を分散させる必要から強制加入の措置がとられる。したがって、原則として個人の判断で加入するか否かを自由に選択することはできない。

このように社会保険とは、誰しも人生の途上で遭遇するさまざまな危険（傷病・労働災害・退職や失業による無収入など）に備えて、人びとが集まって集団（保険集団）をつくり、あらかじめ金銭（保険料）を出し合い、それらの保険事故にあった人に必要な金銭やサービスを支給する仕組みである。換言すれば、保険料を支払った者が給付を受けられるという自立・**自助の精神**を生かしつつ、強制加入の下で、社会連帯や共助の側面をあわせもった仕組みを社会保険というのである。その意味において、この制度の目的を達成するために、社会保険は保険の技術（**保険性**）を利用しながら同時に**扶養性**を実現すべきことが要請される。

［3］社会保険の理論と実際

社会保険は理論的解釈にとどまらず、多様な特徴をもっている[2]。たとえば、社会保険の特徴として保険料の**応能負担**（負担能力に応じた保険料）が挙げられるが、社会保険の中には後述する医療保険や被用者の年金保険、雇用保険の保険料徴収から理解されるように、保険加入者の所得の多寡によって保険料に相違がみられる反面、国民年金における第1号被保

数学的期待値
たとえば、保険商品（将来に不確実なお金を受けとる契約）の現在の価格である。つまり、今、X円を支払って、将来にZ円を受け取る取引が「公平」となる数値こそが（数学的）期待値なのである。具体的には「保険金額×発生確率」と表すことができる。

給付・反対給付均等の原則
同じ保険金額でも発生確率の高低に応じて保険料が変動するので、保険契約者の負担は公平になる。公平の原則ともいう。

自助
「自助」は国民一人ひとりが、国民生活を自らの責任と努力によって営むことである。「共助」は生活上の各種リスクに、社会連帯の考え方で国民が相互に支え合うことであり社会保険は「共助」である。また、「公助」は「自助」「共助」で対応できない場合に、租税を財源として生活を支援することである。

保険性
給付と保険料（負担）との比例性を指向することをいう。保険原理または保険主義とも呼ぶ。

扶養性
貧困な被保険者などを救済するために保険料（負担）との関係を考慮せずに必要な給付を行うことをいう。扶助原理、扶助主義と表現する場合もある。

メリット制
個別の事業場ごとの労働
災害防止意欲を喚起する
ため、労災保険料にメリ
ット制が導入されてい
る。これは、一定の条件
に該当する事業場につい
て過去の収支率（保険料
の額に対する保険給付の
割合）により業務災害の
発生状況を勘案し、労災
保険料率を原則として
40％の範囲内で引き上げ
または引き下げを行う制
度である。
労災保険料額を増減させ
る場合もある。

事業所に関する要件
事業所の規模は2022年
9月までは、500人超、
10月以降は100人超、
2024年10月以降は50
人超と適用を拡大する予
定である。

険者の保険料のように、保険加入者の所得には関係なく一定額となっている制度もある。つまり後者では所得の再分配機能はみられなくなり、**逆進的性格をもつ方式**ともいえる。

また、労働者災害補償保険においては、保険料を被保険者が負担するのではなく、事業主が支払うことになっている。保険料率を算出する場合に、事業主がその被保険者に対して支払う賃金総額に保険料率を乗じているが、その保険料率は、業種ごとの過去3年の災害率などを考慮して定められる（いわゆる**メリット制**）。賃金総額が保険料決定の基準の1つとなっているために、事業主の負担能力に応じて保険料の額が算定されるという社会保険の特徴を有しているが、災害率に応じて**保険料率が変動する**点では民間保険的でもある。

いずれにしても、社会保険とはいえ民間保険的機能も含んでいるのが現実であり、社会保険の財源構成をみても被用者と事業主が負担する社会保険料のほかに、公費負担あるいは保険者からの拠出金も社会保険の重要な財源の1つとして導入されている。それゆえ、社会保険は保険性と扶養性の両面性をもつことになるし、前述した「給付・反対給付均等の原則」が成立しなくなるのである。

なお、社会保険の適用は強制加入を原則とするが、**短時間労働者**（パートタイム労働者など）は社会保険（厚生年金、健康保険、雇用保険）加入に際し要件が課せられている（**表4-1**）。

表4-1　短時間労働者の社会保険適用要件

制度	適用要件
健康保険・厚生年金保険	①週の所定労働時間および1ヵ月の所定労働日数が通常の労働者の4分の3以上（4分の3要件） ②4分の3要件に該当しない場合（2022年10月～） 　＜短時間労働者に関する要件＞ 　• 労働時間：週の所定労働時間が20時間以上 　• 賃金：所定内賃金の月額が8万8,000円以上 　• 勤務期間：継続して2ヵ月以上使用される見込み 　• 適用除外：学生ではない（夜間、通信、定時制を除く） 　＜事業所に関する要件＞ 　• 事業所の規模：常時100人超
雇用保険	①同一事業主に31日以上の雇用見込みがあること ②1週間当たりの所定労働時間が20時間以上あること

出典）筆者作成.

C. 社会扶助の概念と仕組み

社会保険が老齢、疾病、失業など一定類型の保険事故に対応して、保険料の拠出という保険技術を用いながら画一的給付を行うのに対し、**社会扶助**は、**租税を財源**として保険の技術を用いず給付を行うものであり、資力調査を伴う「公的扶助」やある一定の要件に該当する人びとに現金を給付する「社会手当」、児童福祉、障害者福祉、老人福祉等の各種「福祉サービス」が該当する。

D. 社会保険方式と社会扶助方式の関係

次に**社会保険方式**と**社会扶助方式**との違いはどうであろうか。

①社会保険は保険料の拠出が受給の要件とされるのに対し、公費負担方式を採用する社会扶助にはこの費用負担面の受給関係は存在しない。したがって、社会扶助には受給と費用負担との間に、個別的な対応関係は存在しないとされる。

②社会保険料の「上限」に相当するものは、公費負担の財源となる租税には存在しない。このことにより、租税を財源にした場合、財源の使い道に関して他の政策と競合することになり、その時々の経済事情や政治的圧力などの影響を受けやすく、財政の安定性に欠けるというデメリットもある。

③給付水準について、社会保険は賃金・所得に対して比例制を採用したり、国民年金のように均一額制を採用したりするが、社会扶助では、生活扶助のように最低生活費の不足分を支給したり、児童手当等のように均一額を支給したりする。

④給付の開始に関しては、社会保険は支給開始年齢が65歳の年金保険など定型の保険事故発生が給付開始となるが、社会扶助はニーズ等の認定により給付が開始される。

⑤両者の関係をみると、社会保険は防貧的・事前的機能を有し、社会扶助は救貧的・事後的機能を有している（**表4-2**）。

なお、社会保険方式は、社会保険の加入対象でない者や保険料を納付しない場合、給付による保障を受けられないという未納、徴収漏れを回避できない問題をもっている。

もちろんどちらの方式がすぐれているというわけではなく、制度・政策の目的によってあるべき財源調達方式は異なるし、組み合わせのあり方にも相違がみられるのである。

社会保険も社会扶助も法律に規定された権利性をもっているが、社会保険ではそれが事前の拠出によって裏づけされているのに対して、公的扶助の一つでもある公的扶助においては、**資力調査**に伴う**スティグマ**による屈辱感・恥辱感が付与される可能性があり、実際上は権利性が脆弱になっているといわれる。

表4-2　社会保険と社会扶助の相違

項　目	社会保険	公的扶助
受給要件	保険料の拠出	無拠出
受給と負担の関係	個別的対応関係あり	個別的対応関係なし
給付水準	賃金・所得比例、均一額	最低生活費（差額不足分）、均一額
給付開始	定型の事故の発生（自動的）	必要・困窮の認定
機能	防貧的・事前的	救貧的・事後的

出典）筆者作成.

2. 社会保険と社会扶助の範囲

A. 制度別体系からみた範囲

　制度別体系から社会保険と社会扶助の範囲を改めてみると、社会保険は年金保険、医療保険、雇用保険、労働者災害補償保険、介護保険から構成され、社会扶助は、公的扶助、社会手当、社会サービス（社会福祉）から構成されている（**表4-3**）。

B. 選別的給付と普遍的給付からみた範囲

　所得や資産の有無・多寡によって社会保障給付を制限するものを**選別的給付**、そうでないものを**普遍的給付**という。選別的給付の典型は社会扶助の一つである公的扶助であり、普遍的給付の典型には社会保険や社会扶助の一つである社会福祉がある。とはいえ、社会福祉による給付にも、対象者を低所得者に限定するものもあるなど、明確な分類は困難になる。

表 4-3　日本の社会保障制度の体系

			所得保障	医療保障	社会福祉	法制度の例
社会保険	年金保険		老齢基礎年金 老齢厚生年金 障害基礎年金 障害厚生年金 障害手当金 遺族基礎年金 遺族厚生年金等			国民年金法 厚生年金保険法
	医療保険		障害手当金 出産育児一時金 葬祭費等	療養の給付		国民健康保険法 健康保険法 各種共済組合法 船員保険法 高齢者の医療の確保 に関する法律
	介護保険				施設介護サービス 在宅介護サービス 福祉用具購入 住宅改修費 介護予防サービス	介護保険法
	雇用保険		失業等給付 雇用安定事業 能力開発事業等			雇用保険法
	労働者災害補償保険		休業補償給付 障害補償給付 遺族補償給付 介護補償給付等	療養補償給付		労働者災害補償保険法
社会扶助	公的扶助		生活扶助 教育扶助 住宅扶助等	医療扶助	介護扶助	生活保護法
	社会手当		児童手当 児童扶養手当			児童手当法 児童扶養手当法
	社会サービス	児童福祉			保育所サービス 児童健全育成 児童擁護施設等	児童福祉法
		障害（児）者福祉		自立支援 医療費の支給	介護給付 訓練等給付 地域生活支援事業	身体障害者福祉法 知的障害者福祉法 精神保健福祉法 障害者総合支援法 児童福祉法
		老人福祉			老人福祉施設 生きがい・生活支援 施策等	老人福祉法
		母子寡婦福祉	母子（寡婦）福祉資金貸付		自立支援 生活指導等	母子及び父子並びに 寡婦福祉法
		低所得者福祉	住宅確保給付金		自立相談支援 就労準備支援	生活困窮者自立支援法

出典）広井良典・山崎泰彦編『社会保障（第3版）』MINERVA 社会福祉士養成テキストブック 19，ミネルヴァ書房，2017，p.46 を補筆・修正した。

C. 機能別・給付形態別からみた範囲

社会保障制度を機能別・給付形態別にみると大きく3つの分野からなる（表4-3）。第1は支出の増大や所得の喪失に対する現金給付を目的とする**所得保障の制度**である。その方法としては、**拠出制**の社会保険や**無拠出**の社会手当、あるいは公的扶助の形態を採用している。

第2は**医療保障の制度**である。これは社会保険方式やイギリスのような国民保健サービス方式がある。さらに保障の重点を医療給付に置くいわゆる現物給付や、医療費の給付に重点を置く現金給付、あるいは医療費の立替払いである**医療費償還方式**に分かれる。

第3は、日常生活上でさまざまなハンディキャップをもつ人びとに対するサービスの保障、いわゆる**生活障害保障の制度**（社会福祉）である。その方法は、現金給付よりも人的サービス（現物給付）の提供が中心となる。したがって、専門的従事者やサービス提供施設が整備されていなければならない。

[1] 所得保障制度

所得保障制度は、老齢や失業、疾病やけがなどのリスクによって生じる経済的必要性に対応するシステムである。このような経済的必要性に対応する方法としては、一般的には**拠出制**の社会保険方式が採用されている。

この方式が所得保障制度として成立した背景には、①労使折半の労働保険（社会保険）として形成・発展してきたこと、②生活自己責任の原則が前提にある社会に適合した制度構成と考えられてきたこと、③給付と負担を連動させたことで財政抑制が、社会扶助方式よりも働くと考えられたことなどの要因がある。とはいえ、生活困窮状態にある人びとは費用の負担が困難であるため、拠出制の社会保険よりも**無拠出制**の公費で賄う方式（公費負担方式）のほうが合理的といえる。

なお、無拠出制の制度には、生活保護（公的扶助）とは違い資力調査を行わずに現金を支給するものもある。児童手当、児童扶養手当、特別児童扶養手当などがこれにあたる。これらの制度では、受給者が一定の所得水準以下にあること（所得制限）が受給の要件とされている。社会保険と公的扶助の中間に位置づけられたこれらの制度は「社会手当」とも呼ばれている。

[2] 医療保障制度

日本の場合、医療保障制度の中心にあるのは**医療保険**である。そのほか

に生活保護法上の**医療扶助**、社会福祉各法による**福祉医療**が加わり、さらに高齢者の医療の確保に関する法律による**後期高齢者医療**（長寿医療）と生活習慣病健診・保健指導、そしてこれらを補完する公費負担医療などから構成されている。

　このように医療保険は医療保障のすべてではないことがわかる。つまり、医療保障とは、国民の健康の維持・増進を図る「**健康保障**」を視野に入れながら、健康な生活環境の整備（環境衛生）、健康の維持・増進のための保健サービス、そのための施設の拡充、そして予防・治療・アフターケア・リハビリテーションなどの一連の包括医療、さらにそれらの組織的提供という広範な施策・システムとして把握され得るのである。

［3］生活障害保障制度（社会福祉）

　生活障害保障制度（社会福祉）は、児童福祉、身体障害者福祉、知的障害者福祉、老人福祉、母子及び父子並びに寡婦福祉など、サービス利用者（対象者）別に分類されるが、戦前では救貧制度の一部として、狭い範囲で行われていたに過ぎなかった。戦後になって、すべての人びとに対する社会サービスへと発展したが、それでもなお低所得者に対する施策とみる考え方が残っていた。

　また、福祉サービスの供給システムも、基本的には行政が、サービスの利用者の意向とは別に、画一的にその内容を決定する「**措置**」によって実施されていた。このような「措置」の下では、サービス利用者とサービス提供者は直接契約を結ぶ関係になく、提供者側にはサービスの質の向上に取り組むインセンティブがあまり働かないという欠点が指摘されていた。

　そこで、介護保険の導入や社会福祉基礎構造改革の中で、サービス利用者が自ら選択することを可能にするなど、「**利用者本位**」のシステムへと転換されたのである。

措置制度
措置権者（行政）がその公的責任において、ニーズの判定、サービス提供内容、費用負担等を決定して、社会福祉サービスの利用者に給付する行為（行政処分）を指している。

3. 社会保障の給付構造と形態

A. 給付構造

　社会保障における給付構造は多様である。たとえば、社会保険においては、保険料が均一ですべての加入者が一定額を負担するときは、平等のよ

うに思われるが、所得格差が大きいときは不平等な負担となる。同時に給付が均一である場合も、個人の状況を考慮に入れないこととなり、給付水準も低くならざるを得ない。そこで①**所得比例制**と②**定額制・均一制**、そして③**最低限の給付水準**が考えられる。

　所得比例制に関して、今日の所得保障の水準は、日本の被用者保険でみると従前所得の6割ぐらいに設定されている。ただし、この考え方は賃金に対しての相対的割合であり、その意味では賃金格差をそのまま社会保障給付に反映させる結果となる。したがって、給付水準の格差を是正するために、給付金額に上限と下限を設定することになる。

　また、定額制や均一制は、従前所得にこだわることなくすべての人びとに均一の給付額を設定するという方式である。その際、所得を喪失し生活困窮状態であれば最低限度の生活費に給付水準が設定され、子どもの出産・養育のように家計の支出が増大するような原因に対しては「児童手当」という定額の給付がある。ただし、定額制の場合には、必要額の社会的平均を考慮することが多く、ここに財政的理由が加わると、あまり根拠のない一定額の給付になってしまう危険性がある。

　最低限の給付については、憲法25条に規定された生存権を保障するための最低限度の水準であり、生活保護が採用している。ここでは、スティグマの問題も生じる可能性がある。

B. 給付形態

　所得比例や定額・均一的に給付水準が設定されたとしても、それがどのように給付されるのであろうか。所得喪失の原因が半永久的に継続する場合には、長期間にわたり現金給付が継続することになる。これが「**年金**」である。また、一定の期間でその原因が消滅する場合には、1回ないし数回の支給で終了する「**一時金**」や1回ないし短期間で打ち切る「**手当金**」による支給となる。なお、現物給付の給付形態は、前述したように「オプティマム」（最適）水準であるが、これは人それぞれに内容が異なり極めて個別性が強くなる。

　いずれにしても、これらの給付形態は生活状況に応じて弾力的であり、一人ひとりの生活状況に応じてその給付形態は採用されるのである。

　以上概観してきたように、社会保障の目的を達成するための方法として社会保険や社会扶助などがあることが理解できた。また給付の分類の仕方によっては現金給付と現物給付に分けることができた。

　これらの知識を智恵に変え、生活に活かすためには、これら制度や給付

の特徴をしっかり理解することである。社会保険や社会扶助はどのような人的危険に対応するのか、そして給付される際には、制度の目的を達成させるために、金銭の給付が望ましいのか、それとも現物の給付が望ましいのかという問題意識が肝要なのである。

　とはいえ、このことはいずれかが絶対的に正しいのではなく、その制度を利用する人（私たち一人ひとり）の置かれている生活状況を前提とし、望ましい生活へ近づけるために、弾力的に制度を選択し、給付を組み合わせることが重要なのである。その意味においては、社会保障制度の枠組みに私たちの生活を適合させるのではなく、私たちの生活を前提として社会保障制度を活用すべきであるし、私たちの生活に適合させるような社会保障制度づくりの問題意識が求められているといえよう。

注）
(1)　佐口卓『社会保障（改訂版）』日本労働協会，1986，pp. 57-59.
(2)　森健一・阿部裕二『構造的転換期の社会保障─その理論と現実』中央法規出版，2002，pp. 74-75.

参考文献　●平田冨太郎『社会保障─その理論と実際』日本労働協会，1974.
●横山和彦『社会保障論』有斐閣，1978.
●大野吉輝『社会サービスの経済学』勁草書房，1991.
●佐口卓・土田武史『社会保障概説（第６版）』光生館，2009.
●広井良典・山崎泰彦編『社会保障（第３版）』MINERVA 社会福祉士養成テキストブック 19，ミネルヴァ書房，2017.
●森健一・阿部裕二『構造的転換期の社会保障─その理論と現実』中央法規出版，2002.

│理解を深めるための参考文献

●長沼建一郎『図解テキスト　社会保険の基礎』弘文堂，2015.
　本書は、従来の国民の立場あるいは制度の利用者の立場からではなく、制度を作る側、制度を設計する側に立脚して社会保険の仕組みを見ていることに特徴がある。社会保険の入門書の門前書として位置づけている。
●堀勝洋編『社会保障論（第３版）』社会福祉選書 5，建帛社，2002.
　本書では、社会保障は生活困難に陥った者に各種の給付を行うが、その給付を行う保障方法はいくつかの類型に分けることができるとして、「金銭給付と現物給付」「社会保険と社会扶助」「普遍主義と選別主義」に区分してそれぞれ考察している。

公的年金改革として「社会保険方式か税方式か」という論争がある。日本の 1985（昭和 60）年以降の年金改革に関しては、主要項目の調整にとどまっており、その意味では、調整的（パラメトリック）な改革といえる。それに対して、昨今の「社会保険方式か税方式か」という議論は、年金の仕組みあるいは年金の財源に関する改革として制度大改革（パラダイマティック）を意味していると思われる。

とはいえ、社会保険方式あるいは税方式はあくまでも年金財源の政策手段（調達方法）の議論であり、このような論議は、財政的側面を色濃く表出させる。確固たる財政基盤なくして公的年金は順当に機能し得ないことはいうまでもないが、公的年金の財源調達は、あくまでも公的年金の目的（政策目標）を実現させる手段・方法なのである。したがって、給付と負担を含めた財政（政策手段）的議論のためには、年金制度の目的や守備範囲、役割（政策目標）の設定が前提となる。

その際に、年金制度は、「生涯生活」（フロー）の視点に立った目的・機能の再構築が肝要なのである。ダイナミックな各人の生涯生活における（高齢期）所得保障（所得調達手段）の中に、政策目標および性格を明確にした公的年金を支柱として位置づけ、他の所得保障制度の環境を整備しつつ組み合わせることが重要なのであり、このような視点こそが制度の持続可能性にも寄与する。

財政的立場から制度の持続可能性が語られ、それが公的年金改革の推進にとっての動機づけともなっているが、生活リスクやその特性に基づいた公的年金の目的・政策目標の設定からの公的年金改革が、生活者の立場からの制度の持続可能性といえるのかもしれない。公的年金制度は、制度の正当性と国民からの支持によってのみ維持されるとすれば、目的、政策目標からの積上げによる年金改革の「手続の正当性」こそが「制度の正当性」をもたらすのであり、国民の合意形成にも貢献するといえるのである。

パラメトリック
parametric

パラダイマティック
paradigmatic

ダイナミック
dynamic

正当性
legitimacy

第5章 公的保険制度と民間保険制度の関係

社会保障制度が存在しているとしても、民間保険は、われわれの生活向上にとって不可欠なものとなっている。したがって、自らの生活設計に活かすためにも、民間保険の仕組みや内容を理解することは重要である。生活上のリスクには何があり、それぞれのニーズに対して、公的保障、企業保障、個人保障の観点からいかなる対応策があるのであろうか。本章では、公的保険と民間保険の相違に留意しながら、民間保険の仕組みと内容について学ぶ。

1

民間保険の仕組みと構造を概観するとともに、保険が成立するための原則を学ぶ。

2

社会保険と民間保険の相違を踏まえながら、社会保険と民間保険の特徴を浮き彫りにする。

3

民間保険の全体像を理解したうえで、生命保険と損害保険、そして第3分野の保険の仕組みや概要および特徴について学びを深めていく。

4

年金制度の体系を理解したうえで、近年、改正されてきている企業年金を取り上げ、その役割、仕組み、特徴等について学ぶとともに、公的保険と民間保険の関係性について理解する。

1. 保険の仕組みと民間保険の役割

A. 保険の構造

　保険とは「特定の偶然事故に関連する経済上の不安定を除去・軽減するために、多数の経済体が結合して、全体として収支が均衡するように、計画的に共同準備財産を形成する制度である」[1] といわれている。ただし、この定義が完全というわけではない。

　たとえば、同じ保険という範疇に入るものの中に、偶然事故の結果生じる「損害のてん補を目的とする」損害保険と、「損害のてん補とはいえない」生命保険とが混在していることのほかに、一般に営利を目的としている民間保険（私保険）と、営利を目的としていない社会保険とが混在していることが、保険の定義づけを一層困難にしている要因ともいえる。

　とはいえ、上述したような保険の定義づけをすると、保険であるために必要な要素がいくつか含まれていることがわかる[2]。

①保険の対象は「**特定の偶然事故**」である。

②保険の機能ないし目的は、特定の偶然事故に関連した「**経済上の不安定の除去ないし軽減**」である。

③保険が成り立つためには、「**多数経済体の結合ないし参加**」が必要である。

④各自の拠出金は「**全体として収支が均衡するように**」算出される。

⑤「計画的に**共同準備財産を形成する制度**」である。

　このように、保険は、リスク対応策の一つであることが理解される。保険は共通したリスクを保有している人びとが集まって、合理的かつ効率的に対応することを目的として作り出されたシステムといえる。保険を通じて個人で負わなければならないリスクを転嫁することができる、いわゆる**リスクの社会化**が可能となるのである。

B. 保険の原則

　また、（民間）保険は次の5つの原則があるといわれている[2]。

　まず第1は、**給付・反対給付均等の原則**である。これは、支払う保険料は受け取る保険金の期待値、すなわち危険の度合いに応じて保険料の支払

特定の偶然事故
たとえば、人間は必ず死ぬ（必然性）が、いつ何時に死ぬかわからないという点に偶然性があるといえる。

給付・反対給付均等の原則
別名を主張者の名をとって「レクシスの原則」という。「収支相等の原則」を保険が技術的に成り立つための第1原則とすると、この原則は第2原則と呼ばれている。

66

いは段階をつけて算出し、設定されなければならないという原則である。なお、この原則は社会保険では成立しないことは既述した通りである。

第2は、**保険契約者平等待遇の原則**である。これは給付・反対給付均等の原則が成立すれば、保険加入者は平等に待遇を受けることになる。

第3は、**保険は利得を許さずの原則**である。給付・反対給付均等の原則が成立すれば、加入者と被保険者が不当に利益を手にする（利得）ことはない。保険の道徳的弊害としての**モラルハザード**の発生および犯罪の誘発を阻止する原則ともいえる。

第4は、**収支相等の原則**である。保険が1つの事業として成立するためには、保険料収入の合計と支払いの保険金額の合計は等しくなければならない、という原則である。とりわけ民間保険にあっては、この原則は被保険者間の平等につながり、ひいては事業の健全経営に結びつく。

第5は、**保険資金運用に関する原則**である。保険会社も民間の金融機関の1つである以上、その運用に当たっては「有利性」はもちろんのこと「換金性」「公共性」「還元性」が求められており、近年ではここに「**福祉性**」の追求まで付け加えられるようになっている。

モラルハザード
moral hazard
保険はややもすると保険加入者をして故意に事故を生じさせる側面がある。このような保険加入者による故意の事故招致の恐れを保険の分野では、道徳的危険（モラルハザードあるいはモラルリスク）という。

2. 社会保険と民間保険の相違

次に、**民間保険と社会保険を比較してみよう**[3]（**表5-1**）。一般的に民間保険は①任意保険であり、②個々の被保険者に固有の持ち分が存在する場合が少なくない。③給付・反対給付均等の原則が成り立ち、応能負担や扶助原理の要素はない。そのために④保険給付に関しては、保険料が保険給付に見合うという意味において「**個人的公平性**」に重点が置かれている。

表5-1　社会保険と民間保険の相違

	社会保険	民間保険
適用	強制加入	任意加入
対象リスク	人的リスク（老齢・死亡・疾病など）	私的リスク（人的リスクや財産リスクなど）
財源	保険料、租税、運用益	保険料、運用益
原理	保険性と扶養性	保険性
給付の基準	社会的十分性（社会的妥当性）	個人的公平性
事務費	公費負担	加入者負担（公費負担なし）

出典）筆者作成.

また⑤公費負担は存在しない、などの特徴がある。

それに対して、社会保険は、①強制加入を建前として、②老齢・失業・疾病などの人的リスクに対応する。③社会保険料の拠出が受給の要件となっている。それゆえ④受給と費用負担との間に個別的な対応関係がある。前述した社会扶助（公費負担）と比較して、社会保険方式には権利性が伴うといわれるのはこのことを根拠にする場合が多い。⑤被保険者に個々の持ち分は存在しない。そして⑥事務費の公費負担など、公費負担を部分的に導入してもあまり問題はない。さらに⑦保険給付に関しては、リスクについての保障の水準が社会的に十分であるという**「社会的な十分性」**に重点を置いている。したがって「十分」な給付を行うためには保険料に応能負担や扶養性の導入が不可欠となる。言い換えれば、**所得の再分配機能**が社会保険の特徴といえるのである。

3. 民間保険の分類と特徴

ところで、民間保険は、日常生活に存在するさまざまな種類のリスクに対して、生命保険会社、損害保険会社、生活協同組合、労働者共済協同組合、農業協同組合などが提供する各種保険商品の総称のことである。民間保険は基本的には生命保険と損害保険に区分される。**生命保険**は人の生死を対象とする「人保険」であり、**損害保険**は人の生死以外を対象とする「財保険」である（**図5-1**）。

生命保険と損害保険
この分類の仕方は、日本の商法および保険業法が採用している分類方法である。

両者は従来から兼営が禁止されてきたが、1995（平成7）年に改正された保険業法において、子会社を通じての生命保険と損害保険の事実上の兼営（相互参入）が認められた。

ここでは、生命保険と損害保険についてその特徴を踏まえながら整理していく。

A. 生命保険

［1］ 生命保険の枠組み

生命保険とは、保険業法2条において「人の生存又は死亡に関し一定額の保険金を支払うことを約し保険料を収受する保険」と規定されている。

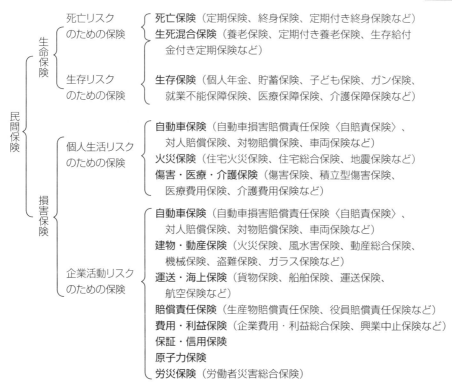

図5-1　民間保険の分類

```
                    死亡リスク        死亡保険（定期保険、終身保険、定期付き終身保険など）
            生命保険 のための保険      生死混合保険（養老保険、定期付き養老保険、生存給付
                                        金付き定期保険など）
                    生存リスク        生存保険（個人年金、貯蓄保険、子ども保険、ガン保険、
                    のための保険        就業不能保障保険、医療保障保険、介護保障保険など）
    民間
    保険                             自動車保険（自動車損害賠償責任保険〈自賠責保険〉、
                    個人生活リスク      対人賠償保険、対物賠償保険、車両保険など）
                    のための保険      火災保険（住宅火災保険、住宅総合保険、地震保険など）
                                    傷害・医療・介護保険（傷害保険、積立型傷害保険、
                                        医療費用保険、介護費用保険など）
            損害保険
                                    自動車保険（自動車損害賠償責任保険〈自賠責保険〉、
                                        対人賠償保険、対物賠償保険、車両保険など）
                                    建物・動産保険（火災保険、風水害保険、動産総合保険、
                                        機械保険、盗難保険、ガラス保険など）
                    企業活動リスク    運送・海上保険（貨物保険、船舶保険、運送保険、
                    のための保険        航空保険など）
                                    賠償責任保険（生産物賠償責任保険、役員賠償責任保険など）
                                    費用・利益保険（企業費用・利益総合保険、興業中止保険など）
                                    保証・信用保険
                                    原子力保険
                                    労災保険（労働者災害総合保険）
```

出典）「社会福祉学習双書」編集委員会編『社会保障論』社会福祉学習双書，全国社会
　　　福祉協議会，2022，p.119を一部修正して筆者作成.

　生命保険の種類を大きく分けると、①死亡保険、②生存保険、③生死一体（混合）保険に区分される。

　死亡保険は、保険期間中に被保険者が死亡した場合に、保険金が支払われる。また、被保険者が「高度障害状態」になった場合も保険金が支給される。死亡保険は、保険期間が一定で、その間に被保険者が死亡した場合に死亡保険金を受け取ることができる「定期保険」、保険期間を定めず、一生涯保険期間が続く「終身保険」、定期保険と終身保険を組み合わせた「定期付き終身保険」などにも区分することができる。

　生存保険は、被保険者が一定期間生存することを条件に保険金が支払われる。親を保険契約者、子どもを被保険者として一定期間経過ごとの子どもの生存を要件として保険金を支払う「子ども保険」や老後の生活資金を保障する「個人年金」などが代表的な商品といえる。

　生死一体（混合）保険は、被保険者の一定期間内の死亡と一定期間後の生存を保険事故とするものである。この保険は、日本においては一般的に「養老保険」と呼ばれており、被保険者が保険期間内に死亡すれば死亡保

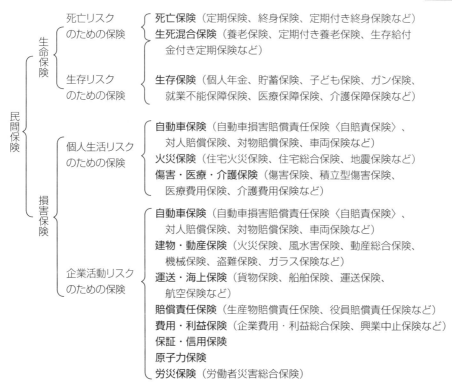

険金、保険期間満了時に生存していれば生存保険金（満期保険金）が支払われる。

[2] 個人年金保険

なお、生存保険に分類されている個人年金保険は、社会保険としての「公的年金」を補足する役割をもっている。この場合の個人年金を「私的年金」と呼ぶことができる。民間の年金保険は、個人年金保険、**財形年金保険**、団体年金保険などに分類されるが、受け取る年金の種類によって、「終身年金」「確定年金」「有期年金」などにも区分することができる。

つまり、**終身年金**は、被保険者が生存しているあいだは年金を受け取ることができる。年金受取期間中に被保険者が死亡すると、年金の支払いは終了し、相続人が引き続き受け取ることはできない。ただし、設定された保証期間中に被保険者が死亡した場合、相続人に年金が支払われる**保証期間付終身年金**もある。

確定年金は、年金を決められた一定期間受け取ることができる。年金受取期間中に被保険者が死亡した場合でも、相続人が残りの受取期間の年金相当額を一時金または年金として受け取ることができる。

さらに**有期年金**は、確定年金と同様に年金の受取期間（10年、15年）が決まっているが、確定年金との違いは、被保険者が年金受取期間中に死亡したらその時点で年金の支払いは終了し、相続人は残額を受け取ることができないという点である。ただし、一部の有期年金には、設定された保証期間中に被保険者が死亡した場合、相続人に年金が支払われるものもある。

B. 損害保険

[1] 損害保険の枠組み

損害保険とは、前述したように、一定の偶然事故によって生じることのある損害をてん補することにより生活を保障する保険商品のことをいう。損害保険の多くは財貨を対象にした保険であるため、人間の生死にかかわる生命保険とは異なる考え方によって組み立てられている。

つまり、人間の生命や健康とは異なり、多くの財貨の価値は経済的・金銭的に評価することが可能であり、損害保険は、さまざまな偶然性をもつリスクが発生することによって、この経済的・金銭的に評価することが可能な財貨の価値が減少したり減失したりする事態や、経済状態が悪化する事態に備えるための社会経済的な制度といえる。保険加入者はその事故に

よって被った損害を埋め合わせるために保険金を受け取ることができ、従前の生活水準を維持することができる。これを「損害てん補」といい、損害保険の領域では「補償」といわれている。

損害保険の種類は多いが、「個人生活上のリスクのための保険」と「企業活動上のリスクのための保険」に分けることができる。前者の代表的な保険商品は、火災保険や自動車保険などである。近年、自然災害への備えが強調されており、地震保険も注目されてきている。**地震保険**は、地震等による被災者の生活の安定に寄与することを目的として、民間保険会社が負う地震保険責任の一定額以上の巨額な地震損害を政府が再保険することにより成り立っている。後者に関しては、**運送・海上保険**や**生産物賠償責任保険**などが代表的なものである。

ところで、損害保険は1年未満の短期保険が中心となっており、毎年更新する形式のものが多いが、積み立て型による長期の損害保険商品の提供もされている。

なお、近年、さまざまなリスクに対応する保険が登場してきている。盗難保険、レジャー保険、個人賠償責任保険などがそれで、これは「**新種保険**」と総称される場合もある。

［2］自動車保険

自動車の存在が有するさまざまなリスクに対処するのが、損害保険の一つである**自動車保険**である。つまり、第三者の身体に損害を与えた場合の賠償（対人賠償）、第三者の所有物に損害を与えた場合の賠償（対物賠償）、そして自動車自体に生じた損害などに備えるのが自動車保険である。その意味で自動車保険は、責任保険と純粋な損害保険とが複合された保険の総称である。

自動車保険は自動車損害賠償法に基づき締結が強制される保険（いわゆる「**自賠責保険**」）と、自動車所有者が任意に締結する**任意自動車保険**がある。前者の保険料の決定は、個人のリスクの大きさに応じてではなく、車種用途別に一律に定められている。これは個人責任を問うよりも、自動車の所有者が集団責任で保険料を拠出し合って基金を形成するという構造になっているのである。それに対して後者は、年齢やこれまでの事故などの個人の属性に基づいて保険料が設定されている。近年では、**リスク細分型自動車保険**が発売され、これまで以上に個人の属性や実績に応じた保険料設定が行われている。

なお、自賠責保険は営利を目的としておらず、保険経営において、原則的に損失も利益も発生させない「**ノーロス・ノープロフィット原則**」を採

地震保険
地震保険の対象は居住用の建物と家財であるが、火災保険に付帯する方式での契約となるため、火災保険への加入が前提となる。

生産物賠償責任保険
これはPL保険とも呼ばれるものである。消費者は製造物責任法（PL法）によって、欠陥商品事故から救済されることになったが、生産者側には賠償責任が高額に及ぶ危険性が生じた。そのためPL保険は企業のための保険といえるのである。

新種保険
新種保険の定義・分類は極めて流動的である。たとえば、自動車保険はかつて新種保険に分類されていたが、現在では独立した別の保険種目となっている。

交通事故などの第三者行為
交通事故などの第三者行為による疾病、負傷であっても社会保険の対象となるが、損害賠償と社会保険給付を重複して受けることはできず、調整されることになる。被保険者は第三者に損害賠償を請求できる。

リスク細分型自動車保険
保険業法施行規則12条に定められた最大9つの要因（年齢、性別、運転歴、使用目的、使用状況〔年間走行距離など〕、地域、車種、安全装置の有無、所有台数）を用いて保険料を計算する。

用している。

C. 第三分野保険

　保険業法は、生命保険（第一分野）と損害保険（第二分野）のほかにいわゆる「**第三分野保険**」として、傷害保険、疾病保険および介護保険を定めている。具体的な保険商品としては、**傷害保険**を始め、医療保険、**介護保険**、**がん保険**などである。病気やけがのために病院に入院した場合には、基本的には公的医療保険を利用するが、公的医療保険の対象外の超過した費用がかかることがある。また、高齢期に入り、要介護状態になると、公的介護保険を利用するだけでは、すべてのニーズを満たすことができない場合もあるし、一部超過負担も生じる。これらの費用の増大を一種の損害とみなすと、医療保険と介護保険は費用保険の一種ともいえる。

　なお、近年、病気やケガにより、仕事ができなくなった場合、仕事ができない期間に喪失する所得に対して、保険金が支払われる、「**所得補償保険**」が注目されている。

　このような第三分野の保険は、保険金の支払方法が損害てん補または定額給付のいずれも可能であるとともに、人に関する保険でもあるために、損害保険および生命保険に共通する性質をもっているので、保険業法はこれらの保険とは別の分野の保険という意味において、第三分野保険として定めているのである。保険のカテゴリーとその特徴をまとめると、**表5-2**のようになる。

傷害保険
急激かつ偶然な外来の事故によって身体に障害を負い死亡、後遺障害、入院、通院した場合に保険金が支払われる。

介護保険
公的介護保険を補完するもので、所定の要介護状態になったときに給付金が支払われる。給付金の支払いは公的介護保険と連動するものと独自の基準によるものがある。

がん保険
がんと診断されたときの入院や治療等で給付金が支払われる。

所得補償保険
死亡、高度障害にならなくとも普通の病気やケガで就業が不可能とみなされれば保険金を受け取ることができる。新型コロナウイルスによる肺炎は、所得補償保険の保険金支払対象となっている。

表5-2　保険のカテゴリーと特徴

保険のカテゴリー	定義	保険商品	取り扱う保険会社
第一分野	人の生存又は死亡に関し、一定額の保険金を支払うことを約し、保険料を収受する保険	死亡保険・生死混合保険・生存保険など	生命保険会社のみ販売が可能
第二分野	一定の偶発的事故によって生ずることのある損害をてん補することを約し、保険料を収受する保険	自動車保険・火災保険・運送・海上保険など	損害保険会社のみ販売が可能
第三分野	疾病又は障害等の一定の事由に関し、一定額の保険金を支払うこと又はこれらによって生ずる損害をてん補することを約し、保険料を収受する保険	医療保険・介護保険・がん保険など	生命保険会社・損害保険会社双方で販売が可能

出典）筆者作成.

4. 企業年金等の役割と概要

A. 企業年金の枠組み

[1] 企業年金の役割と機能

企業年金の役割と機能に関しては、働く側と企業経営側それぞれの立場から、次のように要約することができる[4]。働く側にとってみると、企業年金は、①公的年金給付に企業独自の給付を上乗せすることにより、より豊かな高齢期の生活を保障する「**上積み機能**」、②退職時から公的年金支給開始年齢までの間に給付を行うことにより、なだらかな引退への移行に資する「**つなぎ機能**」を有している。

また、企業経営側としては、①企業内福利厚生制度の一環として、人材の確保や定年制の円滑な実施という「**労務管理機能**」、②労使合意により計画的に貯蓄を行うという「**老後貯蓄機能**」、③給付に要する費用を外部に計画的に積み立てることにより、その負担を平準化するとともに、年金原資を確保するという「**事前準備機能**」などの意義がある。企業活動の第一の目的は利潤追求であるが、企業といえども社会的存在である以上、従業員の老後の生活保障という社会的責任をも担っているといえよう。

[2] 企業年金の体系

このように企業保障としての企業年金は、退職後の期間の長期化、給付内容の改善などを反映して、老後の生活保障において大きな役割を果たすようになっており、このような状況を背景として、現在かなりの普及をみている。

企業年金には、老齢厚生年金の一部を代行し、さらにそれを上回る企業独自の給付をあわせて行う「**厚生年金基金**」、受給権の保護を意図した「**確定給付企業年金**」、加入者自らが運用指図する「**確定拠出年金**」などがある（図5-2）。

ところで、これまで企業年金の1つとして適格退職年金が主に中小企業などに広く普及してきたが、確定給付企業年金の施行により新規契約は認められなくなり、2012（平成24）年3月末で廃止された。

なお、企業年金制度には含まれないが、中小企業従業員の退職金の準備方法として、**中小企業退職金共済**が独立行政法人勤労者退職金共済機構・

適格退職年金制度
事業主が、従業員の退職後の所得確保を目的とし、資産を社外に積み立てて実施する企業年金であり、掛け金の拠出時や給付時などに税制上の優遇が受けられる制度。

中小企業退職金共済
中退共制度は、1959（昭和34）年に中小企業退職金共済法に基づき設けられた中小企業のための国の退職金制度であり、事業主が中退共と退職金共済契約を結び、毎月の掛け金を金融機関に納付する。

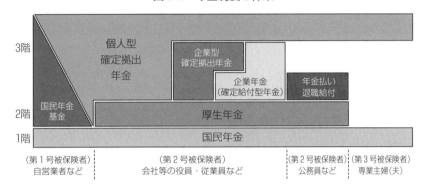

図 5-2　年金制度の体系

	個人型確定拠出年金	企業型確定拠出年金		
3階			企業年金(確定給付型年金)	年金払い退職給付
2階	国民年金基金	厚生年金		
1階	国民年金			

| (第1号被保険者)
自営業者など | (第2号被保険者)
会社等の役員・従業員など | (第2号被保険者)
公務員など | (第3号被保険者)
専業主婦(夫) |

出典) 野村の確定拠出年金ねっと「日本の年金制度」.

中小企業退職金共済事業本部（中退共）において運営されている。

B. 企業年金の概要

[1] 厚生年金基金

厚生年金基金は、1965（昭和 40）年の厚生年金保険法改正によって導入された制度であり、厚生労働大臣の認可を受けて設立された法人である。老齢厚生年金の一部（物価スライドと賃金スライドを除いた部分）を代行し、これにさらに独自の上乗せ給付を行う。給付に必要な掛け金は事業主から徴収され、事業主と加入員が負担する。厚生年金基金を設立している事業主は政府に対して代行給付に見合う厚生年金保険の保険料の納付を免除され、代行相当分を含め基金が支給する給付に要する掛け金を基金に納付する。

なお、厚生年金基金は、公的年金制度の健全性および信頼性の確保のための厚生年金保険法等の一部を改正する法律により、当該法律の施行日（2014（平成 26）年 4 月 1 日）後は新設できなくなった。

[2] 確定給付企業年金(5)

確定給付企業年金制度は、厚生年金基金と異なり、国の厚生年金の代行を行わず、上乗せの年金給付のみを行う仕組みである。厚生年金基金制度は、代行給付があるために終身年金を原則とするなどの制約があり、また、近年の資産運用環境の悪化などにより財政状況が大変厳しいものとなったことから、代行を行わず、労使の合意で柔軟な設計を行うことができる企業年金制度の創設の要望が寄せられていた。そこで、労使の自主性を尊重しつつ、受給権の保護等を確保した企業年金制度として、2002（平成

厚生年金基金
退職金制度と厚生年金との調整を図るものとして「調整年金」とも呼ばれている。

厚生年金基金の給付
基金の給付には、老齢年金給付のほかに脱退一時金があり、また遺族給付金、障害給付金の支給を行うこともできる。

法律施行以降
2014（平成 26）年 4 月 1 日から、①既存の基金は「存続厚生年金基金」として認めるものの新たな基金の創設は認めないこと、②他の企業年金制度への移行、解散を促すことなどとなっている。

14）年4月に本制度が導入された。

確定給付企業年金は、厚生年金保険の適用事業所の事業主が実施し、加入者はその事業所の厚生年金保険被保険者であり、掛け金は事業主が拠出するが、規約で定めた場合には加入者がその一部を負担することができることになっている。また、給付の種類は老齢給付金（年金）と脱退一時金があるが、規約で定めた場合にはさらに障害給付金や遺族給付金が支給される。

なお、この企業年金は実施方法の違いにより、厚生年金の代行のない基金である**基金型**と、労使合意の年金規約に基づき外部機関で積み立てる**規約型**に区分される。

基金型では、その事業所とは別に企業年金基金という法人を設立し、資金の積立や給付の支給を基金で行う。基金は、信託銀行や生命保険会社などに積立金の運用を委託する。税制上の措置として、拠出時の事業主拠出は損金算入、本人拠出は生命保険料控除の対象とする。運用時の年金資産に特別法人税を課税し、給付時に年金の場合は公的年金等控除の対象とし、一時金の場合は退職所得課税を適用することになっている。

また、規約型では、その事業所とは別に法人が設立されることなく、事業主が直接、信託銀行や生命保険会社などに積立金の管理運用や給付の支給等の事務を委託する。

［3］確定拠出年金[5]

確定拠出年金（日本版401k）は、アメリカの内国歳入法401条（k）項で採用された制度を日本に導入したものであり、拠出された掛け金が個人ごとに明確に区分され、掛け金とその運用収益との合計額をもとに給付額が決定される年金である。事業主がその従業員を対象として確定拠出型の企業年金を行う**企業型年金**と、国民年金基金連合会が実施する**個人型年金**（iDeCo）の2つの形態がある。

企業型年金の場合は事業主（規約で定めた場合、加入者の拠出も可能）が、個人型年金の場合は加入者個人（企業年金を実施していない中小事業主に限り、追加して事業主の拠出も可能）が拠出限度額の範囲内で掛け金を拠出する。拠出された掛け金は、加入者ごとに積み立てられ、その運用の指図は加入者自らが行う。給付の額は、掛け金とその運用収益によって決まり、老齢給付金、障害給付金、死亡一時金、脱退一時金などの給付が支給される。

個人型年金（iDeCo）
Defined Contribution pension plan の略称。「イデコ」と読む。公的年金にプラスして給付を受けられる私的年金制度の一つ。公的年金と異なり、加入は任意となる。加入の申込、掛け金の拠出、掛け金の運用のすべてを自ら行い、掛け金とその運用益との合計額をもとに給付を受け取ることができる。

表5-3　確定拠出年金と確定給付企業年金の比較

項目	確定給付企業年金	確定拠出年金
実施主体	事業主または企業年金基金	事業主（企業型） 国民年金基金連合会（個人型）
掛け金の拠出者	原則事業主拠出　注1)	事業主拠出（企業型）注2) 加入者本人拠出（個人型）注3)
資産の管理運用	事業主が一括管理運用	加入者ごとに管理運用
将来の年金給付額	確定	運用次第で異なる
加入者本人のリスク	小さい	大きい

注1) 加入者が同意した場合は加入者拠出が可能。
注2) 規約に定めた場合は加入者も拠出可能。
注3) 「iDeCo+」を利用する場合は事業主も拠出可能。
出典) 厚生労働省ウェブサイト「確定拠出年金制度の概要」を参考に筆者作成.

iDeCo+（イデコプラス）
企業年金の実施が困難な中小企業がiDeCoに加入する従業員の掛け金に追加で事業主掛金を拠出することができる「中小事業主掛金納付制度（iDeCoプラス）」のこと。制度を実施可能な従業員規模は300人以下となっている。

　税制上の措置として、拠出時において企業拠出は全額損金に算入され、本人拠出は所得控除の対象となる。運用時においては特別法人税が課税されることになる。給付時においては年金の場合、公的年金控除を適用し、一時金の場合は退職所得課税を適用する。

　いずれにしても確定拠出年金制度は、加入者自ら運用指示を行い、その運用結果によって給付額が確定する自己責任に基づく制度であり、運用リスクは従業員が負うことになる。

　確定給付型年金と確定拠出型年金の相違は、**表5-3**のようになる。

［4］　上積構造から多層構造へ

　近年において、高齢期の所得保障では公的年金が中心となり、民間保険（私的年金）はそれを量的に補足するという補足関係から、両者は互いに協力し合い、連携を密にする補完関係へと移行しつつあるように思われる。その補完関係のあり方は、公的保険と民間保険の関係性をみると、基底に政府による社会保障（公的保険）、中層に企業が従業員のために実施している企業保障（企業年金など）、そして上層に個人保障（個人年金など）を置く「**上積み（三層）構造論**」が考えられてきた。

　しかし、現実的には、財形年金や個人型の確定拠出年金は企業保障と個人保障の境界領域に位置し、企業型の確定拠出型年金や厚生年金基金（存続厚生年金基金）などは、社会保障と企業保障の境界領域に位置することになる。それは、単に民間保険が公的保険を量的に補足する関係から、両者は互いに協力し合い、連携を密にする補完関係へと移行しつつあるように思われる。その意味では、「上積み（三層）構造論」というよりも「**多層構造論（システム）**」へ移行しつつあると考えられる。

注）

(1) 鈴木辰紀編『新保険論―暮らしと保険（第２版）』成文堂，2005，pp. 9-10，p. 10.
(2) 社会福祉士養成講座編集委員会編『社会保障論（３訂）』社会福祉士養成講座5，中央法規出版，1999，pp. 217-221.
(3) 木村栄一・庭田範秋編『保険概論（新版）』有斐閣双書，1984，pp. 160-177.
(4) 厚生省編『厚生白書（昭和61年版）』1987，pp. 153-154.
(5) 『社会保険のてびき（令和４年度版）』社会保険研究所，2022，p. 492.

参考文献 ●鈴木辰紀編『新保険論―暮らしと保険（第２版）』成文堂，2005.
●堀勝洋編『社会保障論（第３版）』社会福祉選書，建帛社，2002.
●『社会保険のてびき（令和４年度版）』社会保険研究所，2022.

▌理解を深めるための参考文献

●権丈善一『ちょっと気になる社会保障』勁草書房，2016.

本書では、未来をどのように設計すべきかという問題意識の下、社会保険と民間保険の関連に関しては、「社会保険と税」「社会保険と民間保険、税の違い」「保険のリスクヘッジ機能」などが述べられている。

●田畑康人・岡村国和編『読みながら考える保険論（増補改訂版）』八千代出版，2013.

本書は保険理論を踏まえつつ、リスクマネジメントと損害保険および生命保険の関係性、そして社会保障の中核としての社会保険の今日的課題を解説している。

コラム　地震保険と東日本大震災および熊本地震

　周知の通り、地震保険は地震・噴火またはこれらによる津波を原因とする火災・損壊・埋没または流失による損害を補償する地震災害専用の保険である。このような地震保険は、地震等による被災者の生活の安定に寄与することを目的として、民間保険会社が負う地震保険責任の一定額以上の巨額な地震損害を政府が再保険することにより成り立っている。

　地震保険は、火災保険に付帯する方式での契約となるため、火災保険への加入が前提となる。地震保険の対象は居住用の建物と家財であるが、火災保険では、地震を原因とする火災による損害や、地震により延焼・拡大した損害は補償されない。

　ところで、2011（平成23）年3月11日に発生した東日本大震災に係る地震保険の支払保険金額は約1兆2,833億1,300万円（2019〔令和元〕年3月31日現在：日本社＋外国社合計）であり過去最大規模となった。

　また、2016（平成28）年4月以降の熊本地震に係る地震保険の支払保険金額は約3,859億0,400万円（2019〔令和元〕年3月31日現在：協会会員会社・非会員会社合計）であった（いずれも日本損害保険協会調べ）。

　被害が甚大だったため、震災直後には保険金が契約どおりに支払われるのか、といった声もあったが、地震保険は「地震保険法」という法律に基づいて運営されている公共性の高い保険であり、民間保険責任額と合計した1回の地震等による保険金の総支払限度額は12兆円までは法律によって保険金の支払いが保証されているのである。世界中のM6以上の地震のうち、約2割は日本列島周辺で発生しており、この国で暮らす以上、震災による経済的なダメージに備えることは必要不可欠といえる。

第6章 年金保険制度の現状と課題

日本の年金保険は、複数の制度からなる複雑な制度体系になっている。本章では、国民年金、厚生年金、共済年金について取り上げる。被保険者として自分がどのように年金保険にかかわるのかを理解するとともに、年金の給付や財政、制度改正などについても理解を深めてほしい。

1

日本の年金保険の制度体系を把握する。なぜ複数の制度があるのか、それらがどのような関係になっているのかを理解する。

2

どのような要件を満たせば、年金をもらえるのか。保険料は、いくら負担するのか。年金保険の給付と負担の仕組みを理解する。

3

日本の年金保険はどのような財源で運営されているのか。どのような財政方式を取っているのか。現在の年金保険の財政の仕組みと財政状況を把握する。

4

年金保険が直面している問題や課題は何か。空洞化や国際化への対応などの問題や課題、近年の制度改正について理解を深める。

1. 近年の公的年金改革と現行制度の仕組み

A. 年金保険とは

　「年金」と聞くと、みなさんはどのような制度を思い浮かべるであろうか。自分の祖父母がもらっているもの、定年退職したらもらえるもの。おそらくそのようなイメージをもっている人が多いのではないだろうか。一般的によく知られているその年金は、老齢年金という年金給付のことである。確かに、老齢年金を受け取る人は多いけれども、これだけが公的年金の給付というわけではない。

　そもそも年金とは、毎年一定額を支給する制度のことをいう。公的年金の運営方法としてはいくつかあるが、日本では主として保険という方法を用いている。保険の特徴としては、保険料を主な財源としていること、保険料拠出を条件に給付することが挙げられる。この方法を用いているのが**社会保険**であり、そのうち、年金を給付するものが年金保険である。

社会保険方式
租税を財源にする税方式を採用している国もある。日本でも、保険料の拠出を条件としない「福祉年金」と呼ばれる年金がある。

B. 年金保険の仕組み

［1］ 年金保険の事故

　保険で備える出来事のことを事故または保険事故と呼ぶ。ここでいう出来事とは、それが発生した場合に生活が危機に陥るような出来事であって、国民一般に広く発生する可能性のある出来事である。保険とは、そうした事故に備える制度である。事故が発生した場合でも、生活が困難にならないように給付をするのである。

　年金保険が備えようとする保険事故とは具体的にどのような事故であろうか。年金が支給されるということは、比較的長期間にわたる所得保障が行われることを意味する。つまり、年金保険とは、長期間にわたって所得が失われるような事故に備える保険であるといえる。

　それでは、どのような事故が発生したときに、所得が長期間失われるのであろうか。日本の公的年金が想定している事故は、3つである。老齢になったとき（老齢になって退職したとき）、障害をもつようになったとき、生計の中心になっている人が死亡したとき、という事故である。そこで、公的年金の各制度は、老齢年金、障害年金、遺族年金という3種類の給付

を行っている。

[2] 裁定

　年金保険の特徴は、事故が発生すれば自動的に給付が行われる、という仕組みではないことである。年金保険の給付を受けたいという意思表示をする必要がある。それが裁定請求と呼ばれる手続きである。

　裁定とは、個人の年金保険への加入期間などに基づいて、年金額を計算することをいう。裁定請求とは、裁定を求める手続きのことである。裁定によって、個人の年金額が決定する。裁定が終わり、支給額の決定した年金のことを**既裁定年金**という。

[3] 財源

　年金保険の主な財源は、保険料と国庫負担、**積立金**の運用収入である。国民年金と厚生年金の簿価ベースでの 2021（令和 3）年度の収支決算状況は、**表 6-1** のようになっている。いずれも保険料が大きな収入であることがわかる。とはいえ、国庫負担つまり租税も必要なことがうかがえる。収支は、国民年金、厚生年金ともに黒字となった。

表 6-1　2021（令和 3）年度収支決算状況（簿価ベース）

	国民年金（億円）	厚生年金（億円）
歳入合額 / うち保険料収入	39,433/13,496	490,340/333,534
歳出合計	37,449	484,536
歳入・歳出差引残	1,983	5,804

出典）厚生労働省「厚生年金・国民年金の令和 3 年度収支決算の概要」をもとに作成.

　国民年金と厚生年金保険を事業運営しているのは**日本年金機構**であるが、積立金の運用は、厚生労働大臣から年金積立金管理運用独立行政法人（GPIF）に委託されている。私たちが国に納めた保険料から積立金がGPIF に渡され、GPIF が運用して国に戻した運用収入が給付に使われるという仕組みである。保険料をどのくらい積立金にするか、そのまま給付に使うか、その選択によって財政方式は賦課方式と積立方式という 2 種類に分けることができる。

　賦課方式とは短期で収支のバランスを取ろうとする財政方式である。ここでいう「短期」とは、多くの制度では 1 年（年度）である。その年（年度）の支出（年金給付）に必要な財源をその年の収入（保険料）で賄おうとするものである。したがって、完全な賦課方式の場合には積立金はない。

　積立方式とは長期で収支のバランスを取ろうとする財政方式である。積

積立金
2021（令和 3）年度は、国民年金も厚生年金も積立金からの受入（取り崩すということ）がなかった。決算結了後の国民年金の積立金は 7 兆 7,561 億円、厚生年金の積立金は 114 兆 0,139 億円となった。

時価ベースでの収支決算状況
2021（令和 3）年度の歳入・歳出差引残を時価ベースで見ると、国民年金は 2,303 億円の黒字、厚生年金は 9 兆 8,478 億円の黒字となる。

日本年金機構
2010（平成 22）年 1 月に設立され、社会保険庁から国民年金と厚生年金を引き継いだ。
➡ p.248 参照。

立金を運用しながら、長期にわたる支出（年金給付）を賄っていくために、長期にわたる収入（保険料）を設定するというものである。

日本の年金制度は、**修正積立方式**という財政方式でスタートした。修正積立方式とは、賦課方式と積立方式の中間的な方式と考えることもできる。制度ができた当初は低い保険料でスタートし、徐々に保険料を引き上げていくという方式である。現在では、日本の公的年金はほぼ賦課方式になっているといわれる。

このような財政方式の違いは、年金にどのような違いをもたらすであろうか。積立方式は、個人がいざというときに備えて、若くて元気なうちに少しずつお金を貯めていく仕組みと考えることができる。自らが積み立てた保険料で給付が賄われると考えれば、公平感を感じられる仕組みである。実際に、自分の老後の年金のために保険料を支払うという意識の人は多いであろう。払い込んだ保険料よりも、給付された年金の総額が少なければ「損をした」とする考え方は、積立方式での年金を前提にしているといえる。しかし、積立方式の場合、インフレなど物価水準の変化には弱い。特に、老齢年金の場合には長期にわたって保険料を積み立てることになるから、その間に物価水準が大きく変化する可能性がある。

これに対して、賦課方式は拠出された保険料でその年（年度）の年金給付を賄う仕組みである。若い世代の払う保険料は、そのときの老齢世代の受け取る年金給付に使われる。つまり、若い人が自分の親や祖父母に仕送りをする代わりに、若い世代全体で老齢世代全体を支える仕組みということができる。**世代間扶養**の仕組みである。賦課方式の場合は、同じ時代の保険料と年金給付であるから、インフレなど物価水準の変化の影響はさほど受けずに済む。したがって、賦課方式はインフレには強い。ただし、世代間扶養であるため、世代間の人口のバランスの変化には弱い。そのため、急激な少子高齢化は、公的年金に大きな影響を及ぼすことになる。

C. 2004（平成16）年の年金制度改革

少子高齢化の影響が懸念される中、2004（平成16）年6月に年金制度改革を行うための法律が成立した。2000（平成12）年の合計特殊出生率は1.36で、平均寿命は男性77.64歳、女性84.62歳であった。特に、合計特殊出生率は2001（平成13）年に1.33、2002（平成14）年に1.32と低下し、少子化の傾向が懸念された。2050年までには、合計特殊出生率が1.39に回復し、平均寿命が男性80.95歳、女性89.22歳へと延びるという**推計**をもとに、「『持続可能』で『安心』の年金制度とするために」という

スローガンを掲げて、改革が行われた。

［1］保険料水準固定方式の導入

　2004（平成16）年の制度改革では、負担と給付についての基本的な考え方が変更された。従来は、給付水準を決定してから、それに必要な負担（保険料）水準を設定していた。それを、将来の負担の上限を設定し、その範囲内で給付を調整することにした。

　これを具体化したのが、**保険料水準固定方式**である。1999（平成11）年から、厚生年金と国民年金の保険料の引上げは凍結されていた。それが解除されると同時に、引上げの上限も設定されたのである。国民年金保険料は2005（平成17）年から2017（平成29）年にかけて、厚生年金保険料は2004（平成16）年から2017（平成29）年にかけて、それぞれ引き上げられたが、詳細はそれぞれの保険料の仕組みと合わせて後述する。この保険料で賄える範囲で年金を給付するというのである。

　ところで、この方法では年金額が際限なく下がってしまう可能性がある。そこで、厚生労働省は、2025年になっても標準的な世帯（**モデル世帯**）の**所得代替率**が50％を維持するようにしている。ただし、これはあくまでモデル世帯の話である。**表6-2**にあるように、モデル世帯以外では、世帯の1人当たりの年金額はモデル世帯を上回るけれども、所得代替率はモデル世帯を下回ってしまう。

モデル世帯
公的年金を設計するに当たって基準とされる「標準的な世帯」のこと。この世帯に給付される年金を「モデル年金」という。現在は、夫が平均的な収入で40年間サラリーマンとして就労し、妻はその間ずっと専業主婦であったという世帯をモデル世帯としている。

所得代替率
現役世代の平均的な手取り賃金に対する支給開始時の年金月額の割合のこと。手取り賃金とはボーナスも含めた年収を月額に換算した額のこと。

表6-2　世帯1人当たりの年金月額と所得代替率（2004年度水準）

	2004年度の水準		2025年度の水準	
	1人当たりの年金月額	所得代替率	1人当たりの年金月額	所得代替率
40年間就労した夫と40年間専業主婦の妻[(1)]	11.7万円	59.3%	11.9万円	50.2%
40年間就労した夫と結婚出産後に離職した妻[(2)]	12.2万円	56.1%	12.4万円	47.5%
40年間就労した女性（単身）	12.9万円	52.7%	13.1万円	44.7%
40年間就労した夫と子育てで一時離職した妻[(3)]	13.7万円	49.6%	13.9万円	42.0%
40年間就労した夫と40年間就労した妻	14.8万円	46.4%	15.1万円	39.3%
40年間就労した男性（単身）	16.7万円	42.5%	17.0万円	36.0%

注）（1）モデル世帯
　　（2）妻が結婚出産後に離職した世帯。妻の就労期間は6年9ヵ月。
　　（3）妻が結婚出産により一時離職し、子育て終了後にフルタイムで再就職した世帯。妻の就労期間は26年2ヵ月。
出典）厚生労働省「平成16年年金制度改正について（国民年金法等の一部を改正する法律）参考資料」をもとに作成.

このように、所得代替率は下がる見通しであったが、実際には異なる動きがみられる。社会保障審議会年金部会の「平成21年財政検証関連資料（1）」によれば、2004年の財政再計算では2009年の所得代替率は57.5%に下がる見通しであった。しかし、2009年の財政検証では62.3%に上がっていた。これは、現役世代の賃金が下がったことが主な要因と考えられる。

[2] マクロ経済スライドの導入

　給付額を調整する新しい方法として、**マクロ経済スライド**が導入された。これは、社会全体の保険料負担能力を給付に反映させようとするものである。日本の公的年金は、1人当たりの賃金の伸び率に合わせた**賃金スライド**と、消費者物価指数の変化に合わせた**物価スライド**という2種類の**自動調整方式**を採用している。マクロ経済スライドは、これらの調整方式によって年金額を引き上げるときに適用される調整方法である。

　具体的には、労働力人口の減少と65歳の人の平均余命の伸びを反映させようとするもので、物価上昇率および1人当たりの賃金の伸び率からこ

自動調整方式
あらかじめ定められた条件が発生した場合には自動的に年金額が調整される方法。日本の公的年金では、1973（昭和48）年の制度改革（年金の年）で採用された。賃金スライドは裁定時に、物価スライドは既裁定年金に適用される。

図6-1　年金のマクロ経済スライドの仕組み

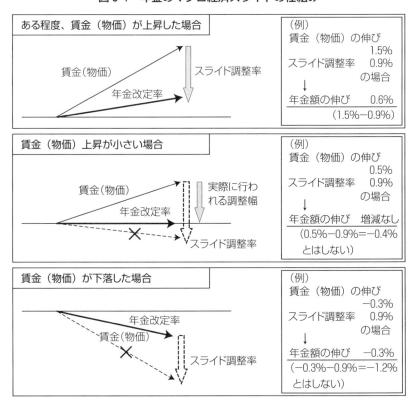

出典）厚生労働省年金局作成「平成16年金制度改正についてのパンフレット」，p.15.
（https://www.mhlw.go.jp/topics/bukyoku/nenkin/kaikaku/）

れらの影響を差し引いたものを年金改定率とするというものである。2025
年度までは、平均0.9%程度と推計された。物価上昇率や1人当たりの賃
金の伸び率がスライド調整率未満にとどまった場合には、マイナスにする
のではなく前年度と同じとする。簡単にいうと、物価（賃金）が下がった
場合にはその分年金も下がるけれど、物価（賃金）が上がった場合にはそ
れほど年金は上がらないという仕組みである（図6-1）。

　物価や賃金の動向により、これまでにマクロ経済スライドが発動された
のは、2015（平成27）年度と2019（平成31）年度、2020（令和2）年度
のみである。2016（平成28）年に成立した「公的年金制度の持続可能性
の向上を図るための国民年金法等の一部を改正する法律」により、2018
（平成30）年度からは、マクロ経済スライドに「キャリーオーバー」が
導入された。これは、景気後退期には前年度よりも年金の名目額を下げな
い措置を維持したうえで、下げなかった分（未調整分）を翌年度以降に繰
り越す仕組みである。実際に、2021（令和3）年度は▲0.1%、2022（令
和4）年度は▲0.2%が未調整となり、2023（令和5）年度以降に▲0.3%
が繰り越されることになっている。

[3] ライフスタイルの多様化への対応

　多様化するライフスタイル、特に多様化する女性の生き方に、年金制度
が即していないことが問題とされていた。そのため、**2000（平成12）年
の制度改革**後に「女性のライフスタイルの変化等に対応した年金のあり方
に関する検討会」が設置され、2001（平成13）年12月には報告書がまと
められた。この報告書によると、目指すべきは「女性自身の貢献がみのる
年金制度」であって、モデル世帯の見直しや離婚時の年金分割を可能にす
ること、などの具体的な提案が行われた。

　ライフスタイルの多様化に対応した制度の構築としては、次のような改
定が行われた。在職老齢年金制度の見直しや、短時間労働者への厚生年金
の適用、次世代育成支援の拡充、障害年金の改善、などである。最も注目
すべきは、2007（平成19）年4月以降の離婚について、**厚生年金の離婚
時分割**が可能になったことである。これは前述の「女性のライフスタイル
の変化等に対応した年金の在り方に関する検討会」の報告書でも触れられ
ていたものである。厚生年金保険に加入しているサラリーマンの夫と、夫
に扶養されている専業主婦の妻が離婚する場合、妻は専業主婦だった期間
分の夫の厚生年金の受給権を最大半分まで請求することができるようにな
っている。

2000（平成12）年の制度改革
年金の制度改革は、5年
ごとの財政再計算に合わ
せて行われていた。2004
（平成16）年の前は
1999（平成11）年度で
あったが、法案の可決が
2000年3月であったた
め、「平成12年改正」と
呼ばれることもある。

厚生年金の離婚時分割
サラリーマンの夫と専業
主婦の妻が離婚する場
合、妻に厚生年金を受け
取る資格はなかった。し
かし、妻は家事をして夫
の仕事を支えたとして、
妻が被扶養者であった期
間（第3号被保険者期
間）の厚生年金について
は妻の貢献が認められる
ことになった。2007（平
成19）年4月1日から
合意分割制度が、2008
（平成20）年4月1日
から3号分割制度が導入
されている。

［4］その他の改定

　その他に、基礎年金の国庫負担割合の引き上げや、財政検証の実施なども盛り込まれた。基礎年金の国庫負担割合は3分の1であったが、2009（平成21）年度までに2分の1へと引き上げられることになった。

　それでもこの制度改革によって、「持続可能で安心」の年金制度になったといえるだろうか。**財源見通し**でも赤字が予想されているし、制度改革の成立後に2003（平成15）年の合計特殊出生率がさらに下がって1.29と発表されたことも大きな話題となった。少子化が一層進行すれば、年金財政への影響は避けられない。また、この時には手を付けられなかった制度体系についても、引き続き課題とされ、後に被用者年金が一元化された。

財政見通し
2004（平成16）年財政再計算によると、10年ごとの見通しでは厚生年金保険が2050（平成62）年以降、国民年金が2060（平成72）年以降、収支差引残がマイナスになるとされた。

 コラム　災害と年金

　筆者は東日本大震災を宮城県で経験した。「1000年に一度」と言われた東日本大震災であったが、その後も、大きな自然災害が発生している。2020（令和2）年にも、「令和2年7月豪雨」が西日本を中心に大きな被害をもたらした。人的被害だけでも、死者84名、行方不明者2名、負傷者77名となっている（内閣府ウェブサイト「令和2年7月豪雨による被害状況等について　令和3年1月7日14時00分現在」https://www.bousai.go.jp/updates/r2_07ooame/pdf/r20703_ooame_40.pdf）。

　このような自然災害等で被災したときには、年金の保険料を支払うことが著しく困難になる人も出てくるであろう。そうした人は、申請により、国民年金保険料の免除や、厚生年金保険料の猶予を受けることができる。

　国民年金保険料は、震災・風水害・火災その他これらに類する災害により、被保険者の所有に係る住宅、家財その他の財産につき、被害金額がその価格のおおむね2分の1以上の損害を受けたとき、本人からの申請により、国民年金保険料が免除になる。厚生年金等の保険料についても、事業所が災害により、財産に相当な損害を受け、納付者が納付すべき保険料（厚生年金保険料、全国健康保険協会が管掌する健康保険料、船員保険料、子ども・子育て拠出金）を納付することが困難な場合には、保険料の納付が猶予される。「令和2年7月豪雨」に関しても、対象地域に所在地を有する事業所等については、厚生年金保険料等の2020（令和2）年6月分〜11月分の納付期限が延長さ

れた。

　また、年金受給者の中には、所得が一定水準以上あることで、年金の一部または全部が支給停止になっている人がいる。具体的には、20歳前に初診日がある傷病の障害基礎年金の受給権者、老齢福祉年金の受給権者、特別障害給付金の受給資格者である。こうした人たちについても、震災・風水害・火災その他これらに類する災害により、住宅、家財又はその他の財産につき、おおむね2分の1以上の損害を受けた場合、本人からの申請に基づき、その損害を受けた月から翌年の7月までの支給停止は行わないとされている。

　被災した際には、年金のことまで考えが及ばないというのが正直なところかもしれない。しかし、こうした支援策があることに気づき、年金事務所へ相談に行き、復興の一助としてもらえることを願わずにはいられない。

※「令和2年7月豪雨」については、日本年金機構のウェブサイト「令和2年7月豪雨により被害を受けられた皆さまへ」に説明がある。

2. 公的年金制度の体系と概要

A. 国民皆年金

　日本の社会保障の大きな特徴の一つとして挙げられるのが、国民皆年金体制である。ここでは、日本の公的年金の歴史を振り返りながら、国民皆年金体制が成立するまでをみていこう。

　日本の公的年金は、特定の職業を退職した人への給付から始まる。たとえば、1920（大正9）年の国有鉄道共済組合や1923（大正12）年の恩給法である。また、戦時体制の下で、船員保険（1939〔昭和14〕年）や労働者年金保険（1941〔昭和16〕年、1944〔昭和19〕年に厚生年金保険法）が創設された。これらは戦争遂行に一役買ったとされる。

　戦後になって、より多くの国民が加入することのできる制度が整備されていく。既存の恩給制度から国家公務員共済組合や私立学校教職員共済が創設されていった。また、市町村職員共済組合や、公共企業体となった日

戦争と公的年金
年金、特に老齢年金は、創設された当初にはほとんど給付することがない。そのため、集められた保険料は戦費として使われたという。しかし、戦費全体に占める割合はごくわずかであったから、保険料を徴収することによって炭坑夫など戦争遂行のために必要な労働者を確保しようとした、国民の購買力を減退させてインフレを防ごうとした、などの目的もあったと考えられる。

本国有鉄道や日本電電公社などの職員のための共済組合も発足した。

こうした中で、1954（昭和29）年には厚生年金保険法も全面的に改定された。戦後の激しいインフレーションで、厚生年金保険は崩壊の危機にあったといわれる。給付額の引上げなどが行われたにもかかわらず、厚生年金保険の給付額は実質的な価値を失ってしまっていた。これを根本的に見直し、戦後の公的年金保険の基本的な枠組みを作ったのが1954年の厚生年金保険法であった。こうして、被用者に対する保険（被用者年金、職域の年金）が整備された。

しかし実際には、どの公的年金にも加入していないという国民は少なくなかった。彼らは農業従事者であったり、自営業者であったり、被用者であっても厚生年金保険の適用されない零細企業に働く労働者であった。こうした未加入者の問題に対応するために創設されたのが、1959（昭和34）年の国民年金法による国民年金制度であった。

1961（昭和36）年の国民年金法の施行によって、20歳以上60歳未満の人はすべて公的年金に加入することになった。厚生年金など他の公的年金に加入している人を適用除外として、日本国内に居住する人は国民年金に加入が義務づけられたのである。

こうして国民皆年金体制が実現した。会社員は厚生年金に、船員は船員保険に、公務員など職場に共済組合のある人は共済組合に、職域の年金保険をもたない人は国民年金に加入することになったのである。公的年金の分立した制度のいずれかに加入するというかたちでの「皆」年金であった。そのため、転職などにより公的年金の制度を変更した場合、新旧の公的年金制度いずれについても資格期間を満たせず、年金を受け取れない場合が予想された。そこで、1961（昭和36）年には加入期間を合算する仕組みである**通算年金**を導入する法律も成立している。

B. 現在の公的年金の制度体系

　分立した公的年金は、1985（昭和60）年の制度改革で基礎年金が導入されたことによって部分的に一元化された。基礎年金導入の背景には、国民年金の財政的な危機があったといわれている。**産業構造の高度化**により、国民年金の新規加入者は減少する傾向にあった。そのため、国民年金は急激に**成熟化**していったのである。図6-2にあるように、現在の公的年金は、国民年金がすべての被保険者に共通する基礎年金を給付し、厚生年金がそれに上乗せをするという体系になっている。こうした制度体系は「**二階建ての年金**」と呼ばれている。

国民年金の任意加入
厳密にいうと、1961（昭和36）年に国民皆年金体制がスタートしたときには、国民年金への加入が任意である人がいた。1985（昭和60）年の制度改革、そして1989（平成元）年の制度改革で学生が国民年金に強制加入となったことにより、現在では日本国内に居住する20歳以上60歳未満の人はすべて強制加入となっている。

産業構造の高度化
農業などを第1次産業、鉱工業などを第2次産業、サービス業を第3次産業と分類する。経済が発展すると第2次産業の比重が増し、さらに発展すると第3次産業の比重が増す。

成熟化
年金受給者、特に加入期間の長い年金受給者が増えることを成熟化という。それを計るものとして、成熟度（被保険者数に対する老齢年金受給者数の割合）がある。

二階建ての年金
「二層構造」とも呼ばれる。イギリスなどでも二階建ての年金になっている。

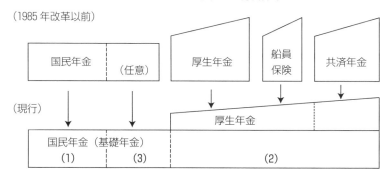

図6-2　現在の公的年金の制度体系

（1985年改革以前）

国民年金	（任意）

厚生年金

船員
保険

共済年金

（現行）

厚生年金

国民年金（基礎年金）	
(1)	(3)

(2)

　1985年の制度改革では、基礎年金の導入とともに、公的年金の仕組みが変更されている。そのうち、特に大きな変更点をここでは2つ取り上げることにしよう。

　まず、**女性の年金受給権**の確立である。これは、**図6-2**でいうと、1985年の改革以前では任意加入であった人が強制加入となり、(3)の第3号被保険者となったことである。この任意加入であった人とは、主に会社員と結婚している専業主婦であった。彼女らは収入がないため任意加入とされていたが、離婚をした場合、無年金になる危険性が高かった。そこで、強制加入として、自身の年金受給権をもつようにしたのである。

　次に、船員保険の統合である。船員保険とは「船員法（中略）1条に規定する船員（中略）として船舶所有者に使用される者及び疾病任意継続被保険者」（船員保険法2条）を被保険者とする社会保険で、船員のための年金保険、医療保険、雇用保険、労働者災害補償保険をすべて扱う総合的な保険である。このうち、年金保険に相当する部分である職務外年金部門が厚生年金保険に統合された。

　その後、共済年金も厚生年金に統合される。1996（平成8）年の改正では、旧公共企業体3共済（JR、JT、NTT）が、2001（平成13）年の改正では農林漁業団体職員共済組合が統合された。そして、2012（平成24）年に成立した「社会保障と税の一体改革」の中で「被用者年金制度の一元化等を図るための厚生年金保険法等の一部を改正する法律」（被用者年金一元化法）が成立し、国家公務員共済組合、地方公務員共済組合、私立学校教職員共済も厚生年金に統合されることになった。

　こうして、公的年金は、部分的に統合された「二階建て」の構造になった。国民年金は被保険者全員に基礎年金を支給する。基礎年金は、個人の加入期間と保険料免除の有無に応じた定額の給付である。これに、被用者年金である厚生年金が被保険者に給付を上乗せする。厚生年金の上乗せは報酬比例、つまりその人の現役時代の所得に応じた給付となる。

船員法1条
この法律で船員とは、日本船舶又は日本船舶以外の国土交通省令の定める船舶に乗り組む船長及び海員並びに予備船員をいう。（以下略）

船員保険
2010（平成22）年1月に、船員保険の職務上疾病・年金部門も労働者災害補償保険と統合された。

国民年金の被保険者
厚生労働省年金局「令和3年度の国民年金の加入・保険料納付状況」によると、2021（令和3）年度末の第1号被保険者は1,431万人、第2号被保険者4,531万人（暫定値）、第3号被保険者は763万人となっている。

C. 被保険者

　国民年金の被保険者は、日本に居住する 20 歳以上 60 歳未満の人である。加入のしかたによって 3 種類に分類されている。**図 6-2** にある（1）（2）（3）という分類で、それぞれ第 1 号被保険者、第 2 号被保険者、第 3 号被保険者と呼ばれる。

　第 1 号被保険者は、国民年金に直接加入する人である。第 2 号被保険者にも第 3 号被保険者にも分類されない人が第 1 号被保険者となる。具体的には、20 歳以上の学生や自営業者などである。

　第 2 号被保険者は、被用者年金である厚生年金を通して国民年金に加入する人である。具体的には、一般企業で働く会社員、公務員などである。彼らは厚生年金に加入すると同時に国民年金にも加入したことになる。

　第 3 号被保険者は、国民年金に直接加入する人である。第 2 号被保険者に扶養されている配偶者が第 3 号被保険者となる。会社員と結婚した専業主婦などである。ただし、「被扶養」は**年収 130 万円**未満を条件としているため、実際にはパートタイムなどで収入のある人も含まれている。

　このように、日本では、その人がどのような働き方をするのかによって、どの公的年金の制度に加入するのかが決まる仕組みになっている。会社員や公務員など被用者になれば第 2 号被保険者として職域の年金保険と国民年金に加入することになるし、自営業者であれば国民年金のみに加入することになる。また、特に女性にいえることであるが、会社員（第 2 号被保険者）と結婚するのか、自営業者（第 1 号被保険者）と結婚するのか、によっても自らがどの被保険者に分類されるのかが変わることもある。つまり、日本では個人の働き方によって、場合によっては配偶者の働き方によって、どのくらい保険料を払わなくてはならないのか、どのくらい年金を受け取ることができるのかが決まってくるということができる。

3. 国民年金

　ここでは、国民年金に直接加入している第 1 号被保険者と第 3 号被保険者の保険料や、すべての加入者に給付される基礎年金の給付についてみていこう。

任意加入
60 歳に達したときに加入期間が 480 月に満たないなどの場合、一定の条件を満たせば引き続き国民年金に任意加入することができる。

年収 130 万円
第 3 号被保険者でいるために、年収が 130 万円を超えそうになると就労調整をする主婦も少なくないといわれている。これを「130 万円の壁」という。

厚生年金の適用拡大
2016（平成 28）年 10 月より、パートなど短時間労働者に対する厚生年金保険の適用が拡大された。年収が 130 万円未満であっても、一定の要件を満たせば、厚生年金保険に加入できるようになる。
　なお、賃金の月額が 8 万 8,000 円以上であること、という要件が含まれていて、これが年収約 106 万円に換算できることから、「106 万円の壁」と言われることもある。
➡ p.56 参照。

A. 保険料

［1］ 第1号被保険者

第1号被保険者には、その人の所得に関係なく定額の保険料が課される。2023（令和5）年4月から2024（令和6）年3月の保険料は、月額1万6,520円となっている。2004（平成16）年の制度改革により第1号被保険者の保険料（国民年金保険料）は2005（平成17）年4月から毎年度月額280円（物価指数などにより変動）引き上げられ、2017（平成29）年4月以降は1万6,900円（2004年水準）で固定された。2019（平成31）年4月からは、産前産後期間の保険料免除制度の施行に伴い、保険料が100円引き上げられ、1万7,000円（2004年水準）となった。

第1号被保険者の保険料には、免除と猶予の制度がある。日本の公的年金は国民皆年金であるから、所得に関係なく加入しなくてはならないし、国民年金は所得に関係なく定額の保険料が課される。そのため、所得のない人や低い人への配慮として保険料の免除と猶予の制度が設けられている。

免除の制度からみていこう。**国民年金保険料の免除**の制度は、収入の減少などにより保険料を納付することが経済的に困難な人が利用できる制度である。住民登録をしている市役所・町村役場の国民年金担当窓口に申請することが必要で、原則として前年の所得によって審査される。なお、学生や**任意加入被保険者**は免除制度の対象にはならない。

免除には、**全額免除制度**と**一部免除制度**とがある。全額免除は、保険料の全額（2022〔令和4〕年4月から2023〔令和5〕年3月であれば1万6,590円）が免除される。一部免除は、所得により4分の3免除、半額免除、4分の1免除がある。2022〔令和4〕年4月から2023〔令和5〕年3月であれば、納付しなければならない保険料額は4,150円、8,300円、1万2,440円となり、残りの保険料は免除される。所得基準は**資料6-1**の計算式で計算される。申請者本人と配偶者、世帯主の前年の所得がこの金額の範囲内にあることが条件となる。

世帯構成別にみた所得水準の目安は、**表6-3**のようになる。

資料6-1　所得基準の計算式

全額免除：（扶養親族等の数＋1）×35万円＋32万円
4分の3免除：88万円＋扶養親族等控除額＋社会保険料控除額等
半額免除：128万円＋扶養親族等控除額＋社会保険料控除額等
4分の1免除：168万円＋扶養親族等控除額＋社会保険料控除額等

表 6-3　世帯構成別免除の所得基準の目安

	全額免除	4分の3免除	半額免除	4分の1免除
単身世帯	67万円	103万円	151万円	199万円
2人世帯（夫婦）	102万円	152万円	205万円	257万円
4人世帯（夫婦と2人の子）	172万円	240万円	292万円	345万円

注）宮城県仙台市のウェブサイトをもとに作成。
http://www.city.sendai.jp/hokennenkin-kanri/kurashi/tetsuzuki/kokumin/nenkln/hoho.html

このように、免除の制度があるけれども、学生は利用することができないし、世帯主に一定以上の所得がある場合にも利用することができない。そのような人のため、保険料を後払いできるという猶予の制度が設けられている。猶予の制度には、学生納付特例制度と納付猶予制度とがある。

学生納付特例制度とは、所得が一定以下の学生のための制度である。ここでいう学生とは、大学（大学院）、短期大学、高等学校、高等専門学校、特別支援学校、専修学校および**各種学校**、一部の海外大学の日本分校に在学する人のことをいう。夜間・定時制課程や通信課程に在籍する人も含まれるので、ほとんどの学生が対象になると考えていい。

学生納付特例制度を利用したい場合には、住民登録をしている市役所・町村役場の国民年金担当窓口か年金事務所、在学中の学校などへ申請する。審査の対象となるのは、申請者本人の前年の所得のみである。2022（令和4）年度の所得基準は、**資料 6-2** の計算式となっている。

資料 6-2　2012（平成 24）年度の学生納付特例制度の所得基準

128万円＋扶養親族等の数×38万円＋社会保険料控除等

学生以外でも**納付猶予制度**が利用できる。前述のように、保険料免除の制度は申請者本人のほか、配偶者と世帯主の所得も審査対象となる。そのため、世帯主などに一定以上の所得がある場合、たとえば一定以上の所得のある親と同居しているといった場合には保険料免除の制度は利用することができない。そうした場合でも利用できるのが、納付猶予制度である。2016（平成 28）年 6 月までは、対象が 30 歳未満に限定されていたが、2016 年 7 月以降は 50 歳未満に拡大された。

納付猶予制度を利用したい場合は、住民登録をしている市役所・町村役場の国民年金担当窓口に申請する。審査の対象となるのは、申請者本人と配偶者の前年の所得である。所得基準は全額免除と同じで、**資料 6-3** の計算式となる。

各種学校
修業年限が 1 年以上の課程に限られる。私立の各種学校については、都道府県知事の認可を受けた学校に限られる。

海外大学の日本分校
日本国内にある海外大学の日本分校であって、文部科学大臣が個別に指定した課程。2023（令和5）年 1 月現在で、テンプル大学ジャパンキャンパス、レイクランド大学ジャパン・キャンパス、専修学校ロシア極東大函館校、天津中医薬大学中薬学院日本校、国際連合大学、北京語言大学東京校、マギル大学ジャパン、上海大学東京校、暨南大学、アリゾナ州立大学サンダーバードグローバル経営大学院日本校がある。

申請手続き
在学中の学校等が学生納付特例の代行事務を行う許認可を受けていれば、学校等の窓口でも申請できる。また、郵送でも申請できる。

失業等による保険料免除・猶予
失業した場合も、申請することにより、保険料の納付が免除や猶予となる場合がある。

資料 6-3　納付猶予制度の所得基準

（扶養親族等の数＋ 1）× 35 万円＋ 32 万円

　保険料の免除や猶予を受けた期間について、保険料を後から納付することを**追納**という。免除と猶予いずれについても、10 年以内であれば追納することが可能である。ただし、免除または猶予を受けた年度から起算して 3 年度目以降に追納する場合には、免除または猶予された当時の保険料額に経過期間に応じた加算額が上乗せされる。たとえば、保険料の全額免除や猶予の制度を利用した分を 2022（令和 4）年度中に追納する場合は、**表 6-4** のようになる。

表 6-4　各年度の月分の追納額　　　（単位：円）

年度	2016 年度	2017 年度	2018 年度	2019 年度	2020 年度	2021 年度
追納額	1 万 6,340	1 万 6,540	1 万 6,370	1 万 6,430	1 万 6,540	1 万 6,610

注）2020（令和 2）年度と 2021（令和 3）年度は追納加算額がない。

［2］第 3 号被保険者

　第 3 号被保険者については、本人の保険料負担はない。これは、第 3 号被保険者が第 2 号被保険者の「被扶養」配偶者であることによる。つまり、本人は収入がなく保険料を負担することができないと考えられているのである。この考え方を**応能負担**という。また、第 3 号被保険者は女性が多いことから、子育てに専念する女性への配慮とも説明されてきた。

　しかし、この第 3 号被保険者の制度については批判も多い。たとえば、20 歳以上の学生も同じように「収入がない」と考えられるけれども、学生は第 1 号被保険者であるから保険料を負担しなくてはならない。また、夫が自営業（第 1 号被保険者）であれば、同じ専業主婦であったとしても第 3 号被保険者にはならない。これらを不公平と感じる人も多いため、2004（平成 16）年の制度改革の際にも第 3 号被保険者のあり方が問題にされた。「女性のライフスタイルの変化等に対応した年金の在り方に関する検討会」の報告書でも、見直しに触れられていた。しかし、この改革では第 3 号被保険者のあり方そのものについては見直されることはなかった。第 3 号被保険者は、配偶者である第 2 号被保険者の厚生年金保険料を共同で負担したものとすることを基本的認識とし、法律上もそのように明記されることになった。

　また、この制度改革によって、第 3 号被保険者届出の特例が 2005（平成 17）年 4 月から実施されることになった（**図 6-3**）。第 3 号被保険者は届出が必要であるが、その届出を忘れた場合、さかのぼって第 3 号被保険

応能負担
保険料など負担を決める際、その人の所得など支払い能力に応じて課すという考え方。これに対し、受益に応じて負担するという考え方を応益負担という。

93

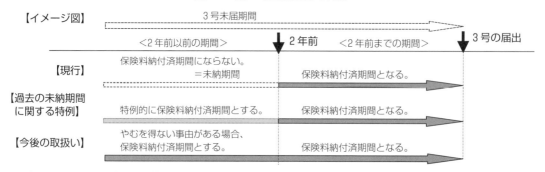

図6-3　第3号被保険者の特例

出典）厚生労働省ウェブサイト「平成16年年金制度改正について（国民年金法等の一部を改正する法律）参考資料」.

者として認められるのは2年までであった。さかのぼれなかった期間については、保険料未納として扱われることになる。その場合、年金額が少なくなる可能性もあるため、特例の届出を行うことによってより長い期間をさかのぼって第3号被保険者として認めるようにしたのである。最も長い場合で、1986（昭和61）年4月までさかのぼることができる。

B. 給付

国民年金から支給される年金を基礎年金と呼ぶ。年金には老齢、障害、遺族の3種類の給付がある。国民年金の給付の特徴は、定額の年金額となっていることである。その人の加入期間などに応じた定額の年金であって、その人の過去の所得に関係なく年金額が決まる。ここでは、それぞれの年金の支給要件や2022（令和4）年度の年金額についてみていこう。なお、2022年度の年金額は前年度から0.4％引き下げられた。

[1] 老齢基礎年金

付加年金
第1号被保険者・任意加入被保険者が定額保険料に付加保険料（月額400円）を加えて納付すると、老齢基礎年金に付加年金が上乗せされる。年金額は200円×付加保険料納付月数となる。国民年金第1号被保険者独自の給付の一つである。

国民年金から支給される老齢年金を**老齢基礎年金**と呼ぶ。老齢基礎年金の支給要件は、保険料納付済期間が10年以上あることである。この、年金を受け取るために必要な加入期間のことを**受給資格期間**（または資格期間）という。受給資格期間には、保険料の免除や猶予の制度を利用した期間も含まれる。

老齢基礎年金の支給開始年齢は、原則として65歳である。ただし、希望すれば、60歳から75歳までの間で支給開始年齢を選択することができる。65歳になる前に支給を受けることを**繰上げ支給**という。繰上げ支給には全部繰上げと一部繰上げとがあるが、いずれも年金額は減額される。逆に、支給開始年齢を65歳よりも遅らせることを**繰下げ支給**という。そ

の場合には、年金額は増額される。

　老齢基礎年金の年金額は、**資料6-4**の計算式によって計算される。2022（令和4）年度の満額は77万7,800円となっている。40年間国民年金の保険料を払い続けた人がもらう年金額がこの額になる。保険料の免除を受けた期間については、保険料を全額納付したときに比べて年金額が少なくなる。したがって、満額の老齢基礎年金を受け取りたければ、免除を受けた期間について追納が必要になる。猶予を受けた期間については、追納をしない限り年金額には反映されない。

資料6-4　老齢基礎年金の年金額

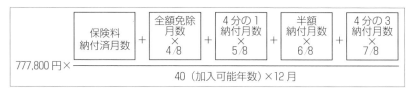

［2］障害基礎年金

　国民年金から支給される障害年金を**障害基礎年金**と呼ぶ。障害基礎年金の支給要件は、①障害の原因となった病気やけがの初診日が次のa、bいずれかの間にあること（a. 国民年金加入期間、b. 20歳前または日本国内に住んでいる60歳以上65歳未満で年金制度に加入していない期間）、②障害の状態が、障害認定日（障害認定日以後に20歳に達したときは、20歳に達した日）に、障害等級表に定める1級または2級に該当していること、③初診日の前日に、初診日がある月の前々月までの被保険者期間で、保険料納付済期間と保険料免除期間を合わせた期間が3分の2以上あることである。ただし、初診日が2026（令和8）年4月1日前にあるときは、初診日において65歳未満であれば、初診日の前日において、初診日がある月の前々月までの直近1年間に保険料の未納がなければよい。また、20歳前の年金制度に加入していない期間に初診日がある場合は、納付要件はない。

　障害認定日とは、障害の状態を定める日のことで、その障害の原因となった病気やけがについての初診日から1年6ヵ月を過ぎた日、または1年6ヵ月以内にその病気やけがが治った場合（症状が固定した場合）はその日をいう。

資料6-5　障害基礎年金の年金額

障害等級1級：97万2,250円＋子の加算
障害等級2級：77万7,800円＋子の加算
　注）子の加算：2人までは各22万3,800円、3人目以降は各7万4,600円

加入可能年数
1941（昭和16）年4月1日生まれの人までは、生年月日に応じて短縮されている。

障害等級1級
両上肢の機能に著しい障害を有する人、両下肢の機能に著しい障害を有する人、両眼の矯正視力の和が0.04以下の人、など。

障害等級2級
一上肢の機能に著しい障害を有する人、一下肢の機能に著しい障害を有する人、両眼の矯正視力の和が0.05以上0.08以下の人、など。

子
ここでいう「子」とは、18歳の誕生日のある年度の末日を経過していない子、または20歳未満で障害等級1級もしくは2級の障害をもつ子のこと。

特別障害給付金制度
国民年金に任意加入していなかったことにより、障害基礎年金等を受給していない障害者に給付金が支給される制度。詳しくは日本年金機構のウェブサイトを参照のこと。
http://www.nenkin.go.jp/service/jukyu/sonota-kyufu/tokubetsu-kyufu.html

労災年金の調整
労災の場合には、労働者災害補償保険から障害（補償）年金などの労災年金が支給される。障害基礎年金や障害厚生年金と、労災年金を合わせて受け取ることはできるが、労災年金は減額される。遺族年金も同様。
➡ pp.178-182「C.保険給付と給付基礎日額」p.179図9-2参照。

2022（令和4）年度の障害基礎年金の年金額は、**資料6-5**の計算式の通りである。2級は老齢基礎年金の満額と同じで、1級はその1.25倍の年金額になっている。1級のほうが障害が重く、重い障害をもつ人への給付を手厚くしていることがわかる。これは、障害の重い人ほど障害を補うためのものやサービスが必要になることが反映されていると考えられる。

20歳前に傷病を負った人の障害基礎年金については、所得制限が設けられている。20歳に達すると障害基礎年金を受給でき、また、障害基礎年金を受給すると国民年金保険料が免除となるため、本人は国民年金の保険料を納付せずに年金を受け取ることになる。そのため、所得が一定以上であれば、障害基礎年金が半額支給停止または全額支給停止となる。2022（令和4）年度では前年の所得額が370万4,000円を超える場合には2分の1支給停止、472万1,000円を超える場合には全額支給停止となる。

［3］ 遺族基礎年金

国民年金から支給される遺族年金を**遺族基礎年金**と呼ぶ。遺族基礎年金の支給要件は、次のaからdのいずれかを満たしていること（a. 国民年金の被保険者である間に死亡したとき、b. 国民年金の被保険者であった60歳以上65歳未満の人で、日本国内に住所を有していた人が死亡したとき、c. 老齢基礎年金の受給権者であった人が死亡したとき、d. 老齢基礎年金の受給資格を満たした人が死亡したとき）である。ただし、aおよびbの要件については、死亡日の前日において、保険料納付済期間（保険料免除期間を含む）が国民年金加入期間の3分の2以上あることが必要である（死亡日が令和8年3月末日までのときは、死亡した人が65歳未満であれば、死亡日の前日において、死亡日が含まれる月の前々月までの直近1年間に保険料の未納がなければよい）。また、cおよびdの要件については、保険料納付済期間、保険料免除期間および合算対象期間を合算した期間が25年以上ある人に限られる。

支給の対象者は被保険者の遺族である。ただし、ここでいう「遺族」とは、死亡した人によって生計を維持されていた「子のある配偶者」と「子」のみである。そして、子のある配偶者が遺族基礎年金を受け取っている間や、子に生計を同じくする父または母がいる間は、子には遺族基礎年金は支給されない。

2022（令和4）年度の遺族基礎年金の年金額は**資料6-6**のように計算される。遺族基礎年金についても、老齢基礎年金の満額と同じ額が計算の基礎になっている。なお、子のみが遺族基礎年金を受給する場合は、第2子以降を加算の対象とし、子の数で除した額を子1人当たりの年金額とする。

子
ここでいう「子」も障害基礎年金の「子」と同じである。

資料 6-6　遺族基礎年金の年金額

77 万 7,800 円＋子の加算
注）子の加算は障害基礎年金と同様

このほか、国民年金の第 1 号被保険者独自の給付として、寡婦年金と死亡一時金がある。**寡婦年金**とは、「寡婦」とあるとおり、夫が死亡した場合に妻に支給される年金である。支給要件は、夫が第 1 号被保険者として保険料を納めた期間と国民年金の保険料免除期間（猶予期間を含む）が 10 年以上あること、夫が老齢基礎年金などを受けずに死亡したこと、婚姻期間が 10 年以上継続してあることなどである。その場合、妻は 60 歳から 65 歳になるまでの間、寡婦年金を受け取ることができる。年金額は、夫の第 1 号被保険者であった期間の分の老齢基礎年金額の 4 分の 3 である。つまり、夫が生きていたら受け取れたであろう年金額の 4 分の 3 を残された妻が受け取ることができるのである。

死亡一時金とは、死亡日の前日において、国民年金の第 1 号被保険者として保険料を 3 年以上納めた人が老齢基礎年金も障害基礎年金も受けずに亡くなり、遺族も遺族基礎年金を受けられない場合、亡くなった人と生計を同じくしていた遺族に支給されるものである。この場合の遺族とは、配偶者、子、父母、孫、祖父母、兄弟姉妹である。この順に受給権が発生する。死亡一時金の額は、保険料を納めた月数に応じて 12 万円～ 32 万円である。

C. 国民年金と関連の深い制度として—国民年金基金

国民年金基金とは、第 1 号被保険者に「二階部分」を支給する年金である。国民年金しか加入していない自営業者などは、将来は基礎年金しか受け取ることができない。そのため、厚生年金保険に加入している会社員などと比べると、将来の年金額に大きな差が生じてしまう。そこで、第 1 号被保険者に上乗せの支給をするものとして、1991（平成 3）年に国民年金基金が創設された。国民年金基金への加入は任意であるが、第 1 号被保険者であっても免除や学生納付特例制度、納付猶予制度を利用している人は加入できない。全国国民年金基金と職能型国民年金基金の 2 種類があり、加入する人がいずれか 1 つを選択する。

国民年金基金の給付は、老齢年金と遺族一時金の 2 種類である。老齢年金は、65 歳支給開始の終身年金 A 型・B 型と、確定年金 I 型（65 歳から 15 年間）・II 型（65 歳から 10 年間）・III 型（60 歳から 15 年間）・IV 型（60

年金生活者支援給付金
基礎年金を受給している人のうち、公的年金等の収入金額やその他の所得が一定基準額以下の場合には、生活支援を図ることを目的として、年金に上乗せして支給する年金生活者支援給付金がある。

第 1 号被保険者独自の給付
寡婦年金と死亡一時金のほか、前述の付加年金がある。
➡ p.94 参照。

歳から10年間)・Ⅴ型(60歳から5年間)の7種類がある。こうした給付の型を加入者が選択できるほか、年金額も選択できる口数制になっている。これらのうち、終身年金A型と確定年金には保証期間があり、加入者が年金を受け取る前、または保証期間中に死亡した場合に、掛金納付期間などに応じた一時金が遺族に支払われる。保証期間のない終身年金B型のみ加入していた場合でも、年金を受け取る前に死亡した場合、1万円の一時金が遺族に支払われる。これらが遺族一時金である。

国民年金基金の掛金は、加入者によって異なる。加入者が選択した給付の型、加入口数、加入時の年齢、性別によって掛金の月額が決まる仕組みになっている。ただし、掛金の月額の上限が6万8,000円となっており、その範囲内で給付の型と加入口数を選択することになる。

国民年金基金のウェブサイト
以下のページに、加入例が8例紹介されている。
https://www.npfa.or.jp/system/profit.html

国民年金基金のウェブサイトでは、具体的な加入例が紹介されている。Case2のシミュレーションを引用してみよう。自営業の45歳男性が、1口目に終身年金A型、2口目以降に終身年金A型を3口、誕生月に加入した場合である。この場合、月額掛金は2万6,670円(1万3,335円+4,445円×3)となる。65歳から受け取る年金月額は、3万円(1万5,000円+5,000円×3)となる。

4. 厚生年金保険

A. 被保険者

被用者年金には厚生年金と共済年金があったが、被用者年金一元化法により、2015(平成27)年10月に厚生年金に一元化された。もともと厚生年金に加入していたのは、一般企業や船舶の適用事業所に働く70歳未満の被用者で、一元化後は第1号厚生年金被保険者となった。ここでは第1号厚生年金被保険者についてみていく。共済年金の被保険者であった人については、共済年金の頁(p.106～)を参考にしてほしい。

B. 保険料

厚生年金保険の保険料は、定率の保険料となっている。国民年金とは異なり、保険料率が定められている。そして、各被保険者の月給や賞与に基

厚生年金保険の適用事業
厚生年金保険法6条に規定されている。以下は1項に掲げられているものの一部である。
「物の製造、加工、選別、包装、修理又は解体の事業」「土木、建築その他工作物の建設、改造、保存、修理、変更、破壊、解体又はその準備の事業」「金融又は保険の事業」「物の保管又は賃貸の事業」「集金、案内又は広告の事業」「教育、研究又は調査の事業」「疾病の治療、助産その他医療の事業」「通信又は報道の事業」「社会福祉法(省略)に定める社会福祉事業及び更生保護事業法(省略)に定める更生保護事業」。

づいて保険料額が計算される。また、厚生年金保険の保険料には国民年金の保険料に相当する分も含まれているので、重ねて国民年金の保険料を支払う必要はない。厚生年金保険料として納められた保険料から、第2号被保険者と第3号被保険者の基礎年金負担分が国民年金に移管される。

［1］ 標準報酬

　保険料を計算するときには、**標準報酬**という基準額を用いる。標準報酬には、標準報酬月額と標準賞与額とがある。被保険者が実際に受け取った月給額や賞与額で保険料を計算するとなると、各被保険者について計算しなければならなくなる。また、月給額や賞与額が変わるたびに計算し直さなくてはならない。こうした計算の煩雑さを避けるために、実際の月給額や賞与額ではなく標準報酬という基準額を用いるのである。

　標準報酬月額は、月給についての基準額である。月給額を32等級に区分し、それぞれの等級に基準額を設定している。等級1が最も低い等級で、標準報酬月額は8万8,000円である。等級1に該当するのは、実際の月給額が9万3,000円未満の人である。最も高い等級が等級32で、標準報酬月額は65万円である。等級32に該当するのは、実際の月給額が63万5,000円以上の人である。たとえば、月給20万5,000円の人がいるとしよう。この人は等級14（実際の月給が19万5,000円以上21万円未満）に該当するので、標準報酬月額20万円で保険料が計算される。

　標準賞与額は、賞与いわゆるボーナスについての基準額である。ここでいう賞与とは、労働の対償として受けるもののうち、どのような名称であれ、年3回以下の回数で支給されるものである。標準賞与額は、実際に支払われた賞与額の1,000円未満を切り捨てた額となる。上限は、1回の支給につき150万円となっている。

［2］ 保険料率

　2017（平成29）年9月以降の厚生年金保険の保険料率は、18.300％となっている。厚生年金保険の保険料率についても、2004（平成16）年の制度改革により毎年0.354％ずつ引き上げられ、2017（平成29）年9月以降は18.300％で固定されている。

　この保険料率と標準報酬とで保険料が計算されるのであるが、厚生年金保険の場合はこの保険料をすべて被保険者が負担するのではない。労使折半といって、企業と被用者とで保険料を半分ずつ負担することになっている。企業が負担する分を**事業主負担**という。

月給
標準報酬月額の対象となるのは、臨時に支払われるものなどを除き、労働の対償として受けるものである。基本給のほかに通勤手当や残業手当などの各種手当も含まれる。

表6-5　標準報酬月額

等級	標準報酬月額 (円)	報酬月額 (円)	厚生年金保険料 (全額)	(折半額)
1	88,000	101,000 未満	16,104.00	8,052.00
14	200,000	195,000 以上 210,000 未満	36,600.00	18,300.00
32	650,000	635,000 以上	118,950.00	59,475.00

　したがって、標準報酬と保険料率、そして労使折半を合わせて被保険者の支払う保険料が計算される。**表6-5**はその一例である。ここでも月給が20万5,000円の人を考えてみよう。この人は等級14になるから、標準報酬月額は20万円である。保険料率をかけて保険料を計算すると、月額3万6,600円となる。これを労使折半するので、この人が負担する保険料は月額1万8,300円となる。

　なお、厚生年金保険には、次世代育成支援策の一環として、いわゆる産休中や育休中の人への配慮措置がある。産前産後休業期間中や満3歳未満の子を養育するための育児休業等期間中の厚生年金保険料が事業主負担分と被保険者本人の負担分がともに免除されるという制度である。これらの免除期間は、年金額を計算する際には保険料を納めた期間として扱われる。

産休期間の保険料免除
2014（平成26）年4月30日以降に産前産後休業が終了となる被保険者が対象となっている。

　また、育児休業終了後にも**養育期間の従前標準報酬月額みなし措置**を受けることができる。たとえば、育児休業から復職した後、育児のために勤務時間を短縮し、そのために給与が下がってしまうことがある。このように、3歳未満の子を養育する期間について、標準報酬月額が低下して従前の標準報酬月額を下回る場合、下回った期間の分も従前の標準報酬月額で年金額の計算をするという措置である。

従前の標準報酬月額
子の養育を開始した月の前月の標準報酬月額のこと。

C. 給付

　厚生年金保険にも老齢、障害、遺族の3種類の給付がある。厚生年金保険給付の基本的な考え方は、基礎年金へ報酬比例の上乗せをするというものである。したがって、厚生年金はその人の過去の所得に応じた年金額になるし、基本的には基礎年金の受給資格を満たしていないと厚生年金も受け取ることができない。ちなみに、その人の過去の所得のことを**従前所得**という。事故が発生する前の所得に応じた給付をすることによって、事故が発生する前の生活（従前生活）をできるだけ維持できるようにすることが厚生年金の目的といえる。

　年金額の計算に用いられるのは、被保険者の平均標準報酬月額と平均標準報酬額である。**平均標準報酬月額**とは、2003（平成15）年3月までの

被保険者期間について計算するために用いるもので、被保険者であった各月の標準報酬月額を合計して月数で除したものである。**平均標準報酬額**とは2003年4月以降の被保険者期間について計算するために用いられるもので、平均標準報酬月額との違いは標準賞与額も合計することにある。**総報酬制**が導入されて以降は、賞与も含めた総報酬を月額に換算しようとしているのである。

平均標準報酬月額も平均標準報酬額も、再評価した額で計算される。**再評価**とは、被保険者の過去の標準報酬を現役世代の手取り賃金の上昇率に応じて見直すことをいう。過去の標準報酬を現在の価値に直して年金額を計算するということである。ただし、**マクロ経済スライド**が発動されるときには、賃金の伸びよりも低い範囲での調整が行われることになる。

それでは、それぞれの年金の支給要件や計算式についてみていこう。

［1］ 老齢厚生年金

厚生年金保険から支給される老齢年金を**老齢厚生年金**と呼ぶ。老齢厚生年金の支給要件は、老齢基礎年金の支給要件を満たしていることと、厚生年金保険の被保険者期間が1ヵ月以上あることである。ただし、65歳未満の人に支給される**特別支給の老齢厚生年金**については、厚生年金保険の被保険者期間が1年以上必要になる。

老齢厚生年金の支給開始年齢も原則として65歳である。しかし、60歳から65歳未満の間に特別支給の老齢厚生年金がある。これは、**図6-4**にあるように、定額部分（65歳以降の老齢基礎年金に相当する部分）と報酬比例部分（65歳以降の老齢厚生年金に相当する部分）で構成されていた。

図6-4　老齢基礎年金の仕組み

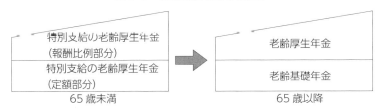

65歳未満
- 特別支給の老齢厚生年金（報酬比例部分）
- 特別支給の老齢厚生年金（定額部分）

65歳以降
- 老齢厚生年金
- 老齢基礎年金

これらの特別支給は、支給開始年齢が段階的に引き上げられている。1994（平成6）年の制度改革では定額部分の支給開始年齢が65歳に引き上げられることになり、男性は2001（平成13）年から2013（平成25）年にかけて、女性はその5年遅れで実施された。同様に、2000（平成12）年の制度改革では、報酬比例部分の支給開始年齢が65歳に引き上げられることになり、男性は2013（平成25）年から2025（令和7）年にかけて、

総報酬制
2003（平成15）年3月以前は、厚生年金保険の保険料は月給にのみ課されていた。2003年4月以降は、ボーナスにも同じ保険料率が課されるようになり、年金額にも反映されるようになっている。

再評価
過去の標準報酬に再評価率を乗じて計算する。再評価率は少なくとも5年に1回の財政検証ごとに見直されることになっている。

101

女性はその 5 年遅れで実施されることになった。報酬比例部分について生年月日別に見ると、**表 6-6** のようになる。つまり、1961（昭和 36）年 4 月 2 日以後に生まれた男性と、1966（昭和 41）年 4 月 2 日以後に生まれた女性は、特別支給の老齢厚生年金はなく、65 歳から支給開始となる。

表 6-6　報酬比例部分の支給開始年齢

生年月日		支給開始年齢
男	女	
1953 年 4 月 2 日～55 年 4 月 1 日	1958 年 4 月 2 日～60 年 4 月 1 日	61 歳
1955 年 4 月 2 日～57 年 4 月 1 日	1960 年 4 月 2 日～62 年 4 月 1 日	62 歳
1957 年 4 月 2 日～59 年 4 月 1 日	1962 年 4 月 2 日～64 年 4 月 1 日	63 歳
1959 年 4 月 2 日～61 年 4 月 1 日	1964 年 4 月 2 日～66 年 4 月 1 日	64 歳
1961 年 4 月 2 日～	1966 年 4 月 2 日～	65 歳

注）日本年金機構のウェブサイトをもとに作成。

年金額の計算式をみていこう。特別支給の老齢厚生年金として報酬比例部分が受給できる。報酬比例部分の計算式は**資料 6-7** の通りである。

資料 6-7　老齢厚生年金の報酬比例部分の年金額

報酬比例部分　＝ A ＋ B
A：平成 15 年 3 月以前の加入期間

$$平均標準報酬月額 \times \frac{7.125}{1000} \times 平成 15 年 3 月までの加入期間の月数$$

B：平成 15 年 4 月以降の加入期間

$$平均標準報酬額 \times \frac{5.481}{1000} \times 平成 15 年 4 月以降の加入期間の月数$$

65 歳以降になると、老齢厚生年金は報酬比例部分と**経過的加算**、加給年金額になる。加給年金額は、厚生年金保険の被保険者期間が 20 年以上ある人が 65 歳に達したとき、その人によって生計を維持されている配偶者と子がいる場合に加算される。2022（令和 4）年度では、配偶者の加給年金額は 22 万 3,800 円である。ただし、配偶者には 65 歳未満という年齢制限がある。また、配偶者自身が障害年金を受けられるなど一定の受給権をもつ場合は支給停止になる。子の加給年金額は第 1 子・第 2 子が各 22 万 3,800 円、第 3 子以降が 7 万 4,800 円である。子には障害基礎年金と同じ年齢制限がある。

ところで、最近では定年退職後も働く意欲のある人が増えている。そのような人が企業で働くと、厚生年金保険に加入しながら老齢厚生年金を受け取る場合が出てくる。このような場合、給料と年金の合計額に応じて年

従前額保障
1994（平成 6）年の水準で標準報酬を再評価し、報酬比例部分の年金額を計算したもの。資料 6-7 の式によって算出した額が、従前額保障の式によって算出した額を下回る場合には、従前額保障の式によって算出した額が報酬比例部分の年金額となる。詳しくは、日本年金機構のウェブサイトを参照のこと。
https://www.nenkin.go.jp/service/yougo/hagyo/hoshuhirei.html

配偶者加給年金額の特別加算
老齢厚生年金を受ける人の生年月日に応じて、3 万 3,100 円～16 万 5,100 円の特別加算がある。

配偶者の年齢制限
1926（大正 15）年 4 月 1 日以前に生まれた配偶者には年齢制限はない。

経過的加算
厚生年金の被保険者期間のうち 1961（昭和 36）年 4 月以降で 20 歳以上 60 歳未満の期間の老齢基礎年金相当額を算出し、特別支給の老齢厚生年金の定額部分から差し引いたもの。
具体的な計算式は、日本年金機構のウェブサイトを参照のこと。https://www.nenkin.go.jp/service/jukyu/roureinenkin/jukyu-yoken/20140421-01.html#cms03

金の一部または全部が支給停止となることがある。これを在職老齢年金という。

　年金の支給停止額は、基本月額と総報酬月額相当額によって計算される。計算式は**資料6-8**の通りである。年金と総報酬をそれぞれ月額に換算し、1ヵ月当たりの収入の合計で判断されると考えればよい（**資料6-9**）。

資料6-8　基本月額と総報酬月額相当額

基本月額：加給年金額を除いた老齢厚生年金（報酬比例部分）の月額 総報酬月額相当額：（その月の標準報酬月額） 　　　　　　　　　　＋（その月以前の1年間の標準賞与額の合計）÷12

資料6-9　在職老齢年金による調整後の年金支給月額の計算式（2022（令和4）年4月以降）

- 基本月額と総報酬月額相当額との合計が47万円以下の場合 全額支給

- 基本月額と総報酬月額相当額との合計が47万円を超える場合 基本月額−（基本月額＋総報酬月額相当額−47万円）÷2

［2］障害厚生年金

　厚生年金保険から支給される障害年金を**障害厚生年金**と呼ぶ。支給要件は、①厚生年金に加入している間に障害の原因となった病気やケガについて初診日があること、②障害の状態が、障害認定日に、障害等級表に定める1級から3級のいずれかに該当していること（ただし、障害認定日に障害の状態が軽くても、その後、重くなった時に障害厚生年金を受け取れることもある）③障害基礎年金の③と同じ保険料納付要件を満たしていること、である。障害認定日も、障害基礎年金と同じである。ただし、障害厚生年金の場合には、障害等級1級・2級に加えて3級も支給の対象となる。

　2022（令和4）年度の障害厚生年金の年金金額は、**資料6-10**の計算式による。報酬比例の年金額は、老齢厚生年金の報酬比例部分と同じ計算式である。障害基礎年金と同様に、障害の程度によって異なっている。

　また、年金ではないが、障害等級3級より軽い障害に対しても給付がある。**障害手当金**という一時金である。厚生年金に加入期間中に初診日のある病気やケガが初診日から5年以内に治った場合で、障害等級3級よりもやや軽い障害が残った場合に支給される。障害手当金の場合も、障害基礎年金についての保険料納付の要件を満たしている必要がある。

障害等級3級
両眼の視力がそれぞれ0.1以下の人など。

障害等級 1 級：（報酬比例の年金額）×1.25＋配偶者の加給年金額
障害等級 2 級：（報酬比例の年金額）＋配偶者の加給年金額
障害等級 3 級：（報酬比例の年金額）ただし、最低保障額 58 万 3,400 円
※配偶者の加給年金額 22 万 3,800 円

［3］遺族厚生年金

　厚生年金保険から支給される遺族年金を**遺族厚生年金**と呼ぶ。次の a〜e のいずれかの要件を満たしている場合（a. 厚生年金保険の被保険者である間に死亡したとき、b. 厚生年金の被保険者期間に初診日がある病気やけがが原因で初診日から 5 年以内に死亡したとき、c. 1 級・2 級の障害厚生（共済）年金を受けとっている人が死亡したとき、d. 老齢厚生年金の受給権者であった人が死亡したとき、e. 老齢厚生年金の受給資格を満たした人が死亡したとき）に、遺族に遺族厚生年金が支給される。ただし、a と b の要件については、死亡日の前日において、保険料納付済期間（保険料免除期間と猶予期間を含む）が国民年金加入期間の 3 分の 2 以上あることが必要である（死亡日が令和 8 年 3 月末日までのときは、死亡した人が 65 歳未満であれば、死亡日の前日において、死亡日が含まれる月の前々月までの直近 1 年間に保険料の未納がなければよい）。

子と孫の年齢制限
障害基礎年金で紹介した子の年齢制限と同様である。

　遺族厚生年金の対象者は、遺族基礎年金よりも範囲が広い。死亡した人によって生計を維持されていた妻、子、孫、55 歳以上の夫・父母・祖父母が対象者となる。ただし、対象者全員が同じように年金を受け取れるのではなく、**図 6-5** のように優先順位が決められており、最も優先順位の高い人が受け取る。

　2022（令和 4）年度の遺族厚生年金の年金額は、死亡した人の老齢厚生

図 6-5　遺族の優先順位

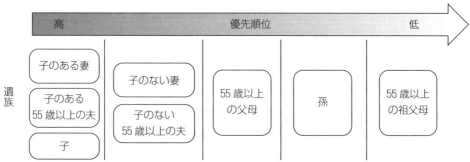

出典）日本年金機構「遺族厚生年金（受給要件・対象者・年金額）」.
https://www.nenkin.go.jp/service/jukyu/izokunenkin/jukyu-yoken/20150424.html

年金の報酬比例部分の4分の3の額となる。夫が亡くなったとき、40歳以上65歳未満で、生計を同じくしている子がいない妻などへは、40歳から65歳になるまでの間、58万3,400円（年額）が加算される。これを、中高齢寡婦加算という。また、中高齢の加算がされていた1956（昭和31）年4月1日以前生まれの遺族厚生年金の受給権者である妻が65歳に達したときなどに加算される経過的寡婦加算もある。

なお、遺族厚生年金の受給権者が自身の老齢厚生年金の受給権ももっている場合がある。たとえば、共稼ぎをしていた世帯で夫が先に亡くなった場合である。夫婦はそれぞれ厚生年金保険に加入していたとすると、夫が亡くなって妻に遺族厚生年金の受給権が発生したときに、妻は自身の老齢厚生年金の受給権ももっていることがある。この場合、妻は夫の遺族厚生年金と自身の老齢厚生年金の両方そのまま受け取ることができるのかというと、現在ではできないことになっている。

2007（平成19）年4月1日前では受給権者は、以下の3つから選択しなくてはならなかった。①遺族厚生年金、②老齢厚生年金、③遺族厚生年金$\times \frac{2}{3}$＋老齢厚生年金$\times \frac{1}{2}$、である。2007年4月1日からは、自分自身が納めた保険料を年金額に反映させるため、65歳以上で遺族厚生年金と老齢厚生年金を受ける権利がある場合は、老齢厚生年金は全額支給となり、遺族厚生年金は老齢厚生年金に相当する額の支給が停止となる。

このようなことが起こるのは、モデル世帯の設定のしかたによる。前述のように、日本の公的年金のモデル世帯は、会社員と専業主婦の世帯となっている。この世帯を基準に制度設計や給付水準が調整されるため、モデル世帯とは異なる世帯では、このようなことが起こる。

D. 厚生年金と関連の深い制度として─企業年金

企業が従業員を対象に実施する年金のことを企業年金という。年金制度の「3階部分」と呼ばれることもある。代表的なものとしては、**厚生年金基金**がある。近年では、厚生年金基金が急激に減少しているほか、確定拠出型の年金も導入されている。詳しくは、第5章を参照してほしい。

従前額保障
遺族厚生年金についても老齢厚生年金と同様に設定されている。

厚生年金基金の数
たとえば、2003（平成15）年度末は1,357であったが、2022（令和4）年7月1日現在では5となっている（2022（令和4）年の数は、企業年金連合会「会員名簿」より。https://www.pfa.or.jp/gaiyo/meibo/files/meibo_kaiin.pdf）。
➡ p.74参照。

5. 共済年金

A. 被保険者

　第2号被保険者のうち、職場に共済組合のある人は共済組合を通して厚生年金に加入する。現在は、国家公務員共済組合、地方公務員共済組合、私立学校教職員共済（私学共済）がある。国家公務員は第2号厚生年金被保険者、地方公務員は第3号厚生年金被保険者、私学教職員は第4号厚生年金被保険者である。被用者年金の一元化に際しては、これまで公務員の共済の被保険者には年齢制限がなかったが、厚生年金と同じように70歳未満とするなど、厚生年金と共済年金の制度的な差異については、基本的に厚生年金にそろえる形で解消することになった（**表6-7**）。

B. 保険料

　共済年金の保険料は掛金、保険料率は掛金率とも呼ばれる。共済年金の場合も、加入者だけでなく、国や学校法人なども保険料を負担する。厚生年金保険に一元化されたことを受け、厚生年金と基礎年金の保険料として掛金を拠出することになった。国家公務員共済組合と地方公務員共済組合の保険料率も2018（平成30）年9月以降は18.300％で固定されている。私立学校教職員共済では、これに該当する保険料率を加入者保険料率と呼ぶ。これに、一元化に伴う仕分け後の私学共済に残る積立金を活用した軽減を行う（軽減保険料率）。その結果、2022（令和4）年9月～2023（令和5）年3月の掛金率は16.035％となっている。私立学校教職員共済も2027年9月以降に18.3％に統一される予定であるが、保険料率を最大軽減した場合、統一されるのは2029年9月以降となる。

C. 給付

　被用者年金の一元化により、国家公務員共済組合、地方公務員共済組合、私立学校教職員共済は、厚生年金保険における実施機関となった。年金の決定と支払いは、以下のように担当する。老齢厚生年金および遺族厚生年金（長期要件：年金を受けている人が亡くなった場合等）は、それぞれの

加入期間ごとに各実施機関が決定・支払いを行う。障害厚生年金、障害手当金および遺族厚生年金（短期要件：被保険者が亡くなった場合等）については、初診日または死亡日に加入していた実施機関が他の実施機関の加入期間分も含め年金額を計算し、決定・支払いを行う。

　また、共済年金には職域加算（職域相当部分、職域部分）があった。共済年金は企業年金の分も含むと考えられ、給与比例部分の20％に相当する部分が加算されるというものであった。統一後、職域加算は廃止され、新たに「年金払い退職給付」（退職等年金給付）が創設された。これには、退職年金と公務障害年金（私学共済は職務障害年金）、公務遺族年金（私学共済は職務遺族年金）がある。退職年金は有期退職年金と終身退職年金（原則65歳支給開始）で構成され、障害年金と遺族年金は終身である。積立方式で運営され、保険料の上限は労使合わせて1.5％とされた。

表6-7　制度的な差異の解消

	厚生年金	共済年金
①被保険者の年齢制限	○70歳まで	○年齢制限なし（私学共済除く）
②未支給年金の給付範囲	○死亡した者と生計を同じくしていた配偶者、子、父母、孫、祖父母、または兄弟姉妹	○遺族（死亡した者によって生計を維持していた配偶者、子、父母、孫、祖父母）、または遺族がないときは相続人
③老齢給付の在職支給停止	○老齢厚生年金受給者が厚年被保険者となった場合 。65歳までは（賃金＋年金）が28万円を超えた場合、年金の一部または全部を支給停止。 。65歳以降は（賃金＋年金）が47万円を超えた場合、年金の一部または全部を支給停止。 ○老齢厚生年金受給者が共済組合員となった場合 年金の支給停止なし。	○退職共済年金受給者が共済組合員となった場合 （賃金＋年金）が28万円を超えた場合、年金の一部または全部を支給停止。3階部分は支給停止。 ※私学共済の退職共済年金受給者が私学共済加入者となった場合は、厚年と同様の方式 ○退職共済年金受給者が厚年被保険者等となった場合 （賃金＋年金）が47万円を超えた場合、年金の一部または全部を支給停止。
④障害給付の支給要件	○初診日の前々月までの保険料納付済期間および保険料免除期間を合算した期間が3分の2以上必要（保険料納付要件あり）。	○保険料納付要件なし。
⑤遺族年金の転給	○先順位者が失権しても、次順位以下の者に支給されない。 （例：遺族年金受給中の子どものいない妻が死亡すると、その遺族年金は支給されなくなる。）	○先順位者が失権した場合、次順位者に支給される。 （例：遺族年金受給中の子どものいない妻が死亡したとき、一定の場合、その遺族年金が父母等に支給される。）
（経過的措置）		
⑥女子の支給開始年齢	○60歳台前半の特別支給の老齢厚生年金の支給開始年齢引上げは、**男子の5年遅れのスケジュール**。 （昭和21年4月2日以降生まれ〜）	○60歳台前半の特別支給の退職共済年金の支給開始年齢引上げは、**男子と同じスケジュール**。 （昭和16年4月2日以降生まれ〜）

出典）厚生労働省年金局年金課「被用者年金の一元化について」p.17.
https://www.mhlw.go.jp/file/05-Shingikai-12601000-Seisakutoukatsukan-
Sanjikanshitsu_Shakaihoshoutantou/0000105806.pdf

6. 公的年金制度をめぐる諸問題

A. 空洞化

　日本の公的年金は国民皆年金であるにもかかわらず、年金保険に未加入の人や保険料未納の人が相当数いる。この現象を**空洞化**という。厚生労働省年金局が2022（令和4）年6月に発表した「令和4年度の国民年金の加入・保険料納付状況」によると、2021（令和4）年度の現年度分の**国民年金保険料の納付率**は73.9%であった。これは、対前年度比で＋2.4ポイントとなる。最終納付率（令和元年度分）は78.0%（現年度分からは+8.7ポイント）であった。国民年金保険料の納付率とは、免除や猶予の人を除いて、保険料を納付しなくてはならない人が実際に納付した月数の割合を表すものである。近年、納付率は上がっているものの、2割以上の国民年金保険料が未納なのである。

　厚生労働省年金局「令和2年国民年金被保険者実態調査結果の概要」によると、保険料を納付しない理由（主要回答）としては、「保険料が高く、経済的に支払うのが困難」（76.0%）が圧倒的に多い。一方で、年収500万円〜1,000万円でも71.1%、年収1,000万円以上でも71.4%が「保険料が高く、経済的に支払うのが困難」と答えている。そこで、「保険料が高く、経済的に支払うのが困難」を選んだ理由を見てみると、「元々収入が少ない、または不安定だったから」（61.9%）が最多であるが、「保険料より優先度の高い支出が多かったから」（17.7%）という人もいる。

　保険料を納付しない理由（主要回答）としては、「年金制度の将来が不安・信用できない」（5.4%）、「納める保険料に比べて、十分な年金額が受け取れないと思う」（6.1%）「厚生労働省・日本年金機構が信用できない」（2.8%）といった回答もある。このことからは、単純な保険料の金額の問題だけではないこともうかがわれる。免除や猶予の制度を充実させるだけではなく、国民年金そのものの信頼感を回復し、制度を周知させる取組みがなお一層強化される必要があろう。

　近年問題になっているのは、国民年金の空洞化だけではない。実は、厚生年金保険にも空洞化が起こっている。新規の事業所が厚生年金保険に加入しなかったり、社会保険の書類上だけ事業所が解散したことにする偽装脱退など、厚生年金保険に加入しない企業が出てきているのである。厚生

最終納付率
国民年金保険料は、納付期限（納付対象月の翌月末）から2年間は収めることができる。令和3年度の最終納付率とは、令和元年度分の保険料の納付率である。

労働省は、2015（平成27）年末、厚生年金保険に加入できるのに未加入の会社員などが約200万人いると推計し、保険料負担を逃れていると見られる約79万事業所に対する集中調査を始めた。朝日新聞は、調査対象に含まれない建設作業員やごみ収集員の一部も未加入なことを明らかにし、「加入逃れ」が政府の想定以上に広がっていると指摘した（朝日新聞2016年5月30日より）。

B. 国際化への対応

国際化、グローバル化、ボーダレス化などと表現されるように、一国にとどまらない活動をする人が増えている。そうなると、滞在先の国で年金保険への加入が求められることがある。この場合、滞在先の国の年金保険に加入しなくてはならないのであろうか。日本の年金保険への加入はどうなるのであろうか。

たとえば、日本の会社に就職して海外の支店に派遣されるとき、赴任先の国でも年金保険への加入が求められたら、両国で年金保険に加入しなくてはならない。両国の年金保険の保険料を負担しなくてはならないわけで、二重加入の問題といわれる。また、派遣期間が短い場合には、赴任先の国の年金保険への加入も短くなるため、資格期間を満たすことができない。赴任先で納めた保険料が掛け捨てになってしまうわけで、保険料掛け捨ての問題といわれる。

こうした問題を解決するために、**社会保障協定**の締結が進められている。社会保障協定が発効している国では、派遣が一時的（5年以内程度）であれば日本の年金保険に、長期にわたる派遣または現地採用であれば相手国の年金保険に加入すればよい。年金保険に加入した期間は、日本と外国での加入期間が通算される。また、相手国によっては、医療保険など他の制度も二重加入防止の対象となる。

2022（令和4）年6月現在、社会保障協定が発効済の国はドイツ、イギリス、韓国、アメリカ、フランス、ベルギー、カナダ、オーストラリア、オランダ、チェコ、スペイン、アイルランド、ブラジル、スイス、ハンガリー、インド、ルクセンブルク、フィリピン、スロバキア、中国、フィンランド、スウェーデンの22ヵ国となっている。イタリアとも署名済である。

また、日本に居住する外国籍の人のために、脱退一時金がある。脱退一時金は、一定の条件を満たしている日本国籍を有していない人が、国民年金、または厚生年金保険の被保険者資格を喪失し、日本を出国した場合に、出国後2年以内に請求できるものである。条件や支給額については、日本

年金機構のウェブサイト（https://www.nenkin.go.jp/service/jukyu/sonota-kyufu/dattai-ichiji/20150406.html）などを参照してほしい。

C. 2020（令和2）年の年金制度改革

　2020（令和2）年5月に、「年金制度の機能強化のための国民年金法等の一部を改正する法律」が成立し、6月から順次施行されている。厚生労働省によると、これは「より多くの人がこれまでよりも長い期間にわたり多様な形で働くようになることが見込まれる中で、今後の社会・経済の変化を年金制度に反映し、長期化する高齢期の経済基盤の充実を図るためのもの」[1] である。主な改正点としては、**資料6-10** に挙げたものがある。

資料6-10　年金制度改正法の概要

1. 被用者保険の適用拡大
①短時間労働者を被用者保険の適用対象とすべき事業所の企業規模要件について、段階的に引き下げる（現行500人超→100人超→50人超）。
②5人以上の個人事業所に係る適用業種に、弁護士、税理士等の資格を有する者が行う法律又は会計に係る業務を行う事業を追加する。
③厚生年金・健康保険の適用対象である国・自治体等で勤務する短時間労働者に対して、公務員共済の短期給付を適用する。
2. 在職中の年金受給の在り方の見直し
①高齢期の就労継続を早期に年金額に反映するため、在職中の老齢厚生年金受給者（65歳以上）の年金額を毎年定時に改定することとする。
②60歳から64歳に支給される特別支給の老齢厚生年金を対象とした在職老齢年金制度について、支給停止とならない範囲を拡大する（支給停止が開始される賃金と年金の合計額の基準を、現行の28万円から47万円（令和元年度額）に引き上げる。）。
3. 受給開始時期の選択肢の拡大
現在60歳から70歳の間となっている年金の受給開始時期の選択肢を、60歳から75歳の間に拡大する。
4. 確定拠出年金の加入可能要件の見直し等
①確定拠出年金の加入可能年齢を引き上げるとともに、受給開始時期等の選択肢を拡大する。
②確定拠出年金における中小企業向け制度の対象範囲の拡大（100人以下→300人以下）、企業型DC加入者のiDeCo加入の要件緩和など、制度面・手続面の改善を図る。
5. その他
①国民年金手帳から基礎年金番号通知書への切替え
②未婚のひとり親等を寡婦と同様に国民年金保険料の申請全額免除基準等に追加
③短期滞在の外国人に対する脱退一時金の支給上限年数を3年から5年に引上げ（具体の年数は政令で規定）
④年金生活者支援給付金制度における所得・世帯情報の照会の対象者の見直し
⑤児童扶養手当と障害年金の併給調整の見直し

出典）厚生労働省ウェブサイト「年金制度改正法（令和2年法律第40号）が成立しました」.
　　　（https://www.mhlw.go.jp/stf/seisakunitsuite/bunya/0000147284_00006.html）より抜粋.

注）

(1) 厚生労働省ウェブサイト「年金制度改正法（令和2年法律第40号）が成立しました」https://www.mhlw.go.jp/stf/seisakunitsuite/bunya/0000147284_00006.html

理解を深めるための参考文献

- ●『保険と年金の動向 2021/2022』厚生の指標増刊，厚生労働統計協会，2021.
  年金保険と医療保険を中心に、現状やこれまでの制度改革が詳しく紹介されている。関連する制度や統計も紹介されている。
- ●社会保険研究所『年金制度改正の解説─令和2年改正で年金はこう変わる』社会保険研究所，2020.
  2020（令和2）年に成立した「年金制度の機能強化のための国民年金法等の一部を改正する法律」による年金制度改革について、詳しく解説している。
- ●日本年金学会編『人生100年時代の年金制度─歴史的考察と改革への視座』法律文化社，2021.
  公的年金については短時間労働者への厚生年金保険の適用拡大や財政、女性と年金、年金教育など、私的年金については公私役割分担論や税制、企業年金の資産運用など、さまざまな視点から年金保険について取り上げている。

第7章 医療保険制度の現状と課題

1

　私たちの生命や身体、そして健康を保持するための医療とそれを支える社会保障制度はどのような構造か。近年の動向と改革を踏まえ、今後の課題について理解する。

2

　日本の医療を支える医療保険制度について、被用者保険と国民健康保険の制度について学ぶ。

3

　高齢者や公費負担の医療について考察し、疾病予防のための保健事業について学ぶ。

4

　医療保険が適用されるサービスについて、医療費との関係について理解する。

5

　医療制度の上で、良質かつ適切な医療を提供するための医療施設と医療関係者について理解する。

6

　医療費の適正化、保険財政の安定化のために、今後、あるべき医療の姿や社会医学としての公衆衛生について学ぶ。

7

　医療と福祉の連携にみられる、日本の今後の医療保障はどうあるべきか。その視角と展開について理解する。

1. 医療保険制度の仕組みと近年の改革

　私たちは、病気やけがをしたときに、病院や診療所に行き、診察、治療、手術などを受け、場合によっては薬剤を処方される。安心して医療を受けることができることは、日常生活を健やかに過ごすために、何よりも必要不可欠である。そのため、日本における医療保障は、国民皆保険制による**医療保険制度**を設けている。

A. 日本の医療保障と医療保険制度

　国民の健康や福祉の向上のために、私たちが病気やけがをしたとき、診療や治療が行われ、病後のアフター・ケアなどの医療サービスを受けることができるようにする制度を**医療保障**という。1950（昭和25）年に社会保障制度審議会が定義した社会保障のうち、医療保障は疾病、負傷、分娩、身体障害、死亡など対象範囲が広く、社会保障の柱の1つをなしている。そして、私たちが健康で文化的な生活を営むためには、良質かつ適切な医療と、それを提供する医療供給体制が保障されていなければならない[1]。また、病気やけがにならなくても、安心して医療を受けることができるというセーフティ・ネットの存在が、非常に重要であることはいうまでもない。

　医療保障のあり方は国によって異なる。イギリスでは、医療サービスを公共サービスと捉え、医療費保障自体を不要とし[2]、保健省による**国民保健サービス（NHS）**により運営されている。一方、アメリカでは、高齢者を対象とするメディケアと低所得者を対象とするメディケイドがあるが、民間の医療保険が中心となっている。

　日本では、社会保険としての医療保険のほか、公費負担医療や公的扶助による医療扶助によって、公立と民間の病院などが医療サービスを提供している。また、日本の医療保険制度は、社会保障の政策上の目的を達成するため、**国民皆保険制度**を採用している。これは、万が一起こりうる危険や事故（病気やけが）のために保険に加入し、保険料を支払うものであると同時に、国民一人ひとりのための医療を、社会全体で支える社会保険としての性質をもっている。

社会保障の定義
➡ p.20 第2章1. E.「日本における社会保障の概念と範囲」において取り上げている。

イギリスの国民保健サービス
NHS: National Health Service

アメリカの医療保険制度
これまでのアメリカの医療保険は、民間の医療保険は高額で非加入者も多かったため、2014年1月から医療保険制度改革法（通称：オバマケア）を施行、医療保険の非加入者の減少を目指した。

B. 国民皆保険制度

　国民皆保険制度は、すべての国民が必ず社会保険としての医療保険に加入し、医療サービスを受ける制度である。これまで一度も病院を受診しなかった、または今後も受診せずとも、必ず加入し、保険料を支払わねばならない。さらに、国民は加入する保険を選択することができず、従事している仕事によって自動的に決定される。そして、保険料は所得などに応じて決定される。民間の生命保険や損害保険では、リスクに見合った保険料を支払うが、社会保険としての医療保険では、このような方式は採用していない[3]。

　この国民皆保険制度は、加入者全員が保険料を負担することで、互いに支え合い、制度の安定を図っている。その結果、国民の医療機関への受診を容易にし、日本は世界最高水準の平均寿命と保健医療水準に達することになった。

C. 医療保険制度の仕組み

　医療保険は、保険料を集め保険を運営する保険者、保険料を納め給付を受ける被保険者、治療などの医療サービスを給付する**保険医療機関**、そして保険医療機関が請求した**診療報酬**を審査し、支払う**審査支払機関**によって構成されている（**図7-1**）。

図7-1　医療保険制度における支払いと請求の基本構造

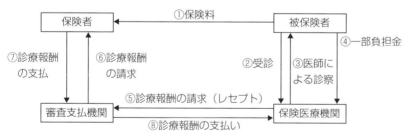

出典）社会保障入門編集委員会編『社会保障入門2022』中央法規出版，2022，p.128より作成.

　保険給付には、健康保険法などの法令によって種類や要件が定められている法定給付、保険者である健康保険組合などが規約によって法定給付に加えて独自に給付を行う付加給付がある。さらに、その具体的な給付方法として、被保険者の疾病、負傷の際に医療機関が直接医療サービスを提供する**現物給付**、被保険者の疾病、負傷、出産などの際に給付される**現金給**

医療における社会保険と私保険の相違
私保険では、年齢が高くなるほど死亡や病気になる確率が高いため、それに応じて保険料は高くなる。これに対して、社会保険としての医療保険の中には、保険料が所得に応じて決まるものもあり、個人の病気のかかりやすさ、死亡しやすさなどのリスクとまったく関係がない。むしろ、高齢者や低所得者のほうが病気になる確率が高いのに、保険料は低く設定されている。

日本人の平均寿命
2020（令和2）年における日本人の平均寿命は、男性が81.64歳、女性が87.74歳となり、男女ともに過去最高を更新している。男性は世界で第3位、女性が第2位となった（2021年7月　厚生労働省発表）。

付がある。

現物給付として、実際の医療サービスを提供された際の費用は、被保険者が一部を負担し（患者自己負担）、残りの費用を保険者が支払う方式が採られている。また、被保険者が保険医療機関に対して、何らかの事情により医療費の全額または一定限度の額を超えて支払った場合には、その後、保険者に払い戻しを請求して償還を受ける**償還払給付**がある。

D. 医療保険制度の種類

日本の医療保険制度（**表7-1**）は、労働形態によって大きく**被用者保険**と**国民健康保険**の2つに分かれる。

表7-1　医療保険制度の概要

（令和4年4月現在）

制度名		保険者 （令和3年3月末）	加入者数 （令和3年3月末） ［本人 家族］ 千人	保険給付		財源	
				医療給付 一部負担	現金給付	保険料率	国庫負担・補助
健康保険	一般被用者 協会けんぽ	全国健康保険協会	40,296 ［24,877 15,419］	義務教育就学後から70歳未満 3割 義務教育就学前 2割 70歳以上75歳未満 2割 （現役並み所得者3割）	●傷病手当金 ●出産育児一時金　等	10.00% （全国平均）	給付費の16.4%
	組合	健康保険組合 1,388	28,680 ［16,418 12,262］		同上 （附加給付あり）	各健康保険組合によって異なる	定額 （予算補助）
	健康保険法第3条第2項被保険者	全国健康保険協会	16 ［11 5］		●傷病手当金 ●出産育児一時金　等	1級日額390円 11級　3,230円	給付費の16.4%
船員保険		全国健康保険協会	116 ［58 59］		同上	9.70% （疾病保険料率）	定額
各種共済	国家公務員	20 共済組合	8,545 ［4,565 3,980］		同上 （附加給付あり）	—	なし
	地方公務員等	64 共済組合				—	
	私学教職員	1 事業団				—	
国民健康保険	農業者自営業者等	市町村 1,716	28,904 市町村 26,193		●出産育児一時金 ●葬祭費	世帯毎に応益割（定額）と応能割（負担能力に応じて）を賦課	給付費等の41%
		国保組合 161					給付費等の28.4～47.4%
	被用者保険の退職者	市町村 1,716	国保組合 2,711			保険者によって賦課算定方式は多少異なる	なし
後期高齢者医療制度		［運営主体］ 後期高齢者医療広域連合 47	18,060	1割 （現役並み所得者3割）	葬祭費　等	各広域連合によって定めた被保険者均等割額と所得割率によって算定されている 給付費等の約10%を保険料として負担	給付費等の約50%を公費で負担 （公費の内訳） 国：都道府県：市町村 4：1：1 さらに、給付費等の約40%を後期高齢者支援金として現役世帯が負担

出典）厚生労働省編『令和4年版　厚生労働白書』2021, 資料編 p.27 より引用改変.

現物給付としての療養の給付
健康保険法では、被保険者の疾病または負傷に関して、以下の5つを療養の給付として定めている（63条1項）。①診察、②薬剤または治療材料の支給、③処置、手術その他の治療、④居宅における療養上の管理およびその療養に伴う世話その他の看護、⑤病院または診療所への入院およびその療養に伴う世話その他の看護。

被用者保険は、一般の企業に雇われている被用者と、その家族を被保険者とする。さらに、管理する保険者は、職場の規模などにより分類され、主に、大企業に勤めている者はその企業等で組織する組合が管掌する健康保険に、それ以外の被保険者は、**全国健康保険協会**（通称：協会けんぽ）が管掌する健康保険に加入する。また、企業以外に雇われている者として、船に乗り込む船員は全国健康保険協会（船員保険法4条）が管理する**船員保険**に、国家公務員は**国家公務員共済組合**に、地方公務員は**地方公務員共済組合**に、私立学校の教職員は**私立学校教職員共済**に加入している。

国民健康保険は、一般の地域住民として自営業や農林業を営んでいる者、企業を退職した者と、その家族を被保険者とする。また、医師、歯科医師、弁護士、理容師など、特定職種の自営業者は、全国単位もしくは都道府県単位で運営している**国民健康保険組合**に加入している。

また、従来の老人保健制度は全面改正され、75歳以上の者または65歳以上75歳未満で寝たきりなどの障害の認定を受けた者は、それまで加入していた医療保険の資格を喪失し、新たに後期高齢者医療制度に加入することになる。

E. 近年の改革

現在、日本は、急速な高齢化により社会保障費が増大し、なかでも年金と医療の占める割合が高くなっている。また、**国民医療費**は、医療技術の高度化、疾病構造の変化などにより年々増加している（**図7-2**）。これは、単なる医療費の増加ではなく、国民所得に占める医療費の割合が高くなっているという、国民負担の増加を意味する。そして、現役世代の負担は、今後の少子高齢化の影響を受け、より一層重くなることが予測される。

このような状況下で、財源となる保険料は伸び悩み、医療保険財政は圧迫されている。そこで日本の皆保険制度による医療保険を安定させるべく、2006（平成18）年に大幅な医療制度改革が行われ、高齢者における医療費の自己負担率の引き上げ、**生活習慣病**の予防などを内容とした関係諸法が改正された。その1つである**高齢者の医療の確保に関する法律**については、高齢者に対する適切な医療の確保を図るため、後期高齢者が加入する新たな医療保険を創設し、国民医療費を適正化するための計画等が規定された。

また、2014（平成26）年には、**医療介護総合確保推進法**（地域における医療及び介護の総合的な確保を推進するための関係法律の整備等に関する法律）が成立し、それを受けて第6次医療法改正ともいわれる大きな改

国民医療費
厚生省（当時）が1954（昭和29）年度から公表しているもので、国民全体が1年間に医療機関などで治療などに要した費用を推計したものである。ただし、疾病予防や分娩などに関する費用は、疾病ではないため、費用としては計上されていない。

生活習慣病
食習慣、運動習慣、休養、喫煙、飲酒などの生活習慣が、その発症・進行に関与する疾患群をいう。具体的には、がん、心疾患、脳血管障害、糖尿病などがある。

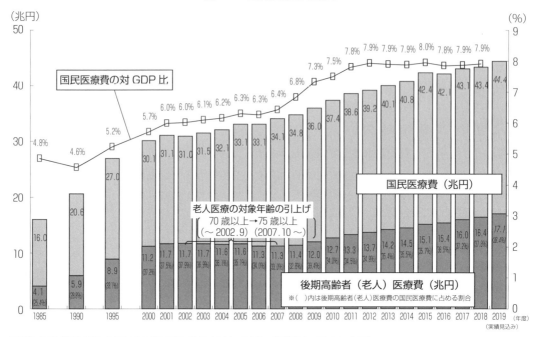

図 7-2　国民医療費の動向

出典）厚生労働省編『令和 3 年版 厚生労働白書』，2021，資料編 p.32 より引用.

持続可能な医療保険制度を構築するための国民健康保険法等の一部を改正する法律
2015（平成 27）年 5 月に成立した本法によって、国民健康保険法や健康保険法が改正されることとなった。その内容は、国民健康保険の財政支援の拡充、財政運営責任の都道府県への移行のほか、患者申出療養（後述）の創設などがある。

正が行われた。2015（平成 27）年には、**持続可能な医療保険制度を構築するための国民健康保険法等の一部を改正する法律**による医療保険制度改革が行われ、後期高齢者医療制度を創設した 2006（平成 18）年改正以来の大きな制度改革となった[4]。これにより、これまで市町村等を保険者としていた国民健康保険について、2018（平成 30）年 4 月 1 日より、新たに都道府県が当該都道府県内市町村とともに運営することとなった。

2. 医療保険制度の概要

　　日本の医療保険は、被用者保険と国民健康保険の 2 つに大きく分かれる。被用者保険のうち健康保険は、労働者が病気やけがの危険にさらされる立場であったことから、労働者と使用者との協議で作られてきた長い歴史がある。その後、国民健康保険が成立したことにより、日本は実質的な国民皆保険制度を確立することとなった。

A. 健康保険

[1] 健康保険の意義

　企業などに雇われている労働者は、病気やけがをした場合、労働が困難になり、収入が減少し生活に支障をきたす。そこで、労働者を病気やけがなどから守るために、職場ごとに医療保険として健康保険が作られてきた。現在の健康保険は、**健康保険法**（以下、健保）により規定されている。この法律は、適用事業所として常時 5 人以上の従業員を雇っている事業所、それ以外の国または地方公共団体または法人の事業所で常時従業員を雇っている事業所に対して適用される。

[2] 保険者と被保険者

　保険者は、**全国健康保険協会**（全国の都道府県ごとに支部を設置）と、**健康保険組合**の 2 種類がある。全国健康保険協会は健康保険組合の組合員ではない被用者を対象としたものであり、主に組合健保を設立することができない中小企業の被用者を対象としている。**組合管掌健康保険**は、一定数の従業員（単一組合では 700 人、共同組合では 3,000 人以上）を雇用する企業単位に厚生労働大臣の認可を受けて設立された健康保険組合により運営され、主に大企業の被用者を対象としている。

　被保険者は、大きく分けて適用事業所に使用される者、**任意継続被保険者**、健康保険法 3 条 2 項の規定による被保険者がある。適用事業所に使用される者とは、健康保険法が規定している業種の事業所で常時 5 人以上を使用する事業所（適用事業所）などである。この適用事業所以外の事業所でも、その使用する者の 2 分の 1 以上の同意を得たうえで、厚生労働大臣の認可を受ければ適用事業所となる（健保 31 条）。任意継続被保険者とは、健康保険の被保険者が、解雇や退職などの理由により資格を喪失した場合、被保険者期間が資格喪失の前日まで継続して 2 ヵ月以上あるときに、喪失日から 20 日以内に申請して、最長で 2 年間に限り被保険者として認められた者である。また、**日雇特例被保険者**とは、適用事業所に使用される日雇労働者をいう。ただし、後期高齢者医療の被保険者や適用事業所において引き続く 2 ヵ月間に通算して 26 日以上使用される見込みがないことが明らかな場合は除外される。このように、健康保険は、正規従業員などの雇用関係にある者を対象としているが、臨時の必要により雇用される者は、一定の要件を満たせば、日雇特例被保険者として被保険者となることができる。なお、75 歳以上の後期高齢者は、対象から除外される（健保 3 条 1 項 7 号）が、65 歳以上 75 歳未満の現役被用者は、そのまま従来の被用者

健康保険法
（大正 11 年 4 月 22 日法律第 70 号）
この法律の目的（1 条）は「労働者又はその被扶養者の業務災害（労働者災害補償保険法〔昭和 22 年法律第 50 号〕第 7 条第 1 項第 1 号に規定する業務災害をいう。）以外の疾病、負傷若しくは死亡又は出産に関して保険給付を行い、もって国民の生活の安定と福祉の向上に寄与する」である。

適用事業所に当てはまらない事業所
農林水産業、飲食店、美容院などのサービス業、弁護士・公認会計士などの事務所は健保 3 条 3 項 1 号の「適用事業所」には挙げられていない。

保険に加入することになる。

また、パートタイマーなどの短時間労働者であっても、一定の要件を満たせば、健康保険の被保険者となることがある。それは、①週所定労働時間が20時間以上、②雇用期間が2ヵ月を超えて見込まれる、③賃金の月額が8万8,000円以上、④学生ではない、⑤被保険者（短時間労働者を除く）の総数が常時100人を超える事業所であり、これらを満たせば被保険者となることができる。

［3］保険料

健康保険の保険料は、原則として、事業主と被保険者がそれぞれ半額ずつ負担する。ただし、任意継続被保険者の保険料は全額自己負担となる（健保161条）。事業主は、保険料を被保険者の給料（賃金報酬）から支払う場合には、その給料から前月分の保険料を差し引くことができ、その額は、被扶養者の数ではなく給料の一定割合という単純な方法による[5]。

保険料の算定に当たって、基礎となるのは、被保険者の報酬（賃金）である。しかし、サラリーマンなどが受ける報酬額は、毎月変動することもあり、そのつど、保険料を計算すると事務手続が煩雑になる。そこで、4月から6月までの3ヵ月分の給与の平均を取り、その額を1年間固定して、毎月同じ額の保険料を徴収する。この仮定した平均的報酬を**標準報酬月額**といい、5万8,000円から139万円までの50等級が定められている。これに料率をかけ計算を行う。また、賞与などについても、標準報酬月額と同じように、被保険者が賞与を受けた月において、その被保険者が受けた賞与額に基づき、その月における標準賞与額を決定し、保険料を負担する**総報酬制**が採用されている。

［4］保険給付の内容（健康保険法の条文規定）

（1）療養の給付（63条）

被保険者が、業務以外で病気やけがをした場合、医療機関を受診し、診察や治療などの療養給付を受ける。原則として、これら医療サービスは現物給付によって行われ、費用の給付割合は7割、自己負担は3割となる。

（2）入院時食事療養費（85条、110条2項）

入院した被保険者や被扶養者が入院したときの食費について、平均的な家計における食事の額として一定額（食事療養標準負担額）を支払うが、この額を超えた費用は、保険者により支払われる。

（3）入院時生活療養費（85条の2）

療養病床に入院する65歳以上の者は、入院中の食費および居住費につ

保険料の差し引き
保険料を給料から差し引くことを源泉控除、または保険料の源泉徴収という（健保167条1項）。

報酬額の決定
報酬額は毎年1回決め直している（定時決定）が、随時改定、育児休業等終了時改定もあるなど、年途中の改定もあり得る。

標準報酬月額の等級
たとえば、報酬の平均月額が21万円以上23万円未満であれば、標準報酬月額は第18級、22万円となる（健保40条1項）。

いて生活療養標準負担額を支払うが、残りの費用については給付される。

（4）保険外併用療養費（86 条）

健康保険制度では、混合診療は原則として認めていないため、健康保険の適用外の診療を受けた場合、適用となる診療も含めて全額自己負担となる。しかし、**評価療養**、**患者申出療養**、**選定療養**であれば、保険が適用される部分については一部負担金を支払い、残りを保険外併用療養費として支給が行われる。

（5）療養費（87 条）・家族療養費（110 条）

健康保険で認められていない医療機関を受診すると、被保険者は全額自己負担の費用を支払うが、保険者がやむを得ないものと認める場合に、いったん支払った費用について後に給付（払い戻し）される。

（6）訪問看護療養費（88 条）・家族訪問看護療養費（111 条）

在宅で療養を受ける場合、看護師などによる訪問看護サービスを受けたときに給付される（なお、介護保険の要介護者は介護保険から給付される）。

（7）移送費（97 条）・家族移送費（112 条）

傷病により移動が困難な場合や、緊急を要するとき有料の移送手段を用いた場合に、いったん支払った費用について後に給付（払い戻し）される。

（8）傷病手当金（99 条）

被保険者が病気やけがのために会社を休み、事業主から十分な報酬が受けられない場合に支給されるものである。病気やけがの療養のために、会社を休んだ日から連続して 3 日間（待期）の後、4 日目以降の仕事に就けなかった日に対して支給されるもので、傷病手当金が支給される期間は、支給開始した日から最長 1 年 6 ヵ月となる。

（9）埋葬料（100 条）・家族埋葬料（113 条）

被保険者・被扶養者が死亡した場合、遺族に 5 万円の現金が給付される。

（10）出産育児一時金（101 条）・家族出産育児一時金（114 条）

被保険者・被扶養者が分娩したときに、一児につき 42 万円（**産科医療補償制度**に加入している医療機関等の場合）が支給される。また、2011（平成 23）年から直接支払制度の改善、受取代理が制度化された。

（11）出産手当金（102 条）

被保険者が妊娠や出産のため休業する場合、その所得保障を確保するため現金支給される。支給額は、出産日前 42 日（多胎妊娠は 98 日）と出産後 56 日の期間に休業した 1 日につき標準報酬日額の 3 分の 2 である。

（12）高額療養費（115 条）

被保険者の同一月（1 日から月末まで）にかかった医療費の自己負担額が著しく高額になった場合、当事者の請求によって、自己負担限度額の超

評価療養
厚生労働大臣の定める高度な先進医療などをいう（健保 63 条 2 項 3 号）。

患者申出療養
未承認薬等を迅速に保険外併用療養として使用したいという患者に対応するため、患者からの申出を起点とする新たな保険外併用療養の仕組みとして、2015（平成 27）年改正において創設された（健保 63 条 2 項 4 号）。

選定療養
患者の選択に委ねることが適当なサービスにおいて患者自ら選択して追加される費用を自己負担し診療を受けるものである。具体的には、差額ベッドでの入院、予約診療などがある（健保 63 条 2 項 5 号）。

出産育児一時金
母体保護の目的で妊娠 85 日以上の出産に対して支給されるもので、早産、流産、死産を問わない。妊娠や出産に関わる医療行為は疾病やけがなどの事故ではないため、医療保険の対象外として、医療費全額が自己負担となる。この現金給付の目的は、自己負担を軽減し生活の安定を図り、少子化社会における出産や育児を支援することにある。

産科医療補償制度
2009（平成 21）年より、分娩に関連して発症した重度脳性麻痺児およびその家族がすみやかに補償を受けられるようになった。分娩を取り扱う病院、診療所、助産所（分娩機関）がこの制度に加入している。

直接支払制度、受取代理制度
直接支払制度とは、出産育児一時金の請求と受け取りを妊婦などに代わって医療機関等が行う制度である。受取代理制度とは、妊婦などが出産育児一時金の請求を行う際に出産する医療機関等にその受け取りを委任することである。

高額療養費
人工透析や血友病患者などは、治療が長期に継続するため、軽減措置として自己負担限度額が一律1万円（上位所得者は2万円）とされている（健康保険法施行令41条）。

共済組合の長期給付
共済組合が行う長期給付については本書第6章5.「共済年金」において取り上げている。
➡ p.106 参照。

過分が給付（払い戻し）される。

（13）高額介護合算療養費（115条の2）

療養の給付にかかる一部負担金と介護保険の利用負担額の合計額が著しく高額である場合、所得に応じた自己負担限度額の超過分が給付される。

［5］保険財政

健康保険の財源は、被保険者の保険料と国庫負担金・国庫補助金によって賄われている。被保険者の自己負担率は、保険加入者、被扶養者ともに70歳以上75歳未満は2割（一定以上の所得を有する者は3割）に、70歳未満は3割、義務教育未就学児（6歳に達する日の属する最初の3月31日まで）は2割である。

B. 共済保険組合

［1］共済保険の意義

共済組合制度は、1905（明治38）年に当時の官業製鉄所であった八幡製鉄所に設けられたのが始まりである。その後、鉄道省、逓信省などの諸官庁に設立された。現在の共済組合は、短期給付として健康保険法による給付の代行、長期給付として年金を給付する事業を行っている。

［2］保険者と被保険者

共済組合は、大きく分けて3種類ある。第1に各省庁等の共済組合を保険者とする**国家公務員共済組合**があり、国家公務員を被保険者（被扶養者も含む。以下同様）とする。第2に各地方公共団体の共済組合を保険者とする**地方公務員共済組合**があり、地方公務員を被保険者とする。第3に日本私立学校振興・共済事業団を保険者とする**私立学校教職員共済**があり、私立学校の教職員などを被保険者とする。

［3］保険料

保険料の負担について、保険料のほかに一部負担金と国家負担がある。保険料率は、各組合において毎年の収支が均衡するように決められている。加入者の年齢構成、平均標準報酬、扶養率などの事情が異なるため、各組合間で均一ではなく、保険料率も異なる。

［4］保険給付の内容

医療保険に該当する短期給付は、健康保険とほぼ同じ内容である。健康

保険法による法定給付以外に、休業手当金、弔慰金・家族弔慰金、災害見舞手当金などがある。

［5］保険財政

　財源としての保険料は事業主（国等、地方公共団体、学校法人など）と組合員（私立学校教職員共済の場合は加入者）が折半で負担する仕組みをとっている。

C. 国民健康保険

［1］国民健康保険の意義

　国民健康保険は、雇用されていない者を対象とした医療保険であり、農業従事者、自営業者、無職の者などに医療保険の給付を行うものである。

　国民健康保険を規定する**国民健康保険法**（以下、国保）は、1938（昭和13）年に制定され、当初は市町村の任意実施であったが、1948（昭和23）年には市町村公営を原則とし、1958（昭和33）年に全面改正され、1961（昭和36）年から全市町村に実施義務が課された。同法5条は、「市町村内の区域内に住所を有する者は、当該市町村が行う国民健康保険の被保険者とする」と規定し、被用者保険に加入していない者は、法律上当然に被保険者となる。この国民健康保険は、日本の国民皆保険制度を実質的に確立させ、医療保険制度を支えるうえで、重要な位置を占めている。

［2］保険者と被保険者

　国民健康保険の保険者は、都道府県、市町村（特別区を含む）が保険者となる地域の国民健康保険と、同種業の従事者（医師や弁護士等）で構成された組合が保険者となる国民健康保険組合がある。都道府県は財政運営の責任主体となり、事業の確保等の運営に中心的な役割を担う一方、市町村は地域住民と身近な関係の中、保健事業等のきめ細かな事業を担っている。

　市町村が行う国民健康保険の被保険者は、その市町村または特別区の区域内に住所を持つ者であり、健康保険や各種共済の被保険者に該当する者は被保険者とはならない。また、市町村が行う国民健康保険の被保険者は、当該市町村の区域内に住所を有しなくなった場合や健康保険や各種共済の被保険者等に該当した翌日から、被保険者としての資格を喪失する。なお、健康保険と同様に後期高齢者は対象から除外される。

［3］保険料

　保険料は、保険者が被保険者の属する世帯の世帯主、または組合員から徴収する。市町村国民健康保険の場合、市町村は保険料ではなく国民健康保険税として徴収することが可能であり、世帯主は、保険者から通知される納入通知書によって、納期まで納めることになる。

　一般被保険者における保険料（税）の額は、負担能力と受益により決定され、所得割総額、資産割総額、被保険者均等割総額、世帯別平等割総額、これらの負担額の組み合わせによって計算される。

［4］保険給付の内容（国民健康保険法の条文規定）

国民健康保険におけるその他の給付
出産手当金は、健康保険では法定給付である。しかし、国民健康保険では、自営業者などの休業期間における給付額が明確ではないため、法定給付としては認められていない。

　国民健康保険の給付内容は、健康保険とほぼ同様に、療養の給付（36条）、入院時食事療養費（52条）、入院時生活療養費（52条の2）、保険外併用療養費（53条）、療養費（54条）、訪問看護療養費（54条の2）、特別療養費（54条の3）、移送費（54条の4）、高額療養費（57条の2）、高額介護合算療養費（57条の3）がある。その他の給付（58条）として出産育児一時金（1項）、葬祭費（1項）、傷病手当金（2項）などがあるが、これらは条例などに基づいて行われる給付である。

［5］退職者医療制度

　健康保険などの被用者保険の被保険者は、高齢になり退職すると、74歳までは国民健康保険の被保険者となる。ところが、退職者は高齢により医療の必要性が高まる一方、現役世代と比較して所得が少なく、国民健康保険の財政負担が大きいことが問題とされていた。

退職者医療制度
市町村国民健康保険は退職者被保険者と一般被保険者を分離し、別会計による事業運営を行っている。なお、2006（平成18）年法改正により、退職者被保険者等の規定（国保8条の2）は2008（平成20）年4月に削除されたが、経過措置として2014（平成26）年度までの間に65歳未満の退職者を対象として、存続させることになった。

　このような不合理を是正するために、**退職者医療制度**が1984（昭和59）年に創設され、高齢により退職した者の給付に関しては、健康保険から拠出することになった。この財源は、退職被保険者の保険料と、被用者保険などの保険者が拠出する退職者医療拠出金によって賄われる。

［6］保険財政

　市町村国民健康保険の財源は、被保険者の保険料と国庫負担金・国庫補助金、都道府県補助金、市町村の一般会計からの繰入金などによって賄われている。一般被保険者の自己負担率は、健康保険と同様である。

　なお、保険財政の基盤強化として、高額医療費共同事業などが行われている。この高額医療費共同事業は、高額な医療費が発生した場合、財政基

　現在、健康保険組合や都道府県・市町村では、保健事業の実施にあたり「データヘルス計画」を作成、公表している。これは、前述した2006（平成18）年の医療制度改革以降、重視されている生活習慣病の予防と高齢者の医療の確保に関する法律で規定された特定健診および特定保健指導（後述）の2つを柱としたもので、2014（平成26）年に健康保険法に基づく保健事業の実施等に関する指針の一部改正および国民健康保険法に基づく保健事業の実施等に関する指針の一部改正により実施されている。その内容は、医療保険者は、健康・医療情報を活用してPDCAサイクルに沿った効果的かつ効率的な保健事業の実施を図るため、保健事業の実施計画（データヘルス計画）を策定し、実施するものである。具体的には、データの収集、分析を通じた健康課題の把握をし、事業の評価、改善を行うものだが、これにより、医療費の適正化や職場の生産性の向上が期待できるものとされている。

　現在、医療保険者にとって、増加する医療費への対応、医療保険の安定的運営などさまざまな課題があるが、一部の企業にみられる「健康経営」の実施など、これまでにない新たな理念と発想が必要になってきている。

盤が弱い市町村にとっては過重な負担となってしまうため、都道府県単位で医療費を負担するものである。

3. 高齢者医療制度と公費負担医療制度

　高齢者は、一般に病気がちで、慢性疾患や合併症も多く有することから医療を受ける機会が多くなり、医療費が増加してしまう。また、高齢者以外でも、現在の医療技術をもってしても完治が難しい疾病をもつ者は、医療費が高くなってしまう。そのため、通常の医療保険とは別に、これらの者を対象とした後期高齢者医療制度や公費負担医療制度を設け、患者としての負担を軽減する措置が採られている。

A. 後期高齢者医療制度

[1] 老人保健制度および後期高齢者医療制度の成立

　昭和40年代、日本は高度経済成長に伴い、医療保険制度の拡充が図られてきた。その一環として、1972（昭和47）年の**老人福祉法**改正は、老人医療費支給制度を設けたが、その結果、過剰受診が増加し、保険財政は悪化した。さらに国民健康保険の支出が増大するなど、各医療保険における保障内容の格差が顕著になってきた。

　こうした状況を打開するため、高齢者医療に対して、すべての医療保険が公平に財政負担すべく、1982（昭和57）年に**老人保健法**（以下、老健）による老人保健制度が成立し、高齢者の医療保険制度が一本化された。

　その後、日本は少子高齢化が進展し、国民医療費に占める老人医療費の割合も増加した。そこで、医療保険制度を将来にわたり持続可能なものとするため、老人保健法は全面改正され、2008（平成20）年4月から**高齢者の医療の確保に関する法律**が施行された。

高齢者の医療の確保に関する法律（以下、高医）
昭和57年8月17日法律80号
この法律は「国民の高齢期における適切な医療の確保を図るため、医療費の適正化を推進するための計画の作成及び保険者による健康診査等の実施に関する措置を講ずるとともに、高齢者の医療について、国民の共同連帯の理念等に基づき、前期高齢者に係る保険者間の費用負担の調整、後期高齢者に対する適切な医療の給付等を行うために必要な制度を設け、もって国民保健の向上及び高齢者の福祉の増進を図ること」（1条）を目的としている。

[2] 後期高齢者医療制度の概要

　高齢者は、一般的に病気にかかりやすく、慢性疾患や合併症を有し、療養期間も長くなりがちである。そのため、高齢者に対しては適切な医療の確保を図るとともに、病気を予防し医療費の適正化を推進する必要がある。

　そこで、高齢者の医療の確保に関する法律は、国民が自助と連帯の精神に基づき健康の保持増進に努めるとともに、高齢者の医療に要する費用を公平に負担することを基本的理念としている（高医2条）。

　同法により、75歳以上および65歳以上の寝たきりなどの者は、それまで加入していた各保険から脱退し、新たな後期高齢者医療制度に加入することになった。また、40歳以上の75歳未満の者は、生活習慣病の予防を目的とした特定健康診査および特定保健指導の対象となった。

[3] 後期高齢者の医療保険制度（図7-3）

　後期高齢者医療制度は2008（平成20）年4月に高齢者の医療の確保に関する法律が施行されたことに伴い、新たに創設された医療保険である。この後期高齢者医療は、75歳以上または65歳以上の寝たきりなどの者が被保険者となり、疾病、負傷または死亡に関して必要な給付をし、保険料徴収は市町村が行う。財政運営は都道府県単位で全市町村が加入する**広域連合**が行う。財源は、公費が約5割、健康保険などの各医療保険から約4

図7-3　後期高齢医療制度の仕組み

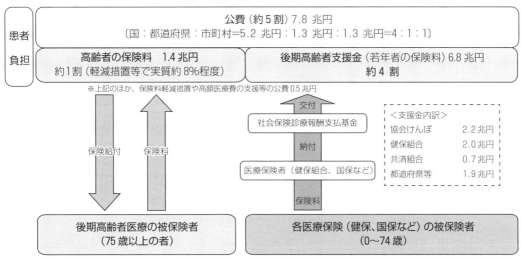

【全市町村が加入する広域連合】

対象者数：約1,820万人（75歳以上），後期高齢者医療費：18.0兆円（令和3年度予算案ベース）
保険料額（令和2・3年度見込み）：全国平均約6,400円／月　＊基礎年金のみ受給の方は約1,180円／月

出典）社会保障入門編集委員会編『社会保障入門2022』中央法規出版，2022，p.132より引用．

割、高齢者の保険料が1割になる。その際の患者負担の割合は1割（現役並みの所得を有する者は3割）である。

［4］前期高齢者の医療保険制度

　前期高齢者の医療保険は65歳以上75歳未満の者を対象とし、健康保険や国民健康保険などの従来の医療保険に加入したまま保険給付を受けることになる。前期高齢者が偏在することによる保険者間の負担の不均衡を調整するため、各保険者は加入者数に応じた財政負担を行うことになっている（高医32条）。これにより、国民健康保険の退職者医療制度は廃止された。

［5］特定健康診査および特定保健指導

　医療費の適正化の観点から、国民医療費の約3割を占める**生活習慣病**の予防を目的として、2008（平成20）年4月から、各保険者は40歳から74歳までの被保険者および被扶養者を対象に、**メタボリック・シンドローム**対策を中心とした**特定健康診査**および**特定保健指導**の実施が義務づけられた。その際、保険者は科学的根拠に基づき、各種データ分析等を通じて健康課題を把握し、保健指導を計画的に実施することが求められる[6]。

メタボリック・シンドローム
metabolic syndrome（内臓脂肪型症候群）

127

B. 公費負担医療制度

　　公費負担医療制度は、特定の目的のため、国や地方自治体の公費により、医療費の一部または全部を負担する制度のことである。一般に医療保険で取り扱うことが不適当な事情、社会的あるいは歴史的な事情がある場合に、公費による医療費負担がなされる。

　　公費負担は、国が補償すべきもの、公衆衛生の向上を目的とするもの、社会生活の向上を目的とするもの、難病などの治療研究をすすめるもの、障害者および障害児の福祉の増進を図ることを目的とするものなどに分類される。

　　国が補償すべきものとして、**戦傷病者特別援護法**による療養の給付（10条）、**原子爆弾被爆者に対する援護に関する法律**による医療の給付（10条）がある。社会生活の向上を目的とするものとして、**生活保護法**による医療扶助（11条1項4号、34条）、**母子保健法**による未熟児などに対しての養育医療（20条）がある。そして、持続可能な社会保障制度の確立を図るための改革の推進に関する法律に基づく措置として、**難病の患者に対する医療等に関する法律**に基づく難病の患者に対する医療費助成がある。また、障害児の福祉の増進を図るものとして、小児慢性特定疾患治療研究事業に関わる白血病などの小児慢性特定疾患を有する小児患者への**児童福祉法**による療育の給付（20条）がある。

　　従来から公費負担医療として行われてきた児童福祉法による育成医療、身体障害者福祉法による更生医療、精神保健および精神障害者福祉に関する精神通院医療は、**障害者総合支援法**（障害者の日常生活及び社会生活を総合的に支援するための法律）による自立支援医療として行われている。また、結核は、**感染症法**（感染症の予防及び感染症の患者に対する医療に関する法律）において、二類感染症と指定（6条3項）されており、結核患者の適正医療は同法による公費負担がなされている。

4. 保険医療制度

　病気やけがをして病院などに行った場合、ほとんどの医療機関は窓口で
患者の保険証の提示を求めている。これは受診する患者が被保険者である
ことを証明するとともに、その医療機関は医療保険を取り扱っていること
を意味する。医療保険の適用は、すべての医療機関に認められているので
はなく、法律などによって認められた医療機関または医師による給付に限
定されている。

A. 医療組織、療養担当規則

［1］保険医療機関

　患者が医療機関を受診し、窓口で支払う費用は医療行為の対価としての
医療費の一部である。残りの費用は、医療行為を提供した医療機関が、**診
療報酬**として医療保険の保険者に請求する。この医療保険により賄われる
診療を**保険診療**という。一方、すべての医療行為が保険診療となるわけで
はない。保険によって賄われない、すなわち医療機関の窓口で全額自己負
担となる診療を**自由診療**という。

　保険診療として診察、治療、投薬などの現物給付を提供する医療機関を
保険医療機関（薬局の場合は**保険薬局**）という。保険医療機関は、通常、
一般の病院などの医療機関が指定されている。実際、ほとんどの医療機関
は、保険診療を行わなければ経営が不安定なものとなるため、保険診療を
行うことを希望するのが通例である[1]。

　医療機関が医療保険の適用を受けるためには、厚生労働大臣（厚生局
長）から保険医療機関の指定を受けなければならない。また、保険診療を
行う医師は、同様に厚生労働大臣（厚生局長）から登録を受けなければな
らない。この登録を受けた医師を**保険医**（薬剤師は**保険薬剤師**）という。
このような保険医療機関の指定と、保険医の登録という二重の要件を課す
ことを**二重指定方式**といい、医師が保険医として登録していても、勤務す
る医療機関が保険医療機関の指定を受けていなければ、または保険医療機
関の医師が保険医の登録をしていなければ、保険給付は行えないことにな
る。これらの指定・登録により、保険医療機関は、各保険が予定した任務
（保険医療の提供）を引き受け、当該医療行為を行った場合に、その対価

保険医療機関・保険薬局
の指定の取消し（健保
80条）
厚生労働大臣が命じた報
告・診療録等の提出命令
に従わなかった、虚偽の
報告を行った、当該開設
者または管理者が罰金刑
や、禁錮以上の刑に処せ
られた場合等が規定され
ている。

としての診療報酬を保険者に請求することができる。また、保険医療機関の指定、保険医の登録が行われた場合、法律によって定められた取消事由に該当しなければ、厚生労働大臣は指定などを取り消すことができない。これは、指定などの取消しが、国民皆保険制において医療機関の経営に甚大な被害を与えることを考慮したためである[1]。

[2] 療養担当規則

保険医療機関・保険医が保険診療として提供する療養範囲は、**保険医療機関及び保険医療養担当規則（療養担当規則）** により定められている（保険薬局・保険薬剤師に関しては、**保険薬局及び保険薬剤師療養担当規則**）。保険医療機関・保険医は、当該規則に従って医療を提供することが義務づけられる。したがって、当該規則に該当しないもの、すなわち保険事故とみなされない美容整形外科や通常の出産、眼鏡、補聴器、研究段階の先端医療は、全額患者の自己負担となる。

原則として、保険診療と自由診療を併合して行うことは許されていない（**混合診療の禁止**）。しかし、混合診療の禁止を徹底することは、医学技術の進歩に伴う医療サービスが多様化する中で、患者にとって治療の選択を狭める結果にもなりかねない。このため、保険診療を行うに当たって、その中に一般の保険が適用されない診療などが含まれていても、厚生労働大臣が定めた医療サービスや高度な医療に限って保険診療との併用が認められている。この場合、通常の治療と共通する部分は保険診療として扱われ、それ以外の部分は保険外併用療養費として給付が行われる。

B. 診療報酬制度と審査・支払制度

[1] 診療報酬の内容と支払制度

保険医療機関が行った診察、治療、手術などは、医師によって診療録（カルテ）に内容が記載され、それに基づいて**診療報酬点数表**から診療報酬が計算される。医薬品については**薬価基準**が、保険医療の材料などについては材料価格基準が定められている。診療報酬点数表とは、国が定めた保険医療における公定価格の料金表であり、それぞれの診療行為について点数（1点＝10円）が決められている。点数の内容は**中央社会保険医療協議会（中医協）** の答申に基づき、診療行為の難易度などを考慮し、おおむね2年に1回の改定が実施されている。

これまでの保険診療は、保険医療機関が実際に提供した診療行為に応じて、保険者から当該医療機関に診療報酬が支払われる**出来高払い制**を採用

薬価基準と薬価差益の問題
医療機関は薬価基準に従
って保険者に請求できる
ため、実際の購入価格と
薬価基準の差額（薬価差
額）は、医療機関の直接
収入となる。そのため過
剰投薬による弊害の可能
性が指摘されている[7]。

していた。しかし、出来高払いには、計算が複雑であるとか、診療行為を行うほど診療報酬が支払われるため、不要な投薬・検査（薬漬け・検査漬け）や過剰診療を誘発し、医療費の抑制がききにくいなどの批判がなされていた[(8)]。

そこで、どんなに検査、注射、投薬などを行っても、1日単位の定額制により診療報酬が支払われる包括払い制が2003（平成15）年度から導入されている。急性期入院医療の領域では、診断群分類（DPC）に基づく包括評価を原則とした支払い方式（PDPS）が段階的に採用拡大しており、2019（平成31）年4月1日（見込み）で1,727病院・約54.1万床となっている。

診断群分類
DPC: Diagnosis
Procedure Combination

包括評価を原則とした支払い方式
PDPS: Per-Diem
Payment System

［2］診療報酬請求の審査・支払

保険医療機関は、診療報酬のうち患者の自己負担分以外について**審査支払機関**を通じて保険者に請求することとなる。これは、出来高払い制度の下、各保険医療機関がそれぞれ個別に請求し、支払を受ける事務の煩雑さを避けるためである。被用者保険では**社会保険診療報酬支払基金**が、国民健康保険では**国民健康保険団体連合会**が審査支払を担当している。

審査支払機関は、保険医療機関が提出した**診療報酬明細書（レセプト）**の記載漏れや請求点数誤りなどの内容を審査し、適切であれば診療報酬明細書を保険者に送付して請求金額の支払いを求める。そして、保険者が再度審査を行ったうえで、保険者から審査支払機関を通じて、保険医療機関に診療報酬が支払われる仕組みとなっている。

診療報酬明細書（レセプト）
1ヵ月単位で傷病名、診療の内容、薬剤などが記載され、受診した医療機関によって被保険者ごとに作成される。

5. 医療供給体制

医療保険制度により、安心して医療が受けられるとしても、実際に医療を提供する施設や医療従事者がなければ、私たちの健やかな生活は実現しない。そこで、医療機関に対しては医療法が、医師には医師法、歯科医師には歯科医師法が定められている。また、都道府県は、これらの良質かつ適切な医療を効率的に供給するために医療計画を定めている。

A. 医療提供施設

[1] 医療法

　医療サービスを実際に提供する場は、病院や診療所などの医療機関である。医療法（以下、医療）は、これら医療提供施設に関する定義や開設するための要件、基準などについて定めている。同法1条の2では、「病院」「診療所」「介護老人保健施設」、その他を医療提供の施設と定めている。

　医療法は、良質かつ適切な医療を国民に提供することを目的としているが、その目的を実現すべく、時代の状況に沿った法整備が求められるために、1948（昭和23）年の法制定以来、度重なる法改正がなされている。

[2] 病院・診療所・介護老人保健施設

　病院は、医師または歯科医師が、公衆または特定多数人のため医業または歯科医業を行う場所で、患者収容施設が20床以上の医療機関である。病院を開設する場合には、開設地の都道府県知事の許可が必要である。

　診療所は、医業または歯科医業を行う場所で、患者収容施設が19床以下の施設である。臨床研修等修了医師または臨床研修等修了歯科医師が診療所を開設する場合には、開設後10日以内に開設地の都道府県知事に対して届け出るだけでよい。一方、臨床研修を修了していない医師や歯科医師が、診療所を開設しようとするときは、病院開設と同様に開設地の都道府県知事の許可が必要である。

　なお、法人による病院開設も医療法で認められている。

　介護老人保健施設は、介護保険法の規定による要介護者に対し施設サービス計画に基づく看護、医学的管理の下における介護、機能訓練その他必要な医療とともに日常生活上の世話が行われる施設である。

[3] 病院の区分

　医療法では、医療提供機能の分担・体系化を進めるために、一般病院のほか、3つの特別の病院類型として、地域医療支援病院、特定機能病院、臨床研究中核病院を設けている。

　地域医療支援病院は、1998（平成10）年改正において、日常生活圏における通常の医療需要に対応するために定義された。他の病院または診療所から紹介された患者に対する医療、救急医療を提供することができ、原則として200床以上の患者収容施設を有する病院であり（医療法施行規則6条の2）、その所在地の都道府県知事の承認が必要となる。

　特定機能病院は、1992（平成4）年改正において、医療機関の機能分化

と体系化を目的として定義された。高度な医療の提供や医療技術の開発、評価、研修を行うことができ、400床以上の患者収容施設を有する病院であり（医療法施行規則6条の5）、厚生労働大臣の承認が必要となる。

　臨床研究中核病院は、2014（平成26）年の医療介護総合確保推進法に基づき、2015（平成27）年に創設された。その目的は、日本発の革新的な医薬品・医療機器の開発等のため、国際水準の臨床研究や医師主導治験の中心的な役割を担う病院として位置づけられている。

[4] 病床の区分

　現在の医療提供施設は、日本の疾病構造の変化に伴い、病院の分類のほか、提供する医療の性質に応じた病床の区分がなされている。2000（平成12）年の第4次改正では、高齢化の進展に伴う疾病構造の変化から、従来の病床区分を見直し、現行制度では、**精神病床、感染症病床、結核病床、療養病床、一般病床**に分類されている。

B. 医療計画

[1] 医療計画制度の導入の経緯

　戦後の日本は、病院の開設にあたって自由開業制を採用していた。それは、当時の医療機関、医師の絶対数が不足しているという「量の問題」があったからである。一方で、自由開業制は、医療機関の過剰・不足といった地域格差の問題を発生させたため、それを解決すべく、1985（昭和60）年改正において**医療計画**を導入することとなった。

　医療計画は、現在の疾病の主流である生活習慣病が、地域における日常の生活習慣とも関連することから、その対策としての、地域における医療機関の役割、地域特性を考慮した保健医療のあり方を捉えるものとして重要な意味を有している。

[2] 医療計画の内容

　医療計画は、地域における医療機関の適正配置を目的とし、都道府県が医療提供体制の確保を図るために定めるものである。医療計画は地域単位としての**医療圏**を設定し、病床の種別ごとにそれぞれ必要な数、地域支援病院等の整備目標、休日・夜間診療などの救急医療、へき地に対する医療、そして医療従事者の確保について定められ、少なくとも6年ごとに再検討がなされる。

　また、**医療介護総合確保推進法**の成立に伴う医療法の改正により、2014

医療圏
通常、広域市町村が標準となる二次医療圏と、都道府県の区域が単位となる三次医療圏に分類される。

医療介護総合確保推進法
正式名称は「地域における医療及び介護の総合的な確保を推進するための関係法律の整備に関する法律」。

（平成 26）年より、医療機関が有する病床（一般病床・療養病床）において担う医療機能の現状と今後の方向性を都道府県に報告する**病床機能報告制度**が導入された。この報告を受け、都道府県は、医療計画の一部として、将来の医療提供体制に関する**地域医療構想**を策定することになった。

C. 医療従事者など

[1] 医師について

　医療提供施設において、実際の医療行為（医行為）を提供するのは医師である。医療行為は、患者の生命、身体、健康に関して重大な影響を及ぼすものであるから、専門的知識と技術をもって、その医療に携わる医師に関しては、国家試験、免許などについて医師法（以下、括弧内では医師）により詳細に規定されている。医師法は、医師以外の者が医療行為をすることは禁止しており（医師の業務独占）、患者が医師を信頼して受診できるように、医師以外の者が「医師」および医師に類似する名称を用いることを禁止している（医師の名称独占）。

　医師の免許は、厚生労働大臣から免許証を交付され、**医籍**に登録されることにより効力が発生する。この免許を得るためには一定の要件が必要である。要件には積極的要件（その要件を満たすことが必要なもの）と、消極的要件（その要件に該当していると免許が受けられないもの）がある。具体的には、いわゆる医師国家試験に合格することが積極的要件であり、欠格事由に該当しないことが消極的要件である。

　免許欠格事由には、絶対的欠格事由と相対的欠格事由がある。絶対的欠格事由は、未成年者である。相対的欠格事由には、①心身の障害により医師の業務を適正に行うことができない者、②麻薬、大麻またはあへんの中毒者、③罰金以上の刑に処せられた者、④医事に関し犯罪または不正の行為があった者が挙げられる。これら相対的欠格事由に該当する場合には、免許の取消しや 3 年以内の医業の停止が命じられることがある。

　また、診療に従事しようとする医師は、2 年以上の**臨床研修**（医師 16 条の 2）を受けなければならない。

　法律が認める医師の義務として、診療に従事する医師は、診療・治療の求めがあった場合は正当な理由がなければ拒否できないといういわゆる**診療義務（応招義務）**がある。この義務は、医師が国家に対して負う公法上の義務であり、患者に対して負う私法上の義務ではない。すなわち、法律が医師にのみ業務を独占的に認める反射的効果として国が法政策上、医師に対して課す診療義務と解されている[9]。

医籍
医師の身分を公に証明するため、厚生労働省に備えられている。

診療義務（応招義務）
「診療に従事する医師は、診察治療の求があつた場合には、正当な事由がなければ、これを拒んではならない」（医師 19 条）

［2］医療行為と医療従事者

　医療行為とは、およそ人の傷病に対する医療行為とみられるすべてをいう。これを行為の危険度に応じて大別すれば、医行為、広義の医療類似行為、放任行為の3つの類型に分けることができる。医行為と広義の医療類似行為との区別は、その目的または対象によるのではなく、その方法または作用が「医師の医学的判断及び技術をもってするのでなければ人体に危険を及ぼし、又は危害を及ぼすおそれのある行為」であるか否かによる。なお、医師は医行為だけでなく医療類似行為、放任行為を業とすることができる。

　医行為は医師のみに許された行為であるが、現代の医療では、技術の専門化・高度化に伴い、看護師、臨床検査技師、理学・作業療法士などからなるチーム医療の役割が増してきている。そこでは、異なる専門知識や技能をもつ医療関係者たちが疾病の治療という目的に向かった共同作業がなされている。従来、医師（メディカル）に対して、その他の医療関係者は**パラメディカル**（2次的医療従事者）と称されていたが、今や、これら医療関係者は、医療現場では欠くことができない存在であり、最近では**コメディカル**（医療共同従事者）という名称が用いられている[(10)]。

　現在、専門的技術と知識をもつ医療関係者の資格は、保健師、助産師、看護師、准看護師、臨床検査技師、理学療法士、作業療法士、臨床放射線技師、臨床工学技士、義肢装具士、救急救命士、言語聴覚士、視能訓練士、精神保健福祉士、歯科衛生士、歯科技工士、柔道整復師、あん摩マッサージ指圧師、はり師、きゅう師と多岐にわたる。それぞれに法が定められており、それぞれ厚生労働大臣（准看護師は都道府県知事）から免許が付与される。

［3］近年の医療制度改革

　2006（平成18）年の医療制度改革は、日本の急速に進展する高齢化や経済の低成長などに対応すべく、医療制度を将来にわたり持続可能なものにすべく、医療提供体制のための改革を医療保険制度の改革と一体となって行ったものだった。2007（平成19）年から施行された改正医療法では、患者の視点に立った質の高い効率的な医療提供体制の構築を目指し、医療安全支援センターの設置などが規定された。

　2012（平成24）年2月に閣議決定された社会保障・税一体改革大綱では、病院・病床機能の分化・強化、在宅医療の推進、医師確保、チーム医療の推進が方針として示され、翌年には持続可能な社会保障制度の確立を図るための改革の推進に関する法律（プログラム法）の中に位置づけられた。

医行為の定義
厚生労働省医政局長「医師法第17条、歯科医師法第17条及び保健師助産師看護師法第31条の解釈について（通知）」平成17年7月26日医政発第0726005号

コメディカル（comedical）とパラメディカル（paramedical）
"co-"は「共同」「共通」「相互」などの意。"para-"は「側面」「近似」などの意。

135

このプログラム法を受け、2014（平成26）年に**医療介護総合確保推進法**が成立し、現在、団塊の世代が75歳以上となり医療・介護等の需要の急増が予想される2025年を目途に、医療や介護が必要な状態になっても、できるだけ住み慣れた地域で自分らしい暮らしを最期まで続けることができるよう、医療・介護・予防等の支援が包括的に確保される**地域包括ケアシステム**の構築に向けて取り組んでいる。

6. 公衆衛生

2012（平成24）年の社会保障・税一体改革大綱、2014（平成26）年の医療介護総合確保推進法でもみられるように、今後は医療と福祉（介護）の連携がますます求められる。この2つの分野は、生命の安全、心身の健康維持、生活の質（QOL）の向上など、終局的な目的が一致している。なかでも公衆衛生学は、生活習慣病の予防、介護予防、地域保健の推進等を考えるもので、これからの医療と福祉の在り方について支柱となる分野の1つであるといえる。

A. 医学における公衆衛生

近代に入ってからの医学・医療技術の向上は、結核をはじめとする感染症による致命率を減少させるなど、私たちの健康維持や寿命の延伸に大きな役割を果たしてきた。医学は、主に病気を診断し治療を行う**臨床医学**と、病気の原因や発症となるメカニズムを解明する**基礎医学**、そして社会的な側面から疾病の予防、健康の維持・増進を研究する**社会医学**に分けられる。公衆衛生学は、この社会医学の1つに位置づけられる[11]。

これまでの医学は臨床医学が主であったが、近年の医療問題は、**生活習慣病**の増加、新興感染症の問題、高齢化に伴う医療費の増加、情報化社会におけるストレスなど、複雑多岐にわたる。これらの問題に対処するためには、「予防に勝る治療なし」といわれるように、病気を治療することより、発症を予防することが、より重要になってくる。

さらに、これからの高齢者の在宅医療の推進、病院・診療所と福祉サービスの有機的な連携を構築するためには、医療・保健・福祉において、コメディカルをはじめとするスタッフの連携や情報交換、一貫した対策が、

臨床医学
内科学、外科学、精神神経学、皮膚科学、耳鼻咽喉科学など。

基礎医学
解剖学、生理学、病理学、免疫学、薬理学など。

ますます求められるようになる。そのため、これからの医学は、臨床に加え、社会の中の医学としての観点から、これらの問題を検討し、対処することが重要になってくる。

　1947（昭和22）年、**世界保健機関（WHO）**は、憲章において「健康は身体的にも精神的にも社会的にも完全に良好な状態をいい、単に病気がないとか病弱でないということではない」と定義した。健康には「社会的」な意味も含まれており、この観点からも、公衆衛生学は社会医学の1つとして、私たちの健康に対してその役割が一層重視される。

　そして、公衆衛生は、良質かつ適切な医療を国民に提供するべく、患者個人のみではなく、健康な人間集団全員を対象とし、疫学をはじめとする手法を用いて、疾病の予防や健康の維持・増進について考察し、**科学的根拠に基づく医療（EBM）**の推進、医療政策への積極的な提言を行い、保健事業の展開において中心となるべき分野なのである。

世界保健機関
WHO: World Health Organization
1948（昭和23）年に設立した国際連合の専門機関。すべての人びとが可能な最高の健康水準に到達することを目的とし、感染症対策、国際保健に関する条約・協定などの策定、世界各国の衛生統計、医薬品の供給、技術協力、研究開発などの事業を行っている。

科学的根拠に基づく医療
EBM: Evidence-Based Medicine

B. 公衆衛生の責務と個人の尊重

　日本国憲法25条は、私たちが健康で文化的な生活を営む権利として、**生存権**を明記している。そして同条2項は、その生存権を守るために、国または地方公共団体が、公衆衛生の向上および増進に努めなければならないことを明記している。私たちの健康は、私たち自身が日常生活において十分に留意しなければならないことである。しかし、急性感染症をはじめ、環境汚染による被害、市場における薬害、健康被害、そして疾病による差別などの社会的障害は、個人による克服または予防に限界がある。そこで、国民の健康を守り、支えていくためには、国や地方公共団体などの施策や活動が不可欠となる。その意味で、安心して医療を受けることができる国民皆保険制をはじめ、さまざまな制度の下で実施されている医療保障制度体系の構築は、公衆衛生の観点からみても、国または地方公共団体における当然の責務であるといえる。

　日本国憲法13条は、個人の尊重を明記し、生命、自由および幸福追求に対する国民の権利は、最大限の尊重を受けるものとしている。換言すれば、良質かつ適切な医療を提供されたい、健康であり続けたいなどの生命に関する個人の意思は最大限に尊重されなければならない。それを具体化させるために、医療法は、法の目的として「国民の健康の保持に寄与する」（1条）ことを明記している。また、**健康増進法**は嫌煙権に関する受動喫煙の対策（25条）を明記しているのである。

C. 公衆衛生の展開

公衆衛生の扱う分野は、人間の健康問題、健康管理、健康増進を対象とするため、広範多岐にわたる。結婚・妊娠・出産、そして乳幼児の健康については**母子保健**、学童・生徒・学生の健康については**学校保健**、就職し働くうえでの健康については**産業保健**、高齢者の健康については老人保健がある。また、自然環境に関する**環境保健**、地域における保健活動としての**地域保健**、精神疾患の治療や予防に関する**精神保健**がある。さらに、障害の予防という観点から、障害者福祉も対象とする。その他、近年、新たな問題となっている新興感染症の予防などの感染症対策や、栄養調査、健康教育の推進、受動喫煙の防止対策などが規定された健康増進法に基づく事業、また生命倫理、患者の権利と自己決定権、脳死と臓器移植なども、公衆衛生の扱うべき分野として取り上げられている[12]。

これまでに、公衆衛生の地域活動は、**地域保健法**の下、保健師を中心に**保健所**、**市町村保健センター**を拠点として展開され、大きな成果をあげてきた。今後の活動は、生活習慣病対策をはじめ、高齢者に対する在宅医療の推進、地域における良質かつ適切な医療提供等を展開するため、地域住民を対象とした医療と福祉が連携した包括的なサービスを提供することで、国民の健康を維持、増進していかなければならない。

7. 医療保障をめぐる諸問題

これからの日本社会は、さらなる高齢化が進むなか、保険財政をはじめとするさまざまな課題が残されている。なかでも医療保障は、財政的な視点だけでは語ることのできない、私たちの生命、身体の安全や健康の維持、増進といった人間の生存に関する極めて複合的な様相を呈している。財政基盤の安定化と安全で良質な医療を受けるという、一見両立しがたいポイントを、いかに両立させていくかという課題[13] は、これからも議論されていくだろう。

2006（平成18）年の医療制度改革は、これまでの医療制度を大きく転換させるものであった。来るべき高齢社会に備え、医療と福祉の有機的連携が必要とされ、医療に関係する老人介護、社会福祉、医療保険者における保健事業などが改正されてきた。現在もこの流れにあり、そのうえで、

母子保健
母子保健法を中心に、結婚前から、妊娠、分娩、新生児期、乳幼児期を通じて、母性や乳幼児の健康の保持・増進を図るために、一貫した体系のもとで総合的に進められている。

学校保健
学校保健安全法などを中心に、学校の児童、生徒、学生や教職員を対象として、将来の健康生活を基礎づける保育教育と健康問題の発見・改善・予防、健康増進のための健康診断や健康相談などの保健管理を行う。

保健所
公衆衛生の向上、増進を図るため、都道府県・政令指定都市・中核市・その他政令で定める市または特別区に設置された行政機関（地域保健法5条）。

市町村保健センター
市町村に設置され、住民の健康相談、保健指導等を行う行政機関（地域保健法18条）。

よりよい医療提供のあり方、医療保険の財政的基盤の安定化、地域における保健医療福祉の整備などが模索されている。今後、私たちが安心して健やかな生活を送ることができるようにするため、社会保障における医療保障のあり方はどうあるべきかについて、国民一人ひとりが関心を持っていかなければならない。

　医療と福祉の連携の重要性については、すでに**医療法**が明記している。すなわち、医療は、生命の尊重と個人の尊厳の保持を旨とし、医師、歯科医師、薬剤師、看護師その他の医療の担い手と医療を受ける者との信頼関係に基づき、その内容は、単に治療のみならず、疾病の予防のための措置およびリハビリテーションを含む良質かつ適切なものでなければならない（医療1条の2第1項）。つまり、これからの高齢社会において必要とされる医療と福祉の連携および在宅医療の推進の観点から「医療の担い手」には、潜在的に居宅における介護者も含まれると考えられる。

　すなわち、医療保障制度は、医療の現場で重視されている**インフォームド・コンセント**の前提ともなる信頼関係が、臨床において福祉を提供する側と受ける側の間にも必要不可欠なものであり、そこから良質かつ適切な福祉がなされることを、私たちに期待していると考えられる。

インフォームド・コンセント
informed consent
「医師、歯科医師、薬剤師、看護師その他の医療の担い手は、医療を提供するに当たり、適切な説明を行い、医療を受ける者の理解を得るよう努めなければならない」（医療1条の4第2項）

注)

(1)　西村健一郎『社会保障法』有斐閣，2003，p.151，p.201，p.203.
(2)　西村淳編『入門テキスト　社会保障の基礎』東洋経済新報社，2016，p.138.
(3)　柿原浩明『入門医療経済学』日本評論社，2004，p.94.
(4)　岩淵豊『日本の医療—その仕組みと新たな展開』中央法規出版，2015，p.203
(5)　岡本悦司『ケアエコノミクス—医療福祉の経済保障』医学書院，2001，p.59.
(6)　厚生労働省健康局「標準的な健診・保健指導プログラム（平成30年度版）」，2018，pp.1-2.
(7)　西村健一郎『社会保障法入門第3版』有斐閣，2017，p.62.
(8)　椋野美智子・田中耕太郎『はじめての社会保障—福祉を学ぶ人へ（第19版）』有斐閣アルマ，有斐閣，2022，p.42.
(9)　金川琢雄『実践医事法学　増補新訂版』金原出版，2008，p.41.
(10)　北村諭『医学概論（改訂第7版）』コメディカルのための専門基礎分野テキスト，中外医学社，2020，p.4.
(11)　長岡常雄監修『福祉のための公衆衛生』万葉舎，2001，pp.11-13.
(12)　鈴木庄亮監修『シンプル衛生公衆衛生学　2022』南江堂，2022，pp.16-17.
(13)　中垣陽子『社会保障を問いなおす—年金・医療・少子化対策』ちくま新書，筑摩書房，2005，p.26.

参考文献
●厚生労働統計協会編『国民衛生の動向　2020/2021』厚生労働統計協会，2021.
●厚生労働省編『令和3年版 厚生労働白書—新型コロナウイルス感染症と社会保障—』日経印刷，2021.
●社会保障入門編集委員会編『社会保障入門2022』中央法規出版，2022.

理解を深めるための参考文献

● 奥田昌子『「日本人の体質」—研究でわかった長寿の習慣』青春新書，2018.
　本章でも述べた通り、日本人の平均寿命が過去最高を更新し続ける背景について、食事、遺伝、環境などさまざまな視点から述べている。今後の健康長寿社会を考察するにあたり、ぜひ一読しておきたい。

● 中村好一『疫学とはなにか—データと理論思考で探る病気の原因と予防』技術評論社，2021.
　今後、ますます求められる科学的根拠に基づく医療を考察するうえで、統計学や公衆衛生学の疫学への理解は大変重要になってくる。「わたしは文系なので、チョット……」という人は、その苦手意識を取ってくれる内容である。

● 石弘之『図解　感染症の世界史』KADOKAWA，2021.
　私たちの社会経済生活を一変させた新型コロナウイルス問題について、さまざまな知見が出されている。そこで、私たちの祖先は感染症といかに向き合い、乗り越えてきたのかを述べており、今後の感染症と社会の関係を考察する一助となる内容である。

コラム2　あの戦国武将も生活習慣病だった

　最近の戦国武将ブームの中、歴史好きの女性を指す「歴女」という単語も広く知られるようになりました。その戦国武将について、本章でも取り上げている生活習慣病との関連が指摘されています。たとえば、織田信長（1543 〜 1582）は、医師・篠田氏の所見*によると「本態性高血圧（私たちが一般にいう高血圧）」ではなかったかと考えられています。その理由として、非常にせっかちでかんしゃく持ちであること、激昂しやすい性格で、気に入らなければ額に青筋を立てて怒りだすこと、睡眠時間が短いことなど、多くの高血圧症患者にみられる症例に共通していることを挙げています。また、信長公の出身地である尾張地方の食事は塩気が多く味が濃く、なによりも天下取り合戦というストレスがあったことから高血圧をもっていたと、さらには高血圧の持続による脳動脈硬化の疑いもあったとしています。本文でも食習慣や運動習慣に関する生活習慣病とその予防について述べていますが、近年、職場や学校におけるストレスによるうつ病などの増加も問題となっています。戦国時代と現代における競争社会、時代は違っても、社会的要因を背景とした私たちの健康問題は同じであるといってもいいでしょう。

＊ 篠田達明『病気が変えた日本の歴史』生活人新書，NHK 出版，2004，pp.98-102.

第8章 介護保険制度の現状と課題

今日、少子高齢化の急速な進展を背景にして、高齢者の介護問題がさらに深刻化してきている。本章では、高齢者介護を社会保険方式により社会全体で支えようとする介護保険制度について、制度創設の経緯、その後の制度改正のポイントや理念、制度の概要について学ぶ。

1

介護保険制度の創設の背景と経緯およびその意義について学ぶ。

2

介護保険制度が、どのような現状認識と理念のもとに創設されたのかを考察する。こうした問題について改めて再確認することは、介護保険制度の現状と見直しの方向性についての評価の際に、その基本的な視点を提供してくれることになる。

3

介護保険制度を管掌する保険者は誰で、誰がこの保険に加入し（被保険者は誰で）、介護が必要になったら、どのような手続きで誰からどんなサービスを受けられるかなど介護保険制度のフレームワークである基本的な仕組みと内容を理解する。

4

これまで 2005（平成 17）年、2011（平成 23）年、2014（平成 26）年ついで 2017（平成 29）年に介護保険法の改正が行われてきた。2021（令和 3）年の介護保険制度の見直しの背景と経緯、制度改正の主なポイントについて理解する。

5

介護保険制度の基本問題として制度の抱える課題を理解する。その上で、今後の介護保険制度との向き合い方を展望する。

1. 介護保険制度の創設と意義

A. 介護保険制度創設の背景

［1］高齢者介護問題の深刻化

　日本の**高齢化率**は1970（昭和45）年に7％となり、先進国の中では比較的遅く**高齢化社会**の仲間入りをすることとなった。しかし、その後の日本の高齢化は諸外国に例をみない早い速度で進展し、1994（平成6）年には高齢化率は14％に達し、この間わずか24年で**高齢社会**となった。一方、出生数は1973（昭和48）年をピークとしてそれ以降減少し続け、また少子化を捉える際の一般的な指標とされている**合計特殊出生率**も同年の2.14をピークとして翌74年の2.05以降、**人口置換水準**である2.07を割り込んだまま2005（平成17）年の1.26へと最低値を更新し続けていたが、2006（平成18）年には団塊ジュニア世代の出産期ともかかわり1.32と回復し、2015（平成27）年にはさらに1.45まで回復したものの、2019（令和元）年には1.36となり、最低の出生数86万5,239人となった。しかし、この少子化についても、社会問題として本格的に認識され始めるのは1990年代に入ってからのことである。

　このように日本の平均寿命が大きく伸張し、また出生率が低下し少産少死時代を迎えたことから、近年少子高齢化が急速に進展し、本格的な人口減少社会を迎えることとなった。65歳以上の老年人口は、1950（昭和25）年には総人口の5％に満たなかったものが、2019（令和元）年には過去最高の3,589万人で28.4％を占め、国立社会保障・人口問題研究所の「日本の将来推計人口」（2017年）によれば、今後も増加し続け、2040年には高齢化率は35.3％に達する「出生中位 死亡中位」ものと予測されている。また、**センテナリアン（百寿者）**と呼ばれる100歳以上の高齢者数をみると、老人福祉法が制定された1963（昭和38）年にはわずか153人であったものが、1981（昭和56）年には1,000人を超え、2014（平成26）年には5万8,820人とこの間に約384倍になっている（「知られざる『百寿者』の世界」、『日経おとなのOFF』2015年2月号、所収）。また、上述の「日本の将来推計人口」では、2050年までに53万2,000人になるであろうとの予測「出生中位 死亡中位」がされている。こうした中で、寝たきりや認知症などの要介護状態となる可能性の高い75歳以上の**後期**

高齢者の増加が著しいことも特徴的に指摘されているところである。

　こうしたことを背景として高齢者の要介護問題が増大し、また実際の具体的な個々の介護も長期化・重度化する一方で、要介護高齢者の介護についてはこれまでは家族（とりわけ女性）に依存していたのであるが、女性の社会進出や高齢者とその子どもとの同居率の低下、核家族化の一層の進展などにより家族のもつ介護力は近年大きく低下してきており、高齢者の介護が普遍性をもった社会的な問題となってきた。

［2］ 介護保険以前の高齢者保健福祉施策での対応の制度的制約

　高齢者の介護問題については、介護保険制度が創設されるまでは**老人福祉法に基づく老人福祉制度**と**老人保健法に基づく老人保健制度**という2つの異なる制度の下でその対応が行われてきた。これは同じような状態にある要介護高齢者を対象としていながら、利用者手続きや利用者負担の面で不均衡があり、また総合的なサービスの利用という面で問題があるとの指摘がなされていた。

　このように従来の高齢者の介護問題に対応する制度は、**福祉と医療の縦割りの制度**になっていたが、さらに老人福祉制度では次のような問題を抱えていた。すなわち、利用者がサービスの種類や提供者を自由に選択できないことや、市町村がサービス提供の必要の是非やその内容を決定するにあたり所得調査を行うため、**スティグマ**といわれる利用への心理的抵抗感を伴いやすいなどといった点である。これらは老人福祉制度によるサービスが、いわゆる措置制度により提供されていることにかかわる問題点であった。また、老人保健法による高齢者保健医療サービスについては、在宅での介護の態勢が十分ではないことや入所可能な介護施設が存在しないなどの理由から、医療の必要性に乏しい、介護を主目的とする一般病院への長期入院（いわゆる**社会的入院**）など医療サービスの不適切な利用とそれによる医療費の上昇といった問題が生じていた。

B. 介護保険制度創設の経緯

　このような状況の中にあって、厚生大臣（当時）の下に設けられた高齢社会福祉ビジョン懇談会がとりまとめた報告「21世紀福祉ビジョン——少子・高齢社会に向けて」（1994〔平成6〕年3月）において、要介護高齢者が増大する21世紀に向けて、国民誰もが必要な介護サービスを等しくスムーズに受けることのできる新たな仕組みを構築すべきことが提言された。また、同年12月には、高齢者介護・自立支援システム研究会（厚生

スティグマ
stigma
福祉サービスの援助を受けることが社会的評価として好ましくない状況にあるという含意をもった社会的烙印を、福祉サービスの利用者に捺すことを意味する。したがって、スティグマは福祉サービスの利用に対して社会的な抑制機能を果たすことになる。

省高齢者介護対策本部長〔当時〕の私的研究会）がまとめた「新たな高齢者介護システムの構築を目指して」と題する報告書において、高齢者の自立支援という基本理念の下に、介護に関連する既存の制度を再編成し、**ケアマネジメント**の確立と**社会保険方式**の導入に基礎を置いた新しい介護システムの創設を目指すべきであるとの提言が行われた。さらに、1995（平成7）年には、**社会保障制度審議会**が「社会保障体制の再構築」を勧告し、その中で公的介護保険制度の創設を提言した。

これらの報告・提言を受けて、1995（平成7）年2月から厚生大臣の諮問機関である老人保健福祉審議会において、新たな高齢者介護システムの創設に向けた審議が始まり、1996（平成8）年4月に「高齢者介護保険制度の創設について」と題する最終報告がとりまとめられた。

これを受けて、厚生省（当時）は、同年6月に介護保険制度案大綱を同審議会に諮問し、答申が行われた。この時点では、さらに関係者間での合意形成のための調整が求められ、活発な議論が行われたことから、実際には同年11月に介護保険法案とその関連法案が国会に提出された。介護保険法案は1年余りにわたって審議され、衆議院、参議院においてそれぞれいくつかの修正が加えられたうえ、1997（平成9）年12月9日に可決成立し、同月17日に**介護保険法**として公布された。こうした経緯を経て、2000（平成12）年4月1日から介護保険制度が施行された。

2. 介護保険制度の理念と問題

A. 介護保険制度の理念

介護保険法では、その1条と4条2項において「理念」という言葉が使われている。では介護保険制度の理念とは何であろうか。

介護保険法は1条（目的）では、「この法律は、加齢に伴って生ずる心身の変化に起因する疾病等により要介護状態となり、入浴、排せつ、食事等の介護、機能訓練並びに看護及び療養上の管理その他の医療を要する者等について、これらの者が尊厳を保持し、その有する能力に応じ自立した日常生活を営むことができるよう、必要な保健医療サービス及び福祉サービスに係る給付を行うため、国民の共同連帯の理念に基づき介護保険制度を設け、その行う保険給付等に関して必要な事項を定め、もって国民の保

健医療の向上及び福祉の増進を図ることを目的とする」と規定し、また4条（国民の努力及び義務）の2項において、「国民は、共同連帯の理念に基づき、介護保険事業に要する費用を公平に負担するものとする」と定めている。

これらをそのまま理解するならば、介護保険制度は国民の共同連帯の理念に基づいて設けられており、またその費用を公平に負担するのだということになる。ここでは、とにかく「国民の共同連帯」がその理念ということになる。しかしこの「国民の共同連帯」が介護保険制度固有の理念であるとすることは難しい。

これに対して、増田雅暢は「介護保険制度の基本理念」について、「1. 介護の社会化、2. 利用者本位とサービスの総合化、3. 社会保険方式の導入、4. 市町村中心の制度運営、5. 社会保障構造改革の第一歩」の5点を指摘している[1]。これが一般的に理解されている介護保険制度の理念ということになろう。そして、上述した「A. 介護保険制度創設の背景 [1] 高齢者介護問題の深刻化」を踏まえるならば、これらの中でも「介護の社会化」を、介護保険制度に固有の中核的な理念として捉えることができよう。

B. 「介護の社会化」という言説のどこに問題があるのか

介護保険制度が実際に導入・実施されてから20年余りが経過した。積極的な評価がみられる反面、消極的・批判的な論調の評価もかなりあり、さまざまなところで実に多様な評価がなされている。そうした中で、「こんなはずではなかった」という問題がかなり指摘されていることも紛れもない事実である。

すでにみてきたように、高齢化の急速な進展のもとでの、介護の重度化や介護期間の長期化という、問題の深刻化・顕在化・普遍化の一方で、核家族化さらには核分裂家族[2]への進展や高齢者世帯の増加に伴う、いわゆる**老老介護**など家族機能が縮小してきていることが、介護保険制度の導入の社会的背景にあった。加えて、いわゆる「**社会的入院**」の解消という社会的要請と、介護力を社会的に付与するという「介護の社会化」によって、介護における家族、特に女性と高齢者の役割負担の固定化などにかかわる問題を改善・解決しようとしたところに、介護保険制度導入のねらいの1つがあった。そして、急速に進展する**少子・高齢化**、現実のものとなり始めた**人口減少・少子超高齢社会**の中にあっては、縮小した家族の介護力を社会的に代替・補完していかなければならないとする「介護の社会化」という主張は、一面としてはまさに正当である。

核分裂家族
the "nuclear fission" family

老老介護
高齢者世帯の増加に伴って、寝たきりの要介護高齢者の主な介護者の56％以上が60歳以上の高齢者によって担われているという状況を表している言葉。

145

しかしながら、以下では改めて、この介護保険制度の中核的な理念である「介護の社会化」の理解をめぐる問題と、介護保険制度とのかかわりの中で家族介護をどう評価するのかという問題について考察する。というのは、「こんなはずではなかった」という不満や批判は、たとえば2005年の制度改正後も依然として残ったのか、さらに新たな不満や批判が生まれたのか、あるいはこうした不満や批判の多くが、介護保険制度に対する不十分な理解によるものなのかが、改めて問われなければならないからである。

ここで、これまで本節との関連において、自身の体験に基づきながら、高齢者介護問題について積極的に執筆・講演活動を続けてきていた門野晴子の問いかけを取り上げてみたい。門野は、「介護保険は機能しているのか」において、次のように述べている。すなわち、「どこが順調!?　介護保険。私が母を施設に『姥捨て』したわけ。『**介護の社会化**』だなんてウソばっかり！（中略）……そもそもウソが下手だった。いきなり『介護の社会化』だとラッパを吹いた。スタート前に各地の自治体などが主催するシンポジウムに呼ばれると、有識者らは顔が変われど同じ宣伝。（中略）……介護の社会化とは国・自治体が介護の必要な人の面倒をみますということだ。先進国をみればわかる。だが彼らの言う社会化とは『地域でボランティアで助け合い』ときたもんだ。じゃあ何でカネ取るのよ。（中略）……そもそも在宅支援という名の**家族介護強化だった**」[3]（傍点—引用者）と。

門野がいうように、介護保険制度の中核的な理念である「介護の社会化」はウソだったのだろうか。そしてまた、門野のいうことが真実であるとすれば、どこの誰がどのようなウソをついていたというのだろうか。あるいは、門野の誤解なのだろうか。本節での検討と議論に通底する最大の問題意識もまさにこの点にかかっている。しかしながら、以下において明らかになるように、実はこの門野の発言をどう理解・評価し、それにどう対応したらよいのかは大変にやっかいな、難しい問題である。だがそうであるからこそ、介護保険制度の下での「介護の社会化」の理解の在り方と、その表裏の関係にある家族介護の評価について、われわれはもう一度、共通了解（合意）を得なければならないのである。

現行介護保険制度の下ではすでに、在宅系サービスの相対的な低調傾向と、施設とりわけ特別養護老人ホームへの入所志向の強まり、結果として起こった入所待機者の増大や「社会的入院」の未解消といった問題が起きている。これらと、在宅系介護サービスの利用者と施設入所者間にあるといわれる不公平感の問題[4]などは、「介護の社会化」と家族介護の評価という文脈の中で捉えることが必要である。

C.「介護の社会化」と家族介護の評価をめぐって

　社会保障・福祉政策としての介護問題への対応を、「介護の社会化」を軸としてモデル（論）的に考えてみよう。すると、「介護の社会化」という言葉を端的に表した**全公的介護保障型**と、「介護の社会化」から最も遠い表現である**家族介護型**をそれぞれの極と仮定できる。その中間にあり、多様な姿を示すのが、**家族介護支援型**の介護保障システムである。

　さて、日本の現行介護保険制度とそれが志向する介護保障システムを上に述べた3つのモデルで考えてみよう。それが家族介護型ではないことは明らかだが、では全公的介護保障型か、あるいは家族介護支援型なのだろうか。この「介護の社会化」をめぐるモデル選択という根元的な問題は、一見すると非常に単純で、すでに解答が得られているようにも思われる。だが以下にみるように、「介護の社会化」の意味についての共通了解（合意）の形成は、いまだ曖昧なままである。さらにまた、仮に家族介護支援型を志向する場合には、どのような要介護状態でどの程度の割合の家族介護を前提とする（つまり家族介護を含めた**自助努力と地域社会の共助**に依存した）公的介護保険制度を構築しようとするのかという問題も、残された重要な論点である[5]。

　こうした文脈において、家族介護支援型として理解される介護保険制度には「介護の社会化」との関連において家族介護をどう評価するのかといういささかやっかいな問題も提起される。だがこれらの基本にある「介護の社会化」という言葉のもつ意味と内容をどう理解するのかについては、十分な議論が尽くされていない。

　ところでなぜ、門野は「『介護の社会化』だなんてウソばっかり！」という憤りを強く抱くことになったのだろうか。

　実際の介護保険制度は、その創設をめぐっての厚生省官僚（当時）や一部の研究者、マスコミ関係者による議論をみる限りにおいては、当初から相当程度を家族介護を中心とする自助努力（地域社会における共助とともに）に依存することを前提とした、家族介護支援型モデルを志向していたと考えられる[6][7]。それでは、門野の発言は、誤解によるものと片づけることができるだろうか。

　しかし、介護保険制度の導入をめぐっての初期の議論には、たとえば「北欧で学んだものを日本で実現するいちばんいい方法」[8]「北欧並みの介護レベルを実現するより現実的な近道」[8]「在宅ケアにおける家族の最大の役割は……（中略）高齢者を精神的に支えること」[9]「老後を待ち遠しくする公的介護保険システム」[10]などと、スウェーデンやデンマークを

象徴とする、いわゆる北欧型の全公的介護型の介護保障システムの実現によってほとんどすべてが解決されるかのような社会的誘導が行われていたという事実も指摘されよう。すなわち「介護の社会化」がすべての家族（とりわけ女性）を介護問題から解放するという意味に理解されるという、ある種の幻想が社会に醸成されたという側面は無視できない。

さて、門野の「『介護の社会化』だなんてウソばっかり！」という義憤と言説を、われわれがどう評価・判断し、今後どう対応していかなければならないのだろうか。この課題は避けられない事柄であると同時に、実は大変にやっかいな、そして難しい問題なのである。いずれにしても、介護保険制度の中核的な政策理念である「介護の社会化」そのものの意味と内容については、その理解をめぐって、われわれの間に、いまだ共通の了解がないといわざるを得ないことだけは確かである。

3. 介護保険制度の概要

A. 保険者

市町村および東京特別区が介護保険制度の実施主体となる保険者である。市町村（特別区を含む。以下同）を**保険者**とすることについては、介護保険制度の創設をめぐる議論においても地方公共団体を中心として慎重論がかなりあった。しかし、老人福祉・老人保健事業の実績や地域性のある介護保険料への対応のしやすさ、そして高齢者に対するサービスの決定権限が市町村に一元化されているという地方分権の流れなどを踏まえて、地域住民に最も身近な行政単位である**市町村が保険者**とされた。

またそのうえで、国、都道府県、医療保険者などが市町村を重層的に支えることとなった。

このほか、介護基盤の整備や行財政能力の不十分な小規模自治体による運営には困難が伴うことから、地方自治法に基づく複数市町村からなる広域連合の設立や一部事務組合による広域的な保険運営、市町村による介護認定審査会の共同設置、**市町村相互財政安定化事業**の実施という制度的対応も認められている。

B. 被保険者

　被保険者は、保険制度に加入して保険料を保険者に納付をするとともに、保険事故が発生した場合には保険給付を受ける者である。介護保険制度では、被保険者は年齢によって大きく2つに区分されている。**第1号被保険者**と呼ばれる65歳以上の者と、**第2号被保険者**と呼ばれる40歳以上65歳未満の健康保険、国民健康保険、共済組合などの公的医療保険に加入している者である。

C. 要介護認定

　介護保険制度のサービス給付を受けるには、市町村の**要介護認定**を受け、**要介護状態**または**要支援状態**に該当することの認定を受けなければならない。市町村への要介護認定の申請は、本人または家族のほかに指定居宅介護支援事業者、地域密着型介護老人福祉施設もしくは介護保険施設または**地域包括支援センター**が代行できる。

　申請を受けた市町村は、訪問調査員（市町村職員かまたは指定市町村事務受託法人）が、全国共通の調査票を用いて心身の状況を**訪問調査**する。

　この74項目からなる基本調査と特記事項による認定調査と主治医意見書からどの要介護状態区分に該当するかを判定する（**1次判定**）。市町村は、この調査の結果（訪問調査の際に行われる74項目の基本調査と特記事項を含むと申請者の疾病等に関する主治医の意見書）を介護認定審査会に提出する。介護認定審査会は、これらに基づいて審査を行い、非該当（自立）、要支援1、2、要介護1〜5のいずれに該当するかを審査判定する（**2次判定**）。また、第2号被保険者については、その状態が脳血管疾患、パーキンソン病や初老期における認知症などの16の**特定疾病**によるものかどうかの判定も行われる。第2号被保険者が介護保険からサービスの給付を受けられるのは、この特定疾病が原因の場合に限定されている。第1号被保険者については、要介護状態になった原因は問われない。

　なお、市町村は介護認定審査会の審査判定結果に基づいて認定を行い、それを原則として申請を受けた日から30日以内に通知しなければならないとされている。

D. 介護支援サービス

　在宅で居宅サービスの現物給付を受けるには、あらかじめ**居宅介護サー**

地域包括支援センター
高齢者や家族の保健・医療・福祉の向上と増進のために援助や支援を包括的に行う地域の中核機関として、2005（平成17）年の法改正で創設された。実施主体は市町村で、民間委託もできる。

介護認定審査会
要介護認定における最終判定（第2次判定）を行う市町村に設置された専門的な第三者機関で、医師、保健師、社会福祉士など保健医療福祉の学識経験者から構成される。

特定疾病
加齢と関係のある疾病または要介護状態になる可能性の高い疾病をいい、介護保険法施行令2条に16の特定疾病が示されている。

ビス計画（ケアプラン）を作成して保険者である市町村に提出することが必要である。ケアプランは、具体的には、要介護者などの依頼を受けた居宅介護支援事業所の**介護支援専門員（ケアマネジャー）**が被保険者（利用者）・家族等を訪問・面接し、被保険者（利用者）や家族の状況、希望、住宅事情など介護課題を把握・分析して、サービス担当者会議での協議を経て、最終的に要介護者などの承諾を得て作成される。ケアプランを被保険者（利用者）が自分で作ってもよいことになっているが、**支給限度額**の範囲内で、その内容や特徴などを理解して計画を作ることは必ずしも簡単ではない。また、希望した介護サービスを実際に利用するには、複数の居宅サービス事業者との連絡調整を行う必要がある。さらに制度や加算減算の複雑化もあり、ケアプラン作成を自分で行うことはほぼ不可能である。しかし、**居宅介護支援事業者**によるケアプラン作成などの居宅介護支援（ケアマネジメント）は介護保険の給付対象となっており、費用（居宅介護サービス計画費）は全額が保険給付の対象とされる。後述する利用者の負担はない。

　居宅サービスの利用においてケアプランを作成しない場合や自分で作ったがそれを市町村に提出しない場合には、そのサービスが利用者ごとの支給限度額を超えていないことをあらかじめ市町村が確認することができないことから、居宅サービス提供事業者による**代理受領**の仕組みを活用できないことになり、**償還払いの方式**となる。

　要支援者に対する介護予防サービスについても、あらかじめ介護予防計画（介護予防ケアプラン）を作成する。内容については自立保持のための身体的・精神的・社会的機能の維持・向上の観点から要支援・要介護状態になる前からの一貫性のある連続したマネジメントが要求される。そのため、一般の介護支援事業者ではなく、より専門性の高い地域包括支援センターで計画作成を行うこととしている。この介護予防支援（介護予防ケアマネジメント）は全額介護保険の給付対象になっている。

E. 利用者負担

　措置制度における費用徴収は**応能負担**であったが、介護保険制度では介護サービスを利用する者としない者との負担の公平性を図ることや、サービス利用についてのコスト意識を喚起するなどの見地から**応益負担**としており、原則として、利用した介護サービス費用の1割（一定以上の所得者の場合は2割もしくは3割）が利用者の負担となる。

　居宅介護支援、介護予防支援（ケアプランの作成など）については、す

ケアマネジメント
一人ひとりの高齢者の状態についてニーズをアセスメントし、それに基づいてケアプランを作成し、さらに介護サービスをリンケージする専門的な社会福祉援助技術の1つである。

償還払い方式
介護サービスを利用した被保険者が、サービス提供事業者にその要した費用を全額支払い、後に保険者からその費用の全額または一部の払い戻しを受ける方式のこと。

応能負担
福祉サービス利用の際の費用徴収において、収入や所得で把握される負担能力の相違によって、その徴収額が決まる方式。

応益負担
応能負担に対応する考え方で、収入・所得に関係なく、サービスの利用によって受けた利益に応じて負担をする方式。

でに述べたように10割が保険給付される。利用者の負担はない。

　施設サービスの利用者の場合には、食費と部屋代が介護保険の給付対象から除外されるため、1割あるいは2割もしくは3割の利用者負担のほかに居住費、食費、日常生活費を負担（いわゆる**ホテルコスト**の徴収）する。ただし、低所得者に対する負担が重くなり過ぎないように、所得に応じた負担限度額が定められ、この負担限度額と食費や部屋代との差額を補足給付（特定入所者介護サービス費）として介護保険から給付する仕組みになっている。

　前述のように介護保険制度では、利用者負担は1割または2割もしくは3割の**定率負担**となっている。この定率負担の大きな難点は、介護費用が高額になると、それに伴い利用者負担額も上がる点にある。そもそも、介護保険制度では施設系サービスは包括払いになっており、在宅で居宅サービスを利用する場合には要介護度に応じて支給限度額が設定されているが、それでも低所得者は、とりわけ重い要介護度に認定された場合や一世帯で複数の利用者がいる場合には、何らかの配慮がなされる必要がある。利用者負担額が、第1段階から第4段階に区分された利用者負担段階に応じてそれぞれ月に一定額を超えるような場合には、その超えた部分について、申請により高額介護サービス費または高額介護予防サービス費を支給（償還払い）する仕組みが設けられている。

F. 保険料

　第1号被保険者の保険料は、政令で定める基準に従って、市町村介護保険事業計画によるサービス供給の見込み量に基づく保険給付費の予想額に応じて算定される。個々の被保険者の保険料は、応能負担の考え方が取り入れられて、9段階の**所得段階別定額保険料**とされている。すなわち、市町村民税が本人は非課税であるが世帯の中に課税されている人がいてかつ本人の年金収入等が80万超の場合を基準（第5段階×1.0）として、それよりも所得の低い層を4段階に分け（×0.3〜0.9）、段階別に基準より割安の保険料が設定されている。また基準よりも高い所得の層は4段階に分けて（×1.2〜1.7）、段階別に高い保険料が設定されている。

　第1号被保険者の保険料の徴収方法は、第1号被保険者が年額18万円以上の老齢年金などを受給していれば、その人の当該老齢年金などから天引きされる形での**特別徴収**となる。すなわち、あらかじめ年金額から保険料の額が差し引かれて、受給年金額の減額という形で給付されることになる。これに対して、老齢年金などの年額が18万円未満であれば、こうし

所得段階別定額保険料
国の指針では標準の段階設定として9段階となっているが、自治体によってはさらに細かな区分設定としているところもある。

151

た天引きは行われず、市区町村が保険料を第1号被保険者から直接的に個別に徴収する**普通徴収**となる。

第2号被保険者の保険料は、医療保険の保険料とともに各医療保険の保険者が徴収する。健康保険、健康保険組合および共済組合の場合には、介護保険の保険料も労使折半での負担となる。保険料の徴収も給与からの天引きとなる。これに対して、自営業者などの市町村の国民健康保険の被保険者の場合は、被保険者が支払う介護保険料と同額分の国庫負担があり、市町村が個別に徴収する。

徴収された第2号被保険者の保険料は、社会保険診療支払基金が各医療保険者から**介護給付費納付金**として一括徴収し、支払基金はこの徴収した納付金から市町村に対して**介護給付費・地域支援事業支援交付金**を交付（各市町村の介護給付費の27％分）するという仕組みになっている。

G. 保険給付

介護保険制度による保険給付は、要介護の状態にある人に対する介護給付と要支援状態にある人に対する**予防給付**に大別される。

保険給付が介護サービスの給付といわれることから、一般的には被保険者（利用者）からみて現物給付と理解されているが、法律上は現物給付ではなく、介護サービスを受けたときに要する費用を被保険者に支払われる代わりに介護サービス事業者へ直接支給するという**償還払い方式**であり、現金給付である。すなわち、介護保険制度では、利用者は介護サービスを利用して支払った金額の、原則として9割あるいは7割を保険者から償還（払い戻し）される仕組みになっている。しかし、ほとんどの場合において、利用者に償還される費用をサービス提供事業者が代わって受け取る**代理受領方式**によって、実質的に現物給付化されている。

居宅サービスには、その主なものとして訪問介護（ホームヘルプ）や訪問看護などの訪問サービス、通所介護（デイサービス）などの通所サービス、特別養護老人ホーム、介護老人保健施設などの施設への短期入所生活介護（ショートステイ）、療養介護などの短期入所サービスなどがある。また、特定福祉用具の購入費や住宅改修費も給付される。

これらの居宅サービスについては、要介護度ごとに1ヵ月当たりの保険給付の**区分支給限度基準額**が設定されており、この支給上限額を超える居宅サービスの利用は全額自己負担となることから、多くの場合は支給限度額の範囲内で複数のサービスを組み合わせて利用することになる。

施設系サービスの介護保険施設には、介護老人福祉施設（特別養護老人

ホーム）、介護老人保健施設、介護療養型医療施設（2024 年度廃止予定）、介護医療院の 4 種類の施設がある。なお、施設サービスを利用した場合の利用負担には介護サービス費の 1 割（あるいは 2 割もしくは 3 割）加えて居住費、食費、日常生活費の負担も必要となる。2005（平成 17）年の制度改正で、これらの費用が自己負担となっている在宅での介護サービス利用者との負担のバランスを図るため、施設サービス利用者についても利用者負担とされた。

H. 財源構成

介護保険制度はすでにみてきているように社会保険方式を採用しているといわれているものの、**給付費**の財源構成は 50％が保険料、50％は公費（税金を財源とする国および地方自治体の負担金）である。介護保険に関する収支について、市町村は特別会計を設け、予算化する。介護保険の費用は、保険給付に必要な給付費と事務費に大別される。

50％の公費負担の内訳は、国が 25％、都道府県が 12.5％、市町村が 12.5％である。このうち国庫負担は、すべての市町村に一律に交付される定率 20％の負担と、それぞれの市町村における 75 歳以上の**後期高齢者**の割合や第 1 号被保険者の所得の状況に応じて交付される、全国ベースで給付費の 5％の**調整交付金**からなっている。一般的に後期高齢者の割合が多い市町村では、寝たきりや認知症の要介護高齢者が多くなる。あるいは所得の低い第 1 号被保険者が多いと、その分が他の第 1 号被保険者の負担となり、いずれの場合も保険料が高くなる。こうしたことによる市町村間の財政力格差を調整するために、市町村の財政力に応じた調整交付金が交付される。

なお、介護保険では、第 1 号被保険者の保険料収納率の低下による介護保険財政の収入不足が生じた場合や、見込みを上回る給付費の増大などによって介護保険財政に結果的に収支不均衡が生じた場合に備えて、都道府県ごとに**財政安定化基金**が設置されている。これが必要な資金の交付や貸与を行い、市町村の介護保険財政の安定化を図る。その財源は、国、都道府県、市町村（第 1 号被保険者保険料）が 3 分の 1 ずつ負担する。

第 1 号被保険者の介護保険料については、かなり早い時期より 5,000 円を超えると限界であるといわれてきていたこともあり、第 5 期介護保険事業計画の始まる 2012（平成 24）年度において介護保険料の伸びを可能な限り抑制するように配慮する必要が生じた。そこで、2012 年の改正介護保険制度においては、2012 年度限定で各都道府県は財政安定化基金の一

給付費
介護費用から利用者負担を引いた残りの保険給付の部分をいう。

後期高齢者
一般的に 65 歳以上の人びとを高齢者と呼ぶこととしているが、そのなかでも 65 歳から 74 歳までの高齢者を前期高齢者とし、これに対して 75 歳以上の高齢者のことを後期高齢者という。

部を取り崩して、介護保険料の軽減等に活用することが認められることとなった。

4. 2021年度改正介護保険制度の特徴

　すでにみてきているように1997（平成9）年12月に介護保険法が成立し、2000（平成12）年4月から介護保険制度が施行された。

　ところで、介護保険制度は介護保険法附則2条において創設当初より制度施行後5年を目途に全般的な見直しを行うこととされており、またこれまでの介護保険の制度改正の歩みをみると、原則的に3年ごとに制度改正がなされてきている。過去の介護保険法の改正にあたっては、厚生労働省の社会保障審議会介護保険部会において具体的な検討が行われてきた。ちなみに介護保険部会が介護保険制度全般を、介護給付費分科会が介護報酬や運営基準などの検討をする。

A. これまでの介護保険の制度改正の歩み

　この制度創設以降の大きな改正となる2006（平成18）年度の改正介護保険制度では、従来の在宅介護支援センターに代わって、介護保険外のサービスを含めて、高齢者とその家族へのよろず相談所的な支援を行う機関として**地域包括支援センター**が創設された。また、要介護1が新たに要介護1と要支援2に分けられたことにより、要介護認定の段階は従来の6段階から7段階になった。またこれと関連して、制度外の補助事業であった介護予防・地域支え合い事業が地域支援事業として、介護保険制度の中に再編された。また、高齢者が住み慣れた地域での生活を続けることを支えるためのサービスを身近な市町村が提供する仕組みとして**地域密着型サービス**が創設された。

　また、2012（平成24）年度の改正介護保険制度が目指したのは、高齢者が地域で自立した生活ができるように、医療、介護、予防、住まい、生活支援サービスが継続的・包括的に提供されるシステムの構築であった。この**地域包括ケアシステム**を象徴する（2012年度の制度改正の目玉とも中心ともなっている）ものとして、新たに定期巡回・随時対応型訪問介護看護サービスと複合型サービスが創設された。

2015（平成 27）年度の制度改正は、団塊の世代が 75 歳以上となる 2025年度を目途として、医療を伴う等重度の要介護や単身の要介護者などが入院や入所ではなく、在宅のままでの生活を継続できる地域包括ケアシステムの構築を目指すものとして位置づけられた。**介護予防給付**が市町村事業へ移行され、要支援 1・2 の対象者については、従来の介護予防給付から訪問介護および通所介護を外し、対応するサービスは市町村による地域支援事業に移行されて、新たな**介護予防・日常生活支援総合事業**として再編されることになった。また、介護保険の利用者負担が、一定の所得のある者については従来の 1 割負担から 2 割へと引き上げられた。また、特別養護老人ホームの新規入所者は原則として要介護度が 3 以上の者に限定されて、在宅での生活が困難な中重度の要介護者を支える施設としての機能に重点化されることになった。

さらに 2018 年度の制度改正のポイントとしては次の 4 点が挙げられる。

第 1 のポイントは、自立支援・介護予防・重度化防止に向けた自治体の保険者機能の強化である。このことに積極的に取り組んでいる市町村には国からの新たな交付金というインセンティブが与えられることになった。第 2 のポイントは介護保険施設に、2017 年度末に廃止期限を迎える予定であった（経過措置期間として、2023 年度末まで廃止期限が延長された）介護療養型医療施設の転換先と位置づけられた介護医療院が創設されたことがある。次に、介護サービスと障害福祉サービスを一体的に提供する共生型サービスが創設された。また、前述の 2015（平成 27）年度の改正よりわずか 3 年で利用者の自己負担割合が再び見直されて、特に高収入の第 1 号保険者では利用者負担割合が 3 割となった。最後に、第 2 号被保険者の保険料計算に総報酬制が段階的に導入されることになったこともポイントの 1 つである。

以下では、今回の 2021（令和 3）年度の介護保険制度の改正における見直しの背景と、改正のポイントについてみていくことにする。

B. 2021 年度介護保険制度見直しの背景

日本では、今後とも少子超高齢化人口減少社会が進行する。生産年齢人口と呼ばれる 15 ～ 64 歳人口は、少子化の結果として 2013（平成 25）年に 8,000 万人を割り、2065 年には 4,529 万人と急激に減少すると推測されている一方で、65 歳以上の老年人口は「団塊の世代」が 65 歳以上となった 2015（平成 27）年には 3,387 万人であったものが、「団塊の世代」が 75歳以上（後期高齢者）となる 2025（令和 7）年には、3,677 万人に達し、

2042（令和24）年には3,935万人でピークを迎え、その後は一定の人口規模を維持しつつ減少傾向に転じることが予測されている。また、特に後期高齢者と呼ばれる75歳以上人口についてみてみると、1947（昭和22）年〜1949（昭和24）年に生まれた第1次ベビーブーマーであるいわゆる団塊の世代が75歳以上となる2025年には、2010（平成22）年の1,419万人から3,677万人へとおよそ2.59倍に増加する。日本の高齢化率は2018（平成30）年に28.1％であったものが、今後2036（令和18）年には33.3％、2060（令和42）年には39.9％になるであろうことが見込まれている。

　こうしたことを踏まえながら、介護保険制度の実施状況をみてみると、65歳以上の第1号被保険者数そのものも、当然のことながら2000（平成12）年度末の2,242万人から2019（令和元）年度末の3,555万人へと約1.59倍に増加している。また、要介護・要支援の認定者数については、2000年4月末の218万人から2019年4月末の669万人へと、この19年間で約3.07倍に増加していることから、第1号被保険者の増加数の伸びを要介護・要支援認定者数に従って介護保険サービス受給者数の伸びが上回っていることがわかる。

　一般的に高齢化の進展に伴って高齢者を対象とする介護に要する費用は増加するが、具体的に介護保険総費用についてみると、介護保険制度が創設された2000（平成12）年度では3.6兆円であったのが、2019（令和元）年度の総費用は11.7兆円であり、この19年余りでおよそ3.3倍に増大している。また、第1号被保険者の介護保険料については、介護保険制度創設当初は全国平均で3,000円程度であったものが前述のようにかなり早い時期より5,000円を超えると限界であるといわれてきているものの、2021（令和3）年現在ですでに約6,014円となっており、さらに2025年には約7,200円になることが見込まれている。

　このように介護に要する費用が増加の一途にあり、介護保険財政を圧迫している。今後とも高齢者人口（特に後期高齢者）が増加し、人口減少により社会的扶養の担い手の負担が一層高まるなかにあって、介護保険制度の持続的な安定性を図るためには、現行制度の見直しは避けられないとの認識が醸成されてきている。

C. 2021年度改正介護保険制度の概要―5つのポイント

　2018（平成30）年度の制度改正の方向性を基本的に継承するものになっている（小幅な制度改正といわれる）2021（令和3）年度の介護保険制度の改正の概要として、次の5つのポイントを取り上げる。

第1のポイントは感染症や災害への対応力の強化である。これは近年の新型コロナウイルス感染症や頻発する自然災害の経験を踏まえて、いわゆる企業や団体の**事業継続計画**の視点を踏まえて、感染症対策の強化、業務継続に向けた取組みの推進、再災害への対応で不可欠となる地域との強化により、感染症の拡大や自然災害発災時でも必要な介護サービスが安定的・継続的に提供できる体制の構築が求められることになった。

第2のポイントは、地域包括ケアシステムの推進である。認知症への対応力向上に向けた取組みの推進、看取りへの対応の充実や医療と介護の連携の推進等により、2025年を目途に地域包括ケアシステムの構築を目指すこととしている。

第3に、リハビリテーション・機能訓練・口腔・栄養の取組みの連携・強化による自立支援・重度化防止の取組みの推進がある。また、この自立支援・重度化防止の取組みを適切にまたは効率的に実施するために、介護サービスの質の評価や介護関連データの収集と活用とPDCAサイクルの推進により科学的に効果が裏づけられた介護サービスの提供を目指す科学的介護の取組みが推進されることになった。

第4に、介護業界における喫緊の課題となっている介護人材不足の慢性化に対応するため、介護人材の確保・介護現場の革新がポイントとなっている。介護職員の処遇改善やハラスメント対策の強化等職場環境の改善に向けた取組みの推進、テクノロジーの活用や人員基準・運営基準の緩和を通じた業務効率化・業務負担軽減の推進等が行われることになる。

第5に制度の安定性と持続可能性の確保がある。これについては、「B. 2021年度介護保険制度見直しの背景」においてその背景的要因について述べてきたように、近年介護に要する費用が大幅に増加してきており、さらに今後とも特に後期高齢者の増加に伴い、少子高齢人口減少社会の到来により社会的扶養の担い手の負担が一層重くなることが見込まれている。こうしたことから制度の持続的な安定性を確保するために、評価の適正化・重点化や報酬体系の簡素化が図られることになった。なおこの介護保険制度をめぐる持続的安定性の確保の問題については、「5. 介護保険制度の基本問題—課題と展望—」において詳しく取り上げる。

5. 介護保険制度の基本問題─課題と展望─

　団塊の世代が後期高齢者となるなど今後も継続的で急速な高齢化の進展に伴い、要介護高齢者の急増が確実なものとされている展望のもとで、新たな負担を求めることができないとなると、給付の先細りが懸念されるところとなる。いずれにしても「**給付と負担のバランスを図る**」ことは必要不可欠なのではあるが、これまでの制度改正をめぐっての議論の過程からは負担増か、給付抑制か、あるいは負担増と給付抑制をどのように組み合わせるのかという政策的選択をめぐる合意形成が大変に難しい問題であるということを改めて考えさせられることになった。この意味で、2018年の介護保険の制度改正においても、負担増をめぐっても「被保険者の範囲拡大」等の抜本的な議論が行われず、介護保険制度全体については給付抑制を「地域ケアシステムの構築と進化・推進」に、その実現可能性に危うさを感じながらも期待せざるをえないように、今回の改正においてもまた「**その場しのぎの改正**」となった感は否めず、これまで介護保険制度が抱えてきた問題点のそのほとんどが依然として積み残されたままの制度改正となっているといえよう。

　2000年の制度創設から20年余りを経た介護保険制度は、制度設計時に抱えていた問題をより深刻なものとし、さらには改正に伴う問題点も内包しながら今日に至っていると評価される。したがって、介護保険制度が創設当初から高らかに理念として謳い、社会的にも大きな期待をもって受け止められた「介護の社会化」は、残念ながら介護をめぐる現状との乖離がさらに大きくなってきているという側面もまた否定できない。すなわち、介護保険利用者と家族介護者にとって、介護保険制度は必ずしも介護問題を解決する切り札とはなっていない。

　中・高所得者にとっては、その制度利用の利便性とともに、介護サービスの利用にあたっての経済的負担（定率1割または2割もしくは3割の自己負担）が、高額介護（介護予防）サービス費により、相対的にはさほど問題にならないことから、認定された要介護度ごとに対応する支給限度額いっぱいの介護保険の利用が可能となっている。他方、低所得者の場合には、保険料負担感の相対的な大きさとともに、支給限度額までの介護サービスの利用さえ難しいという状況にある。この場合の介護問題の様相は要介護度が4、5という重度の要介護状態になるにしたがって顕著となり、

利用者と家族介護者にとってその深刻度をさらに増すことになる。ここに述べたように**介護保険制度をめぐる評価**を一義的に下すことは難しく、評価が錯綜するという側面を制度の特質上抱えざるを得ないと理解することが肝要である。すなわち、こうしたことからもそもそも介護保険制度をめぐる評価と介護問題に関する理解については共通了解が得られにくいものとなっている。

また、現時点においてさえ実際には65歳以上である第1号被保険者全体の地域差はあるものの全国平均でみると15%前後程度しか介護保険を利用しないと推計される。すなわち、8割余りの国民にとっては、介護保険は保険料の負担以外には無関係な存在（伊藤周平の言葉を借りるならば「保険料は生涯掛け捨て」[11]）になっているともいえよう。制度設計上の一つの問題になり得ると考えられるが、他方8割の国民が介護（保険）と無縁の人生を過ごしていることになる。加えて、制度創設以来20年を超える時間が経過しているという事情もあり、国民の介護保険制度に対する関心も薄れてきており、介護保険制度の抱える問題については社会的関心事や**政策的争点**になりにくくなっている。したがって、介護保険の抜本的な制度改革をめぐる国民の合意形成については、こうして時間の経過とともに今後ともさらにその困難さを大きくしていくものと考えられる。また、このような状況が続くことによって、介護保険制度に対する国民の信頼もさらに揺らいだものになるであろうことも懸念される。

他方、**制度の持続可能性**を確保し、介護保険制度をとりわけ75歳以上の後期高齢者が激増する超高齢社会を支え得る制度とするためには、抜本的な改革が急がれていることについては議論の余地はない。先送りはもはやゆるされない状況に至りつつあることについても疑いがない。

介護保険制度の創設、実施そしてこれまでの改正においても、介護問題をめぐって老後の不安が解消されたとはいえない。本章2.B.「『介護の社会化』という言説のどこに問題があるのか」で取り上げた門野の問いかけにもみられるように、こうした現実を依然として数多く知ることができる。しかし、これまでの制度改正をめぐる議論や政治動向を見る限り、今後の介護保険制度の展望については、制度の持続可能性と「介護の社会化」の実現という両面において決して楽観視できない状況にあるといえる。そうであればこそ、介護保険制度を望ましい形で成熟させていくためには、私たち一人ひとりが介護保険制度の在り方とその行方について関心をもち、主体的に注意深く見守っていくことがさらに重要になっているといえよう。制度の持続可能性と「介護の社会化」を実現する抜本的な制度改革を可能とするためには、今何よりも国民一人ひとりに制度創設時にみられたよう

な介護保険への積極的な関与が改めて求められているのである。またその
ためには、介護保険制度に対する国民の関心と理解を醸成するための丁寧
な政策的対応が必要なのであり、国民にとってもそれを前提としたソーシ
ャルアクションの不断の積み重ねが不可欠なものとなっている。

注）

(1) 増田雅暢「介護保険制度の基本理念」鬼崎信好・増田雅暢・伊奈川秀和・平田直
之編『介護保険キーワード事典』中央法規出版，2001，p.10.

(2) ギルバート，N.著／関谷登監訳／阿部重樹・阿部裕二共訳『福祉国家の限界—
普遍主義のディレンマ』中央法規出版，1995，p.123.

(3) 門野晴子「介護保険は機能しているのか」文藝春秋編『日本の論点2002』文藝
春秋，2001，pp.562-563.

(4) この点に関しては，たとえば塩田咲子「（研究ノート）介護保険における在宅介
護の課題」『地域政策研究』（高崎経済大学地域政策学会）第6巻第3号，2004，
pp.59-67を参照されたい．

(5) ここでいう論点とは，端的には，政策理念としての「介護の社会化」と「福祉ミ
ックス」との関連をどのように理解するのかという問題である．すなわち，今後
の社会保障制度改革の中での介護保険制度の在り方を考える際には，いわゆる自
助，共助，公助の組み合わせとその協働で知られる福祉ミックス（論）と，本文
中で述べた介護の社会化の理解をめぐる3つのモデルとの関係に焦点をあてた検
討は避けられないと考えられる．
　　なお，福祉ミックス論そのものについては，たとえば丸尾直美「現代社会と社
会保障」福祉士養成講座編集委員会編『社会保障論』新版社会福祉士養成講座
5，中央法規出版，2001，pp.12-17などを参照.

(6) この点に関しては，たとえば，シンポジウム「公的介護保険であなたの老後は安
心か」（鉄道弘済会主催「第33回社会福祉セミナー」，1996年7月25日）にお
ける日本福祉大学教授二木立や厚生省高齢者介護対策本部副事務局長（当時）江
口隆裕の発言を参照されたい（『社会福祉研究』第67号，鉄道弘済会社会福祉
部，1996，p.88.）.

(7) 介護保険制度が導入・実施された2000（平成12）年度の総費用は，介護保険制
度の創設が検討され始めた1995（平成7）年の時点での厚生省（当時）の概算に
よると，およそ4.2兆円と推計されていたが，この費用には家族が無償で行うと
想定されている相当程度の家族介護費用は含まれていない．この家族介護費用
は，一説によると3.5兆円とも推計された．これは2000年度での高齢者介護の
社会的コスト（総介護費用）の45％にあたる．この部分は家族介護分として家
族が無償で行うものと想定されていたということにもなろう（厚生省高齢者介護
対策本部事務局監修『新たな高齢者介護システムの構築を目指して—高齢者介
護・自立支援システム研究会報告書』ぎょうせい，1995，p.6.）.
　　さらにこの点に関しては，1999（平成11）年4月に行われた斎藤義彦毎日新
聞記者との対談における高井康行厚生省介護保険制度施行準備室長（当時）の発
言の中にも，介護保険制度に対して厚生省（当時）が当初からこうした「家族に
頼る半分保険」という認識を持っていたことを確かにみることができる（斎藤義
彦『介護保険最前線』ミネルヴァ書房，2000，pp.146-147，p.180.）.

(8) フォーラム「公的介護保険をめぐって—厚生省の新介護システムを読む」（朝日
新聞・朝日カルチャーセンター主催，1995年2月）での岡本祐三の発言．岡本
祐三監修（山井和則編集協力）『公的介護保険のすべて—不安なき老後のための
福祉改革』朝日カルチャー，1995，p.100，p.112．同フォーラムでの山井和則の
発言.

(9) 厚生省高齢者介護対策本部事務局監修『新たな高齢者介護システムの構築を目指して—高齢者介護・自立支援システム研究会報告書』ぎょうせい，1995，p.24.

(10) 京極高宣『介護革命—老後を待ち遠しくする公的介護保険システム』ベネッセ，1996.

(11) この点に関しては，介護保険制度創設期から，制度の抱える問題点を指摘し，一貫して批判的な見解を示している伊藤周平は，「介護保険の被保険者のうち，介護保険の給付がある人はせいぜい1割で，あとの9割の人は保険料は生涯掛け捨てになると予想される」（伊藤周平『介護保険と社会福祉』ミネルヴァ書房，2000，pp.86-87.）と述べている.

▌理解を深めるための参考文献

● 本間清文編『最新図解スッキリわかる！介護保険—基本としくみ、制度の今とこれから（第2版）』ナツメ社，2021.

　介護保険をテーマとする書籍の出版状況は専門書・概論書を含めて近年低調であり、残念ながら2021年の介護保険改正に対応したものとなると文献は多くはない。そうした中で本書は、行政職員やケアマネジャーやその受験生、現場従業者をその主な読者として書かれた実務書に類するものとはいえ、2021年度の制度改正を踏まえた内容となっており、また書名にあるとおり工夫された多くの図表を用いながら、介護保険制度全般にわたって、その概要が丁寧に整理され、とても理解しやすく解説されている。

● 椋野美智子・田中耕太郎『はじめての社会保障（第19版）』有斐閣，2022.

　本書第3章「介護保険」は、2021（令和3）年6月の介護保険法等の改正にも対応した内容となっている。介護保険制度の全般についての解説はもちろんのこと、さらに特に複雑で学びにくい社会保障のその他の各制度についても、理解が容易となるようにポイントを押さえたうえで、簡潔さと詳細さの調和が丁寧にとられながら要領よく整理されているロングセラー入門テキストである。

第9章 労働保険制度の現状と課題

雇われて働くことにもさまざまなリスクがある。職を失うということと、仕事中に怪我をしたり仕事に起因する病気にかかったりするということは、その代表的なものである。それらのリスクに備えるために、労働保険制度がある。社会保険として運営されているのは、失業も労災も労働者個人の努力と責任だけで避けたり備えたりはできないからである。

1

雇用保険制度と労働者災害保険制度は、社会生活におけるどのようなリスクに対応する社会保険なのか、その役割と必要性について理解する。その費用の負担のあり方を理解しておく。

2

雇用保険制度の概要を理解する。特にさまざまな給付の内容や受給要件の基本、雇用保険にかかわる諸事業があることを把握して、資格試験や実際の臨床の場で役立てられるように理解を深める。

3

労働者災害補償保険（労災保険）制度の概要を理解する。特に労災保険の適用範囲の広さを理解し、健康保険制度との棲み分け関係や役割の違いを把握して、資格試験や実際の臨床の場で役立てられるように理解を深める。

4

雇用保険制度と労働者災害補償保険制度の現状と課題を、福祉の実務を担う者としてだけでなく、被保険者・受給者の立場から自らにかかわる問題として考える。

1. 労働保険制度

　失業すると賃金稼得は途絶する。労災に見舞われると療養が必要となり、場合によっては生命にも危険が及ぶ。そして稼得の減少や途絶も起こりうる。ともに、なんの保障や補償もないまま放置されれば遅かれ早かれその事態に見舞われた労働者の貧困の原因となりうる事柄であることがわかる。

　しかし、仕事を失い収入を失うリスクや、労災によって発生するコストやリスクを、すべて労働者個人で背負わなければならないとしたら、一人ひとりの働き手にとって、雇用労働の場はあまりにも厳しく恐ろしいところとなってしまうだろう。そもそも、失業と労災へのあらゆる種類の十分な備えと蓄えを、すべての労働者一人ひとりに求めることは不可能である。また、失業や労災が起きた場合に、その責任を労働者側にのみ問いうるものではないことも明らかである。

　そして、雇用が安定していて賃金が安いという働き方と、雇用は不安定だけれど賃金が高いという働き方が当たり前に共存しているのかというと、現実はそうではない。安定した雇用で賃金が高く、不安定な雇用で賃金が低いという場合が多い。つまり、失業のリスクはそれに備えておく余裕があまりない人ほど高いのである。だから、貧困を予防し、社会的公正を担保する手段として、ここにもまた強制社会保険の必要な領域が存在している。主に失業に対処するための社会保険を「**雇用保険**」といい、労災に対処するための社会保険を「**労働者災害補償保険**」という。あわせて「**労働保険**」と呼ぶこの2つが、本章のテーマである。その考え方と制度を学ぶことは、福祉制度の利用者にも、福祉の現場で働く労働者にも、必ず役に立つ。

2. 雇用保険制度の概要

A. 雇用保険制度の役割

　雇用保険制度の役割は、大きくは2つある。まず、失業者・離職者への

保険給付を通じて所得保障をし、その人たちの求職や能力開発を促進することがある。次に求職者の再就職を支援したり失業をできるだけ少なくする営みに対する助成などを通じて、雇用状況の全般的な維持改善を図ることである。いうまでもなく、前者の役割を担っているのが各種の保険給付事業である。後者の役割に対応しているのは「雇用保険二事業」と呼ばれる事業である。以下、制度の概要とともに具体的にみていこう。「雇用保険二事業」については制度の概要の最後に紹介する。

　雇用保険の保険者は政府（国）であり、被保険者は被雇用者である。全産業のあらゆる規模の事業所に適用されるが、農林水産業のうち零細規模（常時雇用する労働者が5人未満）の事業所は任意適用である。また公務員には適用されていない。そして、適用事業所に雇用される労働者であっても、1週間の所定労働時間が20時間未満である者など、一定の条件のもとで被保険者から除外される場合がある。この条件については、雇用期間の定めに関して、近年、重要な改正があった。すなわち、2008（平成20）年度までは1年以上の雇用の見込みのある労働者に適用があったものが、翌年度には「6ヵ月以上雇用見込み」の労働者に、そして、2010（平成22）年度からは「31日以上雇用見込み」の労働者にまで拡大されたのである。これは、増大する**非正規従業員**とその雇用の深刻な不安定性に対する、雇用保険制度による対応である。

　また2016（平成28）年の雇用保険法改正により、2017（平成29）年1月から、65歳以降に雇用された労働者についても雇用保険を適用し、離職して求職活動を行う場合には**高年齢求職者給付**を支給することとなった。介護休業給付や教育訓練給付も支給対象とする。また、それまでは雇用保険料の徴収を免除していた64歳以上の労働者については免除制度を廃止し、一般被保険者として原則通り保険料を徴収することとなった。さらに2020（令和2）年の法改正では複数の事業主に雇用される65歳以上の高齢者にも雇用保険の適用が行われたほか、65歳から70歳までの高年齢者就業確保措置（定年の引き上げや廃止。継続雇用制度の導入など）を企業の努力義務とした。また、育児休業給付を失業等給付から独立させ、使用者の負担する育児休業給付のための保険料率を0.4％と明確に定め、育児休業の財源として明確化する措置がとられた。

　新型コロナウイルス感染症の感染拡大において、雇用保険制度を通じて行われた対策もある。後述の「二事業」のうちの雇用安定事業は**雇用調整助成金制度**を運営している。これによって休業手当の一部を助成することなどを通じて雇用の維持が図られた。また、2020（令和2）年、雇用保険法の特例法が制定された。コロナ禍での就職がより困難になることを踏ま

えて給付日数を延長する特例のほか、感染症の影響により事業主が休業させたものの上記の休業手当が支給されない被保険者、さらには被保険者ではない労働者にも休業支援金もしくはそれに準じた給付金を支給することが定められた。この特例法による給付日数延長は2022（令和4）年の雇用保険法改正に盛り込まれた。

厚生労働省の「雇用保険事業月報」によれば、雇用保険の2022（令和4）年11月末での適用事業所数は全国で約236万1,000、被保険者数は4,480万人である。

2022年10月からの保険料率は一般の事業の場合、被保険者である被雇用者はその在職中に賞与を含む賃金の1.35％を、使用者との折半のうえ、保険料として納付する。労働者の負担が0.5％分で使用者の負担が0.85％分である。使用者負担分が少し多いのは、後述の「雇用保険二事業」に係る保険料率（0.35～0.45％で、使用者のみが負担する）が加えられているためである。一般の事業よりも高い保険料率が課されているのはまず農林水産業と清酒製造業で、労使の負担分をあわせて1.55％。そして建設業は1.65％となる。伝統的に労働需要に季節性が大きい産業である。

被保険者は一般被保険者、高年齢被保険者、短期雇用特例被保険者そして日雇労働被保険者に区分されている。かつては短時間労働被保険者という区分もあったが、2007（平成19）年度以降、このカテゴリーは廃止され、原則として一般被保険者と統合されている。

雇用保険財源は保険料収入のほか、国庫負担部分がある。なお、高年齢者に対する給付について、国庫負担のないものもある。

B. さまざまな失業等給付

[1] 求職者給付

給付の中心となるのは「**失業等給付**」で、これには**求職者給付**、**就職促進給付**、**教育訓練給付**、**雇用継続給付**が含まれる。以下、**図9-1**を参照してほしい。

この求職者給付のうちの基本手当を中心に述べよう。求職者給付というその名称が端的に示すように、単なる離職や失業では受給できないという点が重要である。受給するためには公共職業安定所（ハローワーク）に出向いて求職の申し込みをしており、適当な職がみつかればすぐに就職する意思があり、かつすぐに就職できる状態でなければならない。

ただし、これは求職しているという状態に係る要件でありそれ以前に、雇用保険への加入実績が問われる。加入実績による支給要件は、かつては

図 9-1　雇用保険制度の概要

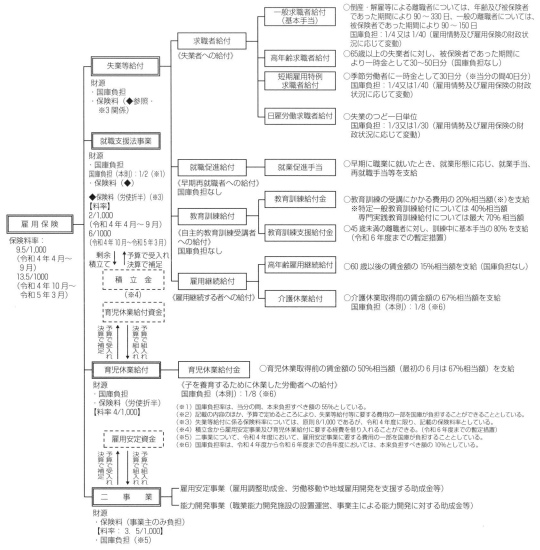

出典）厚生労働省ウェブサイト・「令和４年版 厚生労働白書」資料編、p.154.

一般被保険者と短時間労働の区分に従って異なっていたが、現在では以下のように一本化されている。

　基本手当は週の所定労働時間の長短にかかわらず、離職の日から先立つ１年間に賃金支払いの基礎となる日数が11日以上ある月が12ヵ月以上あること、である。一般被保険者については、これはかつて６ヵ月以上であったので、月数でいえば要件は厳格化されたともいえるが、倒産や解雇による離職者（**特定受給資格者**という）は６ヵ月で要件を満たすこととなっている。

また、特定受給資格者でなくとも、「**雇い止め**」により離職した**非正規労働者**で、離職に先立つ1年間に通算被保険者期間が6ヵ月以上あれば、特定理由離職者として受給資格が得られるという緩和策も導入されている。

　給付を受けられる日数は、離職の理由（本人都合か会社都合か）や雇用保険の被保険者であった期間、そして年齢などによって90日から360日の幅で決められる。そして、2009（平成21）年度からは、離職時の年齢や居住地域、再就職支援の必要度などを勘案したうえで、公共職業安定所長が再就職困難者と認めた人については、給付日数が最大で60日間延長される措置がとられることとなった。

　また、2011（平成23）年3月の東北・東日本大震災による被害が大きかった岩手、宮城、福島の沿岸部などで、雇用保険の給付日数を延長する措置がとられている。2度の延長措置により、震災による離職者については最大210日間の延長がある。そして先に述べたように、コロナ禍に対応した2022年の法改正により、通常は60日、ケースによっては30日、基本手当の給付日数が延長されることとなった。

　さて、実際の給付額はこの給付日数に「基本手当日額」を乗じたものになる。基本手当日額とは、離職の日までの6ヵ月間に支払われた「毎月決まって支給する給与」の総額を180という日数で除したものの45%から80%の額であり、それまでに受け取っていた賃金が高かった人ほどこの率は低くなる。また、年齢階層ごとに上限が定められている。

　なお、これは離職して初めてハローワークに出向いた日から給付されるわけではない。まず7日間の待期期間がある。失業期間がとても短い場合、給付の実質的な意味が小さいからである。そして、本人都合退職の場合、最長3ヵ月の給付制限がある。これは雇用保険の受給を目的とした離職を抑制するためである。

　また、意外に知られていないことであるが、あらかじめ定められていた雇用期間の終了による離職は、「会社都合」による退職である。

［2］就職促進給付

　就職促進給付のうちの就業促進手当をみよう。これはさらに「**再就職手当**」や「**就業手当**」などに分かれる。再就職手当とは前述の基本手当受給の有資格者が、ふたたび安定した職に就くことができ、雇用保険の被保険者となったり、事業主となって雇用保険の被保険者を雇用するようになった場合に支給されるものである。2016（平成28）年3月の雇用保険法改正により、基本手当の支給残日数が決められた自分の給付日数の3分の1以上ある場合、一定の条件の下で基本手当日額の60%（改正前50%）の

割合で残日数分が受給できることになった。また３分の２以上ある場合には70％（改正前60％）の割合で残日数分が受給できる。また、「求職活動支援費」を新たに給付対象とした。たとえば、就職面接のために子どもを一時預ける際の費用などである（施行は2017〔平成29〕年１月）。

　再就職はしたものの「再就職手当」の支給対象とはならない、つまり常用雇用以外の雇用についた場合でも、「就業手当」が支給される場合がある。これも基本手当の支給残日数が、決められた自分の給付日数の３分の１以上かつ45日以上ある場合、基本手当日額の30％の割合で就業した日数分が受給できる。

[3] 教育訓練給付

　教育訓練給付は、労働者の主体的な能力開発を援助することで雇用の安定や再就職の機会拡大を図るための給付である。雇用保険の被保険者である期間（支給要件期間）が１年以上あれば、離職者はもちろん在職者でも受給できる。この場合、しかし、どのような能力開発でもよいわけではなく、厚生労働大臣の指定する教育訓練を受講し、修了することが必要である。一般教育訓練給付金は教育訓練施設に支払った訓練費用の一定部分（20％）が支給されるが、10万円という上限額はある。

[4] 雇用継続給付

　雇用継続給付は「**高年齢雇用継続給付**」「**介護休業給付**」からなっている。「**高年齢雇用継続給付**」は、５年以上にわたって雇用保険の被保険者であった60歳以上65歳未満の労働者が雇用を継続されて働くときに、60歳以降その賃金が60歳時点の賃金の75％未満に低下した場合、その低下分の一部を補填するかたちで支給されるものである。そもそもの賃金水準によって受給資格や受給額は変わる。

　前述の2016（平成28）年雇用保険法改正では、雇用継続給付のうち介護休業給付の給付率を賃金の40％から67％に引き上げられた。

C. 育児休業給付

　「育児休業給付」は、当該の休業を取得する労働者について、20日を超える休業期間に、８割以上の額の賃金が支払われていない場合に、一定の給付を行うものである。具体的な支給要件や支給額などはやや煩雑でわかりにくいが、「育児休業」という社会的なニーズを雇用保険制度として受け止める重要な役割を担っている。臨床の観点からも制度の詳細は必要に

応じて参照されるべきである。

政策目標として「一億総活躍」や「介護離職ゼロ」を謳う安倍政権（当時）のあまりにもささやかな対応ではある。

D. 雇用保険二事業

雇用保険二事業は「**雇用安定事業**」「**能力開発事業**」からなっている。「雇用安定事業」にはたとえば「雇用調整助成金」「継続雇用定着促進助成金」「地域雇用開発助成金」「特定求職者雇用開発助成金」といった各種助成金の給付がある。労働者の失業の予防や雇用の安定・促進を目的としている。この助成金でいう「**特定求職者**」とは、たとえば高齢者や障害者を指している。

「能力開発事業」も、労働者の職業能力の開発向上を助成することで、雇用の安定を目指している。公共職業能力開発施設の設置・運営やキャリア形成促進助成金の支給などを行っている。

なお、雇用保険二事業のための財源には、前述の、事業主だけが負担する 0.35〜0.45％の保険料が充当されている。

3. 雇用保険制度の沿革と諸問題

A. 制度の沿革

失業保険法・失業手当法は、終戦後の 1947（昭和 22）年に発足した（旧）労働省のもとで成立した。その背景には、終戦に伴う軍需工場からの失業者や海外引き揚げ者、軍人など、職を必要とする人びとが大量に存在していたという事情がある。しかし、この制度整備は、そうした明瞭な社会問題に対する直接の対応としてのみ行われたわけではない。雇用問題や労働問題を主管する省庁を立ち上げ、現代の国家にふさわしい労働法制を整備することは、日本の戦後改革期における当然のプロセスであった。職業紹介制度と対になった失業保険・失業手当制度の確立は、緊急を要しただけでなく、雇用労働がひろがる社会にはそもそも必要不可欠だったのである。その後、この制度は、適用事業所を拡大しながら、就職支度金や技能習得手当、寄宿手当など給付の種類も充実していった。

高度成長期を経た 1972（昭和 47）年、**労働保険料徴収法**の制定により、失業保険料と労災保険料の徴収が一元化されると同時に、「労働保険」としての、保険制度と事業所との保険関係の取り扱いが整理された。

1974（昭和 49）年には、失業保険制度は雇用保険制度として再編される。この転換は単なる名称の変更にとどまらない重要性をもっていた。それは、先に成立していた雇用対策法の理念のもとで、積極的労働市場政策を、失業への社会保険的対策の中で具体化するものであった。つまり制度の中に、保険給付のほかに、雇用安定と失業防止に資する機能をもたせたのである。

さらにその後、産業構造の転換、パートタイマーの増加といった雇用形態の多様化、高齢者や転職者の存在などを前提とした雇用対策のための社会保険として、制度は整備されていった。

しかし、雇用保険制度の機能拡充や給付の新設は、ときとして保険料率の上方修正を伴う。たとえば 2003（平成 15）年 5 月には、早期再就職の促進、就業形態の多様化への対応、再就職が困難な場合に対する重点的な対応を謳いつつ、保険料を引き上げる法改正が行われた。

その後も、雇用情勢の変化に応じて、保険料率や給付における国庫負担割合はたびたび改定されている（第 9 章 2. A.）。

B. 雇用保険制度をめぐる諸問題

［1］　雇用動向の影響

雇用保険制度は、いうまでもなく雇用情勢の影響を大きく受ける。雇用保険の失業等給付関係の積立金残額は 2002（平成 14）年に約 4,000 億円にまで減った後回復し、2015（平成 27）年 3 月末では過去最高の約 6 兆 4,260 億円となっている。2019（令和元）年には 4 兆 4,871 億円となり、2020 年度の予算ベースで 2 兆 7,120 億円、2022 年度の予算ベースで 1,722 億円へと大幅に減少してきた（もっとも、失業等給付に係る積立金からは雇用安定資金への貸し出しがある。2022 年度については 6,107 億円が貸し出されている）。2010 年代までの積立残額の回復により引き下げられた保険料率は、しばらくは 0.8%（一般の事業）で維持されてきたが、近年少しずつ引き上げられ、2022 年 10 月以降は 1.35%（同）である。この間の失業率は 3% 台の後半から 2% 台へと傾向として下がってはいるものの、賃金水準の上昇はほとんど見られず、各種給付の受給者も実は増加傾向にある。現下の雇用保険財政を「危機的」と評価するのは決して正しくないが、積立は減少傾向にあり、コロナ禍の状況もあって、先行きはやや不透明である。景気回復の兆しは見えるとはいえ、他方で失業期間 1 年以上の長期失業者は明らかに増加しており、非正規労働者の層は分厚くて、その

中で雇用保険の適用労働者の範囲が狭いという問題は依然として看過できない。

　昨今の非正規従業員の増加は、雇用保険をはじめとする社会保険の財政状況に対する、景気回復という好影響を限定的なものにしている。端的にいうと、就業しているのに雇用保険システムの外側にいる働き手が増えたのである。それは、社会保険としての雇用保険制度が空洞化することであり、雇用保険制度の主旨である労働者の福祉の向上が、制約を受けるということでもある。

　また、一部ではデフレを脱したといわれる景況も、多くの経済主体に等しく実感されるものにはなっていない。産業分野や企業規模によっては依然として苦しい経営が続く事業所は多い。そんな中から労働保険料の滞納は起こりうる。これは、滞納によって直接不利益を被る労働者の存在と、制度のもつ負担の公平性や公正の阻害という点で問題である。

［2］雇用流動化と「多様な働き方」への対応

　近年積極的な意味で捉えられている「雇用流動化」は、個々の労働者から見れば、雇用が安定しない状態に陥る可能性が高い状態だといえる。非常に高い学歴や需要の多いスキル・資格に恵まれている人にはそれほど大きな問題ではない。しかし、「雇用流動化」はすべての人びとが直面する問題である。リストラされて離職する人も多い。その離職が自発的か非自発的か、つまり狭義の本人都合退職なのか広義の事業所都合退職なのかが一概には言えない事情を抱えた離転職者が増加することは、十分想定できよう。その場合、雇用保険制度は給付や就職支援適用を柔軟に行わなければならないだろう。たとえば、「二事業」による助成のうち、費目によっては、事業主に対する助成を労働者一人ひとりに対する助成に切り替えていくことは十分検討の価値があるだろう。

　雇用保険制度の適用範囲の問題、給付期間の問題に対する1つの対応として、次のようなものがある。

　2011（平成23）年施行の**求職支援法**では、雇用保険を受給できない求職者を「**特定求職者**」と位置づけ、その人びとに職業訓練を実施したり、一定の条件のもとで訓練のための給付金を給付したり、ハローワークにおいて就職支援が行われている。「雇用保険を受給できない求職者」とは、雇用保険の適用を受けていなかった人、加入期間の不足で受給資格がない人、受給期間の終了した人、学卒で未就職の人、自営業を廃業した人などを指している。

　2016（平成28）年3月の雇用保険法、育児・介護休業法、男女雇用機

求職支援法
正式名称は「職業訓練の実施等による特定求職者の就職の支援に関する法律」。

172

会均等法等の改正では、育児や介護と就業との両立支援や、高齢者のそれを含めた多様な就業機会の確保と就業環境の整備が目指されている。2017（平成29）年にも雇用保険法と育児・介護休業法の改正が行われた。すでに述べたように雇用保険積立の大幅回復を受けて、保険料率と国庫負担率は3年間の時限で引き下げられた。また、失業等給付については雇用情勢の悪い地域に居住する者や災害によって離職した者の給付日数を最大で120日延長し、諸給付や手当が増額された。そして、原則1歳までである育児休業を、6ヵ月延長しても保育所に入れられない場合に、さらに6ヵ月（2歳まで）の再延長を可能にし、雇用保険の雇用継続給付の一つである育児休業給付の支給期間が延長された。また2020（令和2）年、育児休業給付を失業等給付から切り離し、財源を明確化する改正が行われたこともすでに述べた。雇用保険制度については評価しうる改正も含まれるものの、特に若年労働者層に増えている雇用保険の適用を受けない労働者の規模と雇用の流動化を踏まえた場合、皆保険ではない社会保険としての雇用保険制度の枠内で可能な政策の効果は自ずと限定的なものにならざるを得ない。

 コラム1　「失業率」は全国の全年齢階級の「平均値」

　（完全）失業率という数値は、経済の現況を表現する代表的な指標の一つである。非自発的失業が極小であるという「完全雇用状態」は、国民の多くが就労して税と社会保険料を負担できる状態であることなので、深刻な失業は福祉国家にとってその重要な基礎を脅かす問題である。そして、本章が扱う雇用保険制度の最も基本的な機能は、失業時の、より正確には求職時の所得保障（現金給付）を通じて困窮に陥ることを防ぎ、スムーズに仕事を探せるようにすることである。

　日本の失業率は総務省の「労働力調査」長期時系列データで確かめることができる。この10年の間に4.3％から2.6％ほどへと傾向的に下がってきていて、パンデミック下でも若干上昇したに過ぎない。同じ期間のOECD平均よりも一貫して低い。そのことが賃金上昇や好況実感にほとんど結びついていないという構造的で深刻な問題はあるにせよ、現状において日本は失業率の低い国であるということは間違いない。

　とはいえ、この全国平均の失業率には注意が必要である。まず、都道府県差がある。沖縄県、大阪府で高く、東京都、神奈川県、埼玉県も全国平均以上であるのに対し、福井県、佐賀県、島根県などが明瞭に低い。それぞれの地域的特性もあるが、日本の完全失業者の定義に

おいては「求職していること」が重要なので、つまり、その地域の経済規模（労働需要）に対して仕事を探している人の相対的な規模が大きい地域で失業率が高いのである。失業率が低い地域の経済状況が良好であるとはいえないということである。

　より重要なのは、そして、年齢階級別の差である。2020年12ヵ月平均で全体の失業率が2.8%であったとき、15〜24歳は4.6%、25〜34歳は3.9%。他方で最も低かったのは、同じ年齢階級の労働力人口に比べると求職者が少ない65歳以上を除けば、45〜54歳の2.3%である。この年齢階級による差は日本に限ったことではないけれども、先進国の経済対策や労働市場政策において、年齢階級別の状況やニーズ、特に若年層のそれに留意した政策思想と手段がいかに重要であるかを示している。

　なお、性別でみると、どの年齢階級においても女性のほうがわずかに失業率は低い。これはもちろん女性のほうが就職しやすく離職しにくいということではまったくない。無職の状態であるときに、男性のほうが求職に向かう比率がやや高いということである。

4. 労働者災害補償保険制度の概要

A. 労働者災害補償保険制度とは

　雇用保険と並んで、労働保険制度を構成するもう1つの大きな柱が「**労働者災害補償保険制度（労災保険制度）**」である。仕事が原因で怪我を負ったり病気にかかった際、さらには障害が残ったり死亡した際に給付される保険である。「保障」ではなく「補償」という言葉を使っていることが、労災による実質的な損害を補償するというこの保険独自の役割を表している。その意味で、この制度は社会保障制度の一端をなすものでありながら、同時に「損害補償」としての性格をもっている。

　労災保険は、ふつうの病気や怪我の際に給付される健康保険から、仕事に起因する病気や怪我への給付を切り離すという役割を負っている。労災保険による療養の給付を受けながら、同時に健康保険からの給付を受けることができないのはそのためである。それは、雇用保険が、困窮一般をターゲットとする生活保護制度から、失業を原因とする困窮を切り離すこと

を意図していることに似ている。

労災保険が補償するのは、業務や通勤に起因する怪我や病気、その結果としての障害や死亡である。さらに被災した労働者の遺族への援護も含んでいる。保険制度は原則として、労働者を使用するすべての事業所に対して適用される。中小企業の事業主や一人親方など、使用されていない働き手でも加入することができる。国家公務員、地方公務員などは同様の制度が存在するので適用されない。零細規模の農林水産業事業所は「暫定任意適用事業」とされていて、加入の申請は任意である。

適用事業所に雇用された労働者はすべて適用労働者となる。正規従業員か、パートやアルバイトなどの非正規従業員かといった雇用形態の違いや、勤続期間の長短などにはかかわりなく、必要があれば補償の対象となる。適用対象となる労働者の国籍や在留資格も問わないので、外国人労働者、技能実習生もまた適用対象となる。雇用されて就労している事実があれば、その外国人労働者の滞在が入管法上の不法滞在であっても、適用対象となる。労災保険は雇用保険制度よりもかなり適用対象が広いのである。この点は、十分に理解しておくことが必要である。

また、雇用されて働いているわけではない中小企業主、一人親方、特定作業従事者（一定の条件の下で農作業に従事する人や職業訓練としての作業に従事する求職者、家内労働者、労働組合の一人専従や介護作業や家事支援従事者などである）にも**特別加入**が認められている。給付基礎日額×365に0.3〜0.9％の保険料率を乗じた保険料を負担する。

この特別加入については2021（令和3）年度から翌年にかけて労災保険法の改正が行われていて、特に**フリーランス**の多い職業領域において特別加入の対象が拡大されつつある。芸能関係作業従事者、アニメーション制作作業従事者、柔道整復師、創業支援等措置に基づき事業を行う人、自転車を使用して貨物運送事業を行う者、ITフリーランス、あん摩マッサージ指圧師、はり師、きゅう師、歯科技工士などである。これは政府の、「多様な働き方」を押し広げて「働き方改革」につなげようという意図と対応したものである。

財源は事業主だけが負担する保険料と国庫負担分からなっている。保険料率は厚生労働大臣が定める。現行の保険料率は諸手当や賞与を含む賃金総額の0.25％から8.8％である。保険料率に幅があるのは、その事業が行う業務の種類によって料率に区分が設けられていることによる。また、適用事業所である期間や一定期間での労災の発生率によって料率または保険料が変動するメリット制がとられている。

この制度の保険者は政府（国）である。保険加入者である事業主は保険

料を負担することで、労災認定を受けた個別の事案について労働基準法75条以下で想定される災害補償義務に則した補償責任の一定部分を免責されるという制度の主旨からすれば、「使用者のための社会保険」という側面が、認められよう。ただし、被保険者である補償対象者（「労災保険の受給権者」という）はあくまでも被災労働者とその家族である。

　事業主が労災保険料を滞納していた場合でも、その事業における被災労働者は労災申請をすることができる。労働者側にはその滞納の非はないからである。保険料の納付は保険事故に先立っていなければならないのが保険制度の原則であっても、労災保険については被災労働者への補償がその目的となっているので、労働者の不利益があってはならないからである。この場合、事業主には滞納していた保険料に加えて延滞金が課せられるほか、保険給付に要した費用の一部の徴収も行われる。

　本制度の実務は、各都道府県労働局と労働基準監督署が担っている。特に、この制度で重要な労働災害の認定は労働基準監督署が行う。

B. 補償対象となる災害とその「認定」

[1] 業務災害

　労災保険は「**業務災害**」と「**通勤災害**」を補償対象としている。この保険はいわゆる健康保険制度とは違って、傷病の診断と加療そのものに対して給付されるのではない。傷病の原因とその状況について、一定の条件を備えた傷病に対して給付されるのである。だから、個々のケースについて労働者自身またはその家族が受給を申請し、その申請について業務災害ないしは通勤災害として「**認定**」する（あるいは、される）という手続きが存在する。

　業務災害の場合、認定のポイントとなるのは「**業務起因性**」または「**業務遂行性**」の有無である。労働者が使用者の指揮命令下にある状態で労働を提供している場合、それによって発生した傷病には業務起因性があると考えられる。しかし、業務起因性には、その前提として業務遂行性が認められるような明確な事実を必要とする。業務遂行性は「労働者が労働契約に基づいて事業主の支配下にある」状態で発生した傷病について存在すると考える。

　では、業務遂行性とはどういうことなのか。労働者の仕事は、労働契約に基づいて使用者の指揮命令に服して労働を提供することである。しかし、実際に労働が提供される過程は、あらかじめ想定できる事柄と想定が不可能な事柄から成り立っている。たとえば、決められた時間内に決められた

機械の決められた操作を繰り返す、という作業を考える。これはあらかじめ想定できる事柄である。この作業中に労働者が怪我をしたら、そこには紛れもなく業務遂行性が認められるし、必然的に業務起因性のある怪我であるといえる。

　しかし、あらかじめ決められていないが、合理的に考えてその労働者に期待されていると考えてよい事柄もある。たとえば急なトラブルへの対処や、同僚へのサポート、予期しない出張などである。このときも、上司が明確に指揮命令している状態ならば、業務遂行性が認められる。

　また、労働者自身の裁量で判断し行動することが期待される場合もありうる。つまり、使用者や上司が、直接指揮命令しない状態での仕事である。このときに起こった災害についても、業務として合理的な範囲であれば業務遂行性が認められる。このように、直接的な指揮命令の有無にかかわらず、労働契約において、合理的に考えて労働者によって遂行されることが期待されている範囲の業務を行っていることによって「業務遂行性」が認定される。

　しかし裁量の合理的な範囲をどこまで認定するかについては、ときに問題が起こる。また、休憩時間の振る舞いのうちに起きた災害についての、労災か私的な災害かの判断にも難しさがある。工場労働に比べて、自由裁量の範囲や外出・出張が多いホワイトカラーの仕事については、さらに多様なケースが考えられ、それだけに業務起因性・業務遂行性の有無の判断は困難を伴う。いずれにせよ具体的なケースについての判定は、本書の役割を超える。必要に応じて弁護士、社会保険労務士、医療関係者、労基署職員などの実務家の意見をあおぐことが重要である。

　さらに労災保険が補償するものには、特定の業務に継続的に従事することや有害な職場環境に身を置き続けることから罹患する職業病や、長時間労働、ストレスに起因する疾患（精神疾患も含む）もある。肉体的・精神的疲労が昂じた過労死や過労による自殺もまた、労災認定の対象になることは周知の通りである。職業病や過労を原因とする疾患は、怪我などのように被害の物理的な因果や日時が明確でなく、労災認定を受けるには相当の労力が求められる場合もある。しかし、労災保険制度が受け皿となるべきリスクとニーズは確実に増えている。

［2］通勤災害

　通勤途上にある労働者は、使用者との労働契約に基づいて労働を提供している状態ではないし、使用者の指揮命令に服している状態にあるわけでもない。とはいえ、通勤とは、労働者が労働契約を履行するために、使用

者が定めた場所と自分の住居を往復する活動である。私的な活動とは区別されるべきであろう。そこで、通勤途上での災害を業務災害とは区別したかたちで補償するという制度が作られた。

　ただし通勤災害における「通勤」とは、私たちがふつうに解釈する「仕事の行き帰り」よりも限定されていることに注意すべきである。すなわち、就業に関して、日常的に居住している住居と、業務を開始しそして業務を終了する場所の間を、合理的な経路を通って、合理的な手段を使って移動することを指す。

　業務を開始し業務を終了する場所とは一般的には職場のことである。しかし、出勤前に取引先を訪問するとか、顧客を訪問した後職場に戻らず帰宅するといった場合には、それぞれの訪問先が業務を開始しまたは業務を終了する場所ということになる。

　「直行直帰」でなくとも、就業の場所から他の就業の場所への移動も「通勤」とみなされる。転任によって別居することになった家族の住居や要介護状態の親や親族（自身が介護していた父母と親族）の住居への移動も「住居間の移動」として「通勤」とされる。

　合理的な経路という概念にも若干の幅はある。たとえば日用品の買い物に寄るとか、教育訓練を受けるために施設へ行く、医療機関で治療を受ける、保育所や幼稚園に子どもを迎えに寄る、あるいは選挙の投票など市民的権利を行使するために普段の通勤経路を外れるのは、合理的経路を逸脱したことにはならない。また、移動するという点にも留保がある。通勤経路を外れていなくても、トイレや簡単な買い物程度は問題にならないが、映画館に入るとかお酒を飲むといったことは通勤のための移動とはみなされない。仕事帰りに立ち寄った映画館が火事になり火傷を負っても、通勤災害とは認定されないのである。

C. 保険給付と給付基礎日額

[1] 給付基礎日額

　以下では、具体的な給付内容を概括する（**図9-2**）。これらの給付には「補償」という言葉がつくものとつかないものが並記される。つくものは業務災害の場合の給付であり、つかないものは通勤災害の場合の給付である。

　個々の給付を把握する前に、労災保険における「**給付基礎日額**」という考え方を理解しておこう。給付基礎日額とは、労災保険における現金給付を算定するうえで基礎となるものである。原則として「平均賃金」に相当

図9-2 労働者災害補償保険制度の概要（令和4年度予算額）

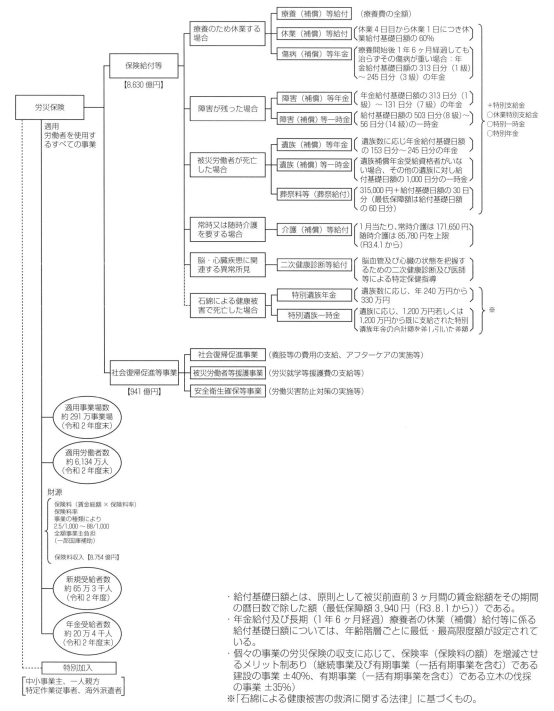

出典）厚生労働省ウェブサイト「令和4年版 厚生労働白書」資料編、p.133、「令和2年度 労働者災害補償保険事業年報」．

するものとされている。平均賃金とは、災害の発生に先立つ3ヵ月間に支払われた賃金総額を、その期間の総日数で除した場合に得られる1日当たりの賃金額のことである。ただしこの場合の賃金総額は臨時的に支払われた手当や賞与は含まない。また、当該の3ヵ月間の賃金総額が一定水準以下の場合、別に最低保障額が定められる。

[2] 療養（補償）給付

保険給付の最も基本的なものとして、**療養（補償）給付**がある。これは主に被災労働者に対する医療の現物給付という形をとる。医療の給付には、無償の治療・投薬と現金給付の2種類がある。労災病院・労災指定医療機関で治療を受け・投薬されれば現物給付となる。それ以外の病院や診療所を利用する必要があれば現金給付になる。なお、通勤災害の場合にのみ、初診料の一部を被災労働者が負担しなければならない。給付は、その傷病が「治癒」するまで続く。「治癒」は「完治」と必ずしも同じではない。治癒は状態が安定し症状が固定していることをいう。したがって再発すれば療養（補償）給付は再開される。また、後遺症や障害が残れば後述の障害（補償）給付の対象となる。

[3] 休業（補償）給付

労働者が労災によって休業を余儀なくされた場合、あるいは所定内労働時間に満たない就労を余儀なくされた場合に給付される。給付は休業の第4日目からが対象となる。休業の初日から3日間は使用者が労働基準法に基づいて補償しなければならない期間となっているためである。1日につき給付基礎日額（C. [1] 参照）の60％が支給される。所定内労働時間に満たない就労になった場合には、給付基礎日額とその日に支払われる賃金との差額の60％となる。この給付には上限はないが、傷病が治っていない人で、別に定められた傷病等級1〜3級に該当した人にのみ、1年6ヵ月という給付期間の上限がある。それ以降は傷病（補償）年金の給付に切り替わる（C. [6] 参照）。

なお、この給付については2020（令和2）年に重要な改正が行われた。複数の勤務先で働く労働者が労災によって休業した場合、これまでは事故が起きた勤務先での賃金額だけが給付基礎日額の算定に用いられたのに対し、これ以後はすべての勤務先の賃金額合計に基づいて算定されるようになった。

［4］ 障害（補償）給付

　労災による傷病が治癒した後、一定の障害が残った場合に、その障害の程度（別に定められた等級）に応じて給付される。別に定められた障害等級の第1級から第7級までに該当する場合は障害（補償）年金として、第8級から第14級に該当する場合は障害（補償）一時金として支払われる。等級によって支給日額が段階的に異なる。

　なお、労災保険の障害補償年金と遺族補償年金（労災年金）は国民年金・厚生年金保険の障害基礎年金・障害厚生年金や遺族基礎年金・遺族厚生年金（障害・遺族年金）とあわせて受給することができる。ただし労災年金は、併給を受ける障害・遺族年金の種類によって調整減額が行われる場合がある。この調整減額は労災年金について行われるのが基本である。

　また、年金形式のものは前払い一時金として受け取ることが可能である。治癒後の社会復帰に当たって集中的に発生するニーズに対応するためである。この年金受給者が受給期間中に死亡した場合は、一定条件の下で、残りの年金額を差額一時金として遺族に支給する制度もある。

［5］ 遺族（補償）給付

　労災によって労働者が死亡した場合に、その遺族に対して年金または一時金の形で給付される。「遺族」という概念には詳細な規定がある。つまり、死亡した労働者との続柄や扶養関係、年齢や人数、障害の有無や家計のあり方によって、この給付に対する受給資格が定められている。なおこの給付も、前払い一時金として受給できる制度がある。

　このほか、遺族（補償）給付とは区別されるが、類似したものとして葬祭料（葬祭給付）がある。必ずしも遺族が受給するとは限らない点が遺族（補償）給付とは大きく異なる。

［6］ 傷病（補償）年金

　労災による傷病が、治療開始後1年6ヵ月を経てもなお治癒せず、また、傷病等級1～3級に該当する場合、前述の休業（補償）給付から切り替わる形で給付される（C.［3］参照）場合。

［7］ 介護（補償）給付

　労災の程度があまりに重いと、常時介護あるいは随時介護が必要な事態も発生する。そのための介護費用を補填するのがこの給付の目的である。前述の障害（補償）給付または傷病（補償）給付の受給者で、さらに介護費用を要する場合に支給される。要介護の程度については別に定められた

区分表があり、それによって判定されるが、支給月額には上限があるので、介護に要した全額が補償されるとは限らない。

なお、これらの給付では、給付価額の限度によって、被災労働者やその家族が負った損害のすべてを補償できるわけではない場合がある。そのため、給付価額の限度を超えた損害については、被災労働者やその家族は労災事故の損害賠償を請求することができる。

D. 社会復帰促進等事業（旧労働福祉事業）

労災保険制度は保険給付のほか、各種の労働福祉事業を実施している。社会復帰促進事業、被災労働者等援護事業、安全衛生確保等事業がそれにあたる。その運営は主として政府が行うほか、労働者健康福祉機構（旧労働福祉事業団）が、労災保険の財源や政府の出資を得て行っている。この機構のほか、労災ケアセンターが実施する事業も含まれる。

社会復帰促進事業とは、全国の労災病院に代表される、療養やリハビリテーションのための施設の設置運営、義肢の支給、職能回復訓練などである。

被災労働者等援護事業は、事業内容の代表格として、各種給付に上乗せされる各種の特別支給金の支給が挙げられる。ほかには、被災労働者や遺族の就学支援、資金の貸し付けなどを行っている。つまり、被災労働者に対する金銭面での付加的なバックアップを担当する事業である。また、労災によって介護が必要になった場合のケアも行う。

安全衛生確保等事業は、労災防止対策の実施普及や健康診断の助成など、労災の発生を抑止するための活動をその内容としている。

5. 労働者災害補償保険制度の沿革と諸問題

A. 制度の沿革

労働者災害補償保険法（労災保険法）は 1947（昭和 22）年に成立している。同じ年の労働基準法 75 条は使用者の労働者災害補償の責任を定めており、**労働者災害補償保険制度（労災保険制度）**は社会保険という形式

によってそれを具体化したものである。この仕組みの新しさは次の点にあった。1つは、それまで業務上の傷病に対する補償は、鉱山や一部の大企業の労働者を対象としたものに限られていたのに対し、十全ではなかったが、ひとまずは産業包括的な労災補償制度となったことである。2つめに、事業主の補償責任を明確にしたことである。そしてさらに、業務上の傷病と通常の傷病を社会保険制度の上で区別したことも重要である。1922（大正11）年に成立した健康保険法は、業務上の傷病も給付対象にしていた。その点で当時の健康保険法は労災補償の対象をそれ以前より拡大するという意味をもった。だがそのままでは、前述した使用者の補償責任原則とは矛盾する。健康保険の財源には労働者自身が払った保険料も含まれているからである。

　1951（昭和26）年、保険料率または保険料を実際の労災発生の頻度に合わせて上下させることで、事業者の労災防止へのインセンティヴを高める「メリット制」が導入された。また1960（昭和35）年には障害補償給付の中に傷病補償年金・傷病年金を加えた。後遺症が残るなど重度の業務災害などに対して、一時金形式の給付だけでは不十分だからである。5年後には労災被災者の遺族補償のための年金制度も導入された。

　労働保険料徴収法が施行されたのは1972（昭和47）年である。これにより労災保険と雇用保険（施行当時は「失業保険」）の適用が充実し、保険料徴収がまとめられるようになった。

　1973（昭和48）年からは通勤途上の災害も「通勤災害」として補償対象となった。1974（昭和49）年には特別支給金制度が導入され、各種給付を補完する無視しえない役割を果たすようになった。その他給付の細目については拡充が進んだが、基本的な制度的枠組みは現在まで維持されている。

　むしろ、制度を運用する際の細則や「認定基準」の改定が実質的には大きな意味をもった。特に過労死にかかわる認定基準が1995（平成7）年に改定されたこと、精神疾患に対する労災認定基準が1999（平成11）年に緩和されたことが意義深い。そこには、かくも深刻な現状を見つめる社会の視線と世論の影響力があり、また、労災申請の取扱いをめぐって法廷で争われた結果として蓄積された判例の力が働いているからである。

B. 労働者災害補償保険制度（労災保険制度）をめぐる諸問題

［1］ 労災保険制度の現状

　労災保険制度は2020（令和2）年度末の時点で、およそ291万の事業所と6,134万人の労働者に対して適用されている。しかし適用事業所の中に

は労働保険料を滞納していたり、そもそも事業として加入手続きをしていなかったりするケースがあることも事実である。

労働災害による死傷者数は長期的には減少している。しかし脳・心臓疾患と精神障害を原因とする過労死の労災補償については、申請件数が増加傾向にある。精神障害にかかる申請件数も同様である。この点、労災の状況もまたすぐれて社会の労働事情に規定されていることはいうまでもない。

［2］「認定」をめぐる問題

労災保険は一定の要件に基づいて各ケースを認定するという形式をとる。これは制度の性質上、ある程度は仕方がない。給付に妥当な範囲での「制限」がなければ財政が破綻してしまうからである。しかし、被災労働者本人、遺族、家族、支援者など、関係する当事者が、「認定」をめぐってあまりに消耗するようでは資源の浪費である。また、認定を得るためのコストがあまりに高いと、被災者が労災申請すること自体に抑止的な力が働く。近年の行政による認定基準の緩和は、そうした資源の浪費と申請の自己抑止を回避する方向に作用しうる一つの対応であるともいえる。

労災保険制度は労災の防止に努めるとともに、起こった労災に対しては速やかに認定して補償に進むことが、むしろ社会に対して問題を提起することになり、労災防止のためのインセンティヴにもつながるだろう。メリット制のもとで、また風評の点からも個別の事業者が「労災隠し」をすることにはある程度の理由がある。その意味では、労働基準監督署による認定は制限的でないほうが、社会全体の労働条件と労働安全衛生の維持向上のために有益であろう。認定のためのハードルが低ければ、それだけ過酷で危険な労働状況の所在があきらかになる機会が増えるからである。公益通報者保護の論理も徐々に定着しつつあることも考慮すべきである。

2018（平成30）年の夏、政府主導の「働き方改革関連法案」（関係八法の改正案）が成立した。その「柱」の1つとして「長時間労働の是正と多様な働き方の実現」がある。そこでは「労働時間の上限設定」「勤務間インターバル制度の普及促進」「産業医・産業保健機能の強化」などが目指されている。過重な労働に起因する心身の傷病や過労自殺といった問題の深刻さは先に触れた。その対策として、いくつかもっともなことも謳われているといえる。

とはいえ、法や基準（厚生労働省告示）による「労働時間の上限」はそもそも無いわけではなく、それが実質的に守られていない日本の「働かせ方」と労使関係の歪さがいかに根深いかという点に注意すべきである。その「規制強化」のバーターのように導入される「高度プロフェッショナル

制度」が、さらなる過重労働を引き受ける労働者を生み出す危険も見逃してはならない。改革が必要なのは「働き方」ではなくむしろ「働かせ方」である。労災をできるだけ減らし、労働安全衛生を確保するという観点からも注視しておく必要がある。本章1、2、3節で扱った雇用保険もまた、実はこれ以上の「働き方」の多様化、つまり「雇い方」の多様化と断片化には堪えない制度であることも想起しておこう。

［3］仕事のストレス

労働現場が、そしてそこで遂行される労働がどれほど危険でストレスフルか。それは素朴に考えれば、労働現場と労働の「忙しさ」によって規定される。その「忙しさ」は景気のよさとマンパワーの不足によって具体化するものであるはずだ。しかし、いくつかの理由によって、日本ではことはそう単純ではない。

厳しいリストラによってギリギリまで削減された人員と、デフレ下であるがために労働者が引き受けざるをえない重い業務ノルマ、それをこなすための長時間労働によって、日本の正社員と少なくない数の非正社員は心身ともに疲労の度合いを高めている。労働災害をめぐる問題は、まずこの点にあることを理解してほしい。

現業労働における労働災害が依然としてなくならないことも看過できない問題である。アスベスト被害のように、従来から問題性が指摘されながら対策が遅きに失した事例もあるので、いわば古典的な労働災害への対応の重要性は少しも低下してはいない。

しかし近年、労働者のメンタルヘルスにかかわる問題がようやく一般的に認知されてきた。2020年の法改正は、複数の勤務先に雇用されている被災労働者の労災保険給付について、給付基礎日額の算定方法だけではない点も注目される。脳・心臓疾患や精神障害が発症したとき、労働時間やストレスから見た負荷を個別の勤務先ごとに評価しにくく労災認定が困難になることがある。その場合、すべての勤務先における負荷を総合的に評価して労災認定を行うことができるようになった点である。

重要な前進であるというべきだろう。ともあれ、焦眉の課題は、このような、怪我に比べると目に見えにくいタイプの労働災害の防止と対策であろう。現代の職場と仕事が労働者に与える精神的なストレスを緩和する方策は、労災保険制度の枠組みにおいてもなお検討されるべきものといってよい。

■ 理解を深めるための参考文献

●佐口和郎『雇用システム論』有斐閣，2018.

労働保険は社会保障制度の中に位置づけるだけでなく、雇用システムにおけるその存在意義や課題を考えて、労働問題との深い関わりを知ると、さらに理解が深まる。少し難しい本ではあるけれども、優れた教科書。

●厚生労働省　ウェブサイト　https://www.mhlw.go.jp/index.html

テーマ別に探す ＞ 雇用・労働 ＞ 雇用 と進んで雇用保険制度の基本と実務を、テーマ別に探す ＞ 雇用・労働 ＞ 労働基準 と進んで労災補償制度の基本と実務を、それぞれ調べることができる。

●厚生労働省「厚生労働白書」各年版.

楽しい読み物ではないけれど、労働保険をはじめとする社会保障の制度や現状やデータについて、ウェブサイトよりもさらに詳しく確認するためにはなくてはならない基本文献である。ネットで読めるし、使い慣れておくとなにかと役に立つ。

https://www.mhlw.go.jp/toukei_hakusho/hakusho/index.html

コラム2　労災保険料は雇い主だけが払う

　すでに説明したように、労災保険の保険料は、被雇用者は負担しない。そしてこの制度は雇用形態や職場での呼ばれ方にかかわらず適用される。このことは、正社員として長く勤めている人や、社会保障制度について一定の知識のある人には知られている。ところが、このことをきちんと知らされずに働いている人もかなり多くいる。若い人は特にそうである。私が接する機会の多い大学生や専門学校生は、実はほとんどの人が知らない。「パート」や「アルバイト」を含む非正規労働者はすでに2,000万人を超えていて、この中に自分たちも労災保険制度に守られていることを知らずに働いている人がたくさんいることは、相当深刻なことである。彼ら彼女らの雇い主が、仕事中の怪我について自分の健康保険証を使って医療機関で受診するよう指示する悪質なケースもよく聞く。これは「労災隠し」。違法行為である。

　雇われて働いている人はなぜ労災保険料を払わなくても給付が受けられるのか。その点の正当性を真剣に疑問視する真面目な学生も少なくない。私の経験では学生にはこのように説明すると理解されやすい。

　私は自動車を運転していて、大学内にも乗り入れることがある。キャンパスには学生も歩いているから、どの学生も私の車に轢かれてしまう危険がないとはいえない。そんなリスクがあるから、私はもちろん任意の自動車保険にそれなりのお金を払って加入している。保険なしでは怖すぎて運転できない。

　「『さてみなさん、私が私の自動車保険料を払っているのは私の車に轢かれる可能性のあるみなさんのためでもあります。そこで、私の自動車保険料をみなさんと割り勘にしたいと思いますので、みんな少しずつ払ってください』。これに納得できますか？」。もちろんできない。

　労働基準法75条が使用者に災害補償義務を課しているのは前述の通り。もし労災保険制度が存在しないまま使用者が災害補償義務を果たそうとすれば、災害の甚大さによっては倒産することになり、失業が発生する。そもそも、そんなリスクを背負ってまで人を雇って事業を行おうと思う経営者は、まともに考えればまずいない。経営者にとっての労災保険料は、ドライバーにとっての自動車保険料と、その点では少し似ているのである。もっとも、その保険料を価格や賃金に転嫁できることもあるので、本当に使用者だけが負担しているのかという経済学的な問いも成立するけれども、それはまた別の話である。

第10章 社会扶助の現状と課題

社会扶助は、社会保障の中でも特に重要な位置を占める。貧困、低所得等で保険料が支払えない場合、社会扶助の出番となる。また、子育て家庭への金銭支援、対人サービスの提供方法等も社会扶助に位置づけられる。本章では、社会扶助についての現状を理解したうえで、課題を考察する。

1

日本の制度別社会保障の体系は、第4章でも示したとおり、社会保険をはじめ、公的扶助、社会福祉などから構成されている。ここでは、公的扶助、社会手当、社会福祉を総称した「社会扶助」について学ぶ。

2

公的扶助とは、社会保障体系において、最後の安全網（ラストセーフティネット）として位置づけられるものであり、国民の最低限度の生活を保障している。この公的扶助の中心的制度である「生活保護制度」に関する概要について理解を深める。

3

現在、日本の制度にある社会手当は、児童手当、児童扶養手当、特別児童扶養手当などである。2010（平成22）年に新設され、再び児童手当と変更された「子ども手当」とともに、これらの概要について学ぶ。

4

金銭給付を中心とする「公的扶助」や「社会手当」と、現物給付を中心とする「社会福祉」とは、質的に異なる制度である。しかし、費用は主として国や地方自治体によって賄われており、公費が投入されている点で、「社会扶助」の中に位置づけられる。社会福祉の制度は、「措置」と「契約」で成り立っている。基本的なサービス提供の方法について理解する。

1. 社会扶助の概念

社会扶助とは、国が公費をもとに行う制度である、公的扶助、社会手当、社会福祉を総称したものである。第4章で社会保険と社会扶助の違いは概観したが、ここでは社会扶助の概念の理解を図りたい。

社会扶助は研究者によって概念の範囲が異なっている。すなわち、

①社会扶助を公的扶助と同義とみる。

②社会扶助を公的扶助、社会手当を総称したものとする。

③社会扶助を公的扶助、社会手当、社会福祉を総称したものとする。

公的扶助は主に「貧困」を対象として**ナショナル・ミニマム**の保障と**ラストセーフティネット**（最後の安全網）の役割を担う。公的扶助の中心的な制度としては、日本では生活保護がある。

社会手当は、社会保険の普遍的な給付の方法と、公的扶助の財源を公費で賄う方法を組み合わせたものである。社会保険制度の想定外である生活リスクに対して、金銭給付を行い「防貧」の役割を担う。

社会福祉は、公的扶助と社会手当が金銭給付を中心とするのに対し、対人サービスを中心として個々の生活問題に対応しようとする制度である。

扶助という概念が示すとおり、国あるいは地方自治体の負担によって賄われているという点で、ここでは社会扶助を③のこととする。以下、これらの制度に関する現状と課題を述べていくことにしたい。

ナショナル・ミニマム
国民最低限と呼ばれる。国が国民に対して保障すべき最低限度の生活水準を示したものである。今日の社会保障の基本理念として定着している。ウェッブ夫妻が賃金や労働条件の問題にふれて初めて提唱した。

ラストセーフティネット
　（最後の安全網）

2. 公的扶助の現状と課題

A. 公的扶助の主な特徴

公的扶助は、公費を財源とし生活に困窮している者を対象に支援を行う制度であり、ラストセーフティネット（最後の安全網）と、ナショナル・ミニマムという主要な役割を担っている。ラストという言葉からもわかるように、万が一公的扶助から排除されれば、これ以降、公的な社会保障制度は存在しない。そのため、公的扶助には次のような特徴がある。

まず、先述したように、財源はすべて公費で賄われる。保険料が支払えたか否かが受給の可否に関わる社会保険制度との大きな違いである。もう1つは、現に生活に困窮しているかどうか調査される。具体的には国籍・家族状況・資産・就業状態などが調査され、どの程度生活に困窮しているかが調べられる。これによって公的扶助が適用されるか、その他の制度が適用されるかが決まる。この一連のチェックを**資力調査（ミーンズ・テスト）**と呼ぶが、個人の生活のかなり深い部分にまで及ぶ。このことは自尊心を傷つけ、抵抗感や屈辱感が生じやすく、結果として被保護者を制度から遠ざける**スティグマ**を想起しやすいものとして、度々問題視されてきた。生活保護は、その特性上、対象者を限定する**選別的給付**が行われるのである。普遍的制度である社会保険との最大の違いはここにある。

B. 生活保護法の目的

　生活保護は、日本国憲法25条に規定される「生存権」の具現化である。日本国憲法25条1項には「すべて国民は、健康で文化的な最低限度の生活を営む権利を有する」とあり、続けて2項では「国は、すべての生活部面について、社会福祉・社会保障及び公衆衛生の向上及び増進に努めなければならない」と規定されている。国の責任として健康で文化的な最低限度の生活を国民に保障することが明記されたのであり、その達成のために、具体的な保障の仕方や内容について規定したのが生活保護法である。現行の生活保護法は1950（昭和25）年に制定・公布された。ここで留意する点は、生活保護法には「最低限度の生活保障」と「自立の助長」という2つの目的が示されていることである。生活保護には金銭給付によって最低生活保障を図る社会保障的側面と、自立の助長を目的とする、ケースワークなど対人サービスを行う社会福祉的側面が、それぞれ並列に掲げられているのである。なお、「自立」の捉え方は、これまで経済（職業）的自立と解釈されることが多かった。すなわち就労によって最低生活費を上回れば、自立したとして保護の廃止が行われるという運用がなされてきた。自立の助長＝保護の廃止という捉え方は、後述する「適正化」などの問題で表出することになった。

　そのため、近年では「自立」の捉え方として、2004（平成16）年に生活保護制度の在り方に関する専門委員会が出した報告書にて「**就労自立**」「**日常生活自立**」「**社会生活自立**」と整理されることになった。

スティグマ
stigma
差別・恥・屈辱・汚名・烙印と訳される。社会福祉の分野で用いられる概念である。スティグマは人・社会・制度に入り込み、結果として福祉サービス利用者の自尊心・尊厳を傷つけ制度から遠ざける作用をもたらす。スティグマが生み出される理由は複雑かつ重層的である。労働の価値観、生活の価値観、さらには性別、年齢、人種などが複雑に絡み合って規定されている。最大の問題は、スティグマは目に見えず、数値化もできないが、確実に社会を蝕み続けていることにある。いかにしてスティグマを減らすかが社会福祉・社会保障において重大なテーマである。

C. 生活保護法の原理

　生活保護法には制度全体の根幹を成す考え方として4つの原理を設けている。これらの原理は、生活保護法1条から4条に規定されている。「**国家責任の原理**」「**無差別平等の原理**」「**最低生活保障の原理**」「**保護の補足性の原理**」である。これらの原理には例外は認められていない。

［1］国家責任の原理

> 第1条　この法律は、日本国憲法第25条に規定する理念に基き、国が生活に困窮するすべての国民に対し、その困窮の程度に応じ、必要な保護を行い、その最低限度の生活を保障するとともに、その自立を助長することを目的とする。

　この原理は、生活保障についての国の直接責任、裏返せば国民の権利を明確化しているものである。**慈恵的救済から権利的保障へ**という公的扶助発展の方向に沿っている。戦前では考えられない規定である。

［2］無差別平等の原理

> 第2条　すべて国民は、この法律の定める要件を満たす限り、この法律による保護（以下「保護」という。）を、無差別平等に受けることができる。

　この原理は、すべての国民が必要時に生活保護の申請を請求できる権利を規定したものである。**保護請求権無差別平等の原理**とも呼ばれる。生活に困窮した原因や、個人の思想・信条・性別・社会的身分などで差別されることはない。現に生活に困窮する事実によって、生活保護は適用される。
　外国籍の要保護者の場合は「**準用**」という扱いで保護が適用されるが、日本国民と違い「**不服申し立て**」ができないなど、権利的保障という面で問題がある。

［3］最低生活保障の原理

> 第3条　この法律により保障される最低限度の生活は、健康で文化的な生活水準を維持することができるものでなければならない。

救貧法
➡ pp.30–31 参照。

　ここでいう最低生活保障とは、救貧法での**劣等処遇（レス・エリジビリティ）**の概念とはまったく異なる。生活保護法が保障する生活水準とは、単にカロリー摂取量の充足の有無で貧困を捉えようとした「**絶対的貧困**」水準ではないということである。生活は、余暇活動・娯楽・医療・住居・

食物・就労などが複雑に絡んで成り立っている。最低生活保障の原理では、生活を総合的に捉え、その時代ごとに最低生活の水準を変化させようとするのである。「**相対的貧困**」水準を軸に、国民の平均的な生活水準と照らし合わせて、実際の保護における最低生活水準をその都度改定していくのである。生活保護法の保護基準が、日本では具体的な最低生活保障費となっている。

[4] 補足性の原理

> **第4条** 保護は、生活に困窮する者が、その利用し得る資産、能力その他あらゆるものを、その最低限度の生活の維持のために活用することを要件として行われる。
> 2 民法に定める扶養義務者の扶養及び他の法律に定める扶助は、すべてこの法律による保護に優先して行われるものとする。
> 3 前2項の規定は、急迫した事由がある場合に、必要な保護を行うことを妨げるものではない。

この原理は、生活保護を受ける際に、国民が守るべきことを規定したものである。資産、能力の活用は生活保護適用の「要件」となる。一方、扶養義務者の扶養、他の法律による保護は、生活保護適用に「優先」して行われる。保護が必要かどうかをみるうえで資力調査が行われる。

この資力調査は対象者を限定し生活保護法の門戸を狭め、要保護者の自尊心を傷つけるなど、スティグマが強く作用しやすいものとなっている。

D. 生活保護の原則

先ほどの4つの原理は、生活保護法の根本的な考え方を示したものであった。生活保護の原則は7条から10条に規定されている。「**申請保護の原則**」「**基準及び程度の原則**」「**必要即応の原則**」「**世帯単位の原則**」である。保護業務の具体的な実施、運用に当たっての考え方を示したものであるから、原理と違い例外が認められている。

[1] 申請保護の原則

> **第7条** 保護は、要保護者、その扶養義務者又はその他の同居の親族の申請に基いて開始するものとする。但し、要保護者が急迫した状況にあるときは、保護の申請がなくても、必要な保護を行うことができる。

申請保護を原則とするが、申請がなくても職権で必要な保護を行うことができる職権保護の例外が盛り込まれている。現行生活保護法になって初

要件と優先の違い
要件は、生活保護を適用するために「必要なこと」を記載したものである。一方、優先は、生活保護を適用する前に「先にすべきこと」を記載したものである。つまり個々の事情に応じ、活用が可能であれば、生活保護より先にすることが書かれていると考えよう。たとえば、扶養義務者の扶養は優先であって、要件すなわち生活保護を適用するために「必要なこと」ではない。非常に間違えやすい点である。時折、「扶養義務者から扶養されなければ、生活保護は申請できない」と扶養が保護の「要件」であるかのごとく誤った考えで申請者に説明してしまうケースが見受けられるので、注意してほしい。

193

めて保護請求権が認められた。それまでは職権保護が建前となっていた。

保護の申請は書面によるほか、所定の用紙がなくても本人の申請の意思が明らかであれば認められる。保護が実施されるまでのプロセスは、申請者が福祉事務所で①受付、相談面接→②申請→③資力調査→④要否判定→⑤保護決定→⑥保護実施となっている。

ところで、要保護者から申請がなければ、行政は保護をしなくても良いのかという問題がある。いわゆる「待ちの行政」では後述する「漏給」の解決には結びついていかない。積極的に要保護者を見つけ、受給を勧奨するといった「アウトリーチ」の姿勢が、保護行政には求められる。

［2］ 基準及び程度の原則

> 第8条　保護は、厚生労働大臣の定める基準により測定した要保護者の需要を基とし、そのうち、その者の金銭又は物品で満たすことのできない不足分を補う程度において行うものとする。
> 2　前項の基準は、要保護者の年齢別、性別、世帯構成別、所在地域別その他保護の種類に応じて必要な事情を考慮した最低限度の生活の需要を満たすに十分なものであって、且つ、これをこえないものでなければならない。

生活保護における保護の水準を示す**生活保護基準**を示すものである。最低生活を送るのに十分な金額であり、支給額は生活保護基準を超える給付額であってはならないことを規定する。申請時には、生活保護を適用すべきか否かの判断基準として、受給開始後は最低生活を維持するために必要な保護費の額の程度を決める基準として機能する。家族構成・年齢・居住地・その他扶助の種類などで給付額は変化する。

［3］ 必要即応の原則

> 第9条　保護は、要保護者の年齢別、性別、健康状態等その個人又は世帯の実際の必要の相違を考慮して、有効且つ適切に行うものとする。

保護はすべて画一的に行うのではなく、要保護者のもつ個別性を十分に理解して、実施しなければならないという原則である。個々のケースに応じて保護を行うためには、専門家が必要とされるゆえんである。

［4］ 世帯単位の原則

> 第10条　保護は、世帯を単位としてその要否及び程度を定めるものとする。但し、これによりがたいときは、個人を単位として定めることができる。

保護の申請は個々の生活困窮者の権利として保障されている。実際に保護が必要な状態かどうか、どの程度保護が必要かどうかという基準は、申請者が属する世帯を単位として行われる。ここでいう世帯とは同一生計、同一居住している者の集まりをいう。親族以外の他人を含む場合も、1つの世帯として捉える。ただし、同一世帯として取り扱いがたい例に該当した場合は、個人を単位とする**世帯分離**を行う。これを個人単位と呼ぶ場合もある。

E. 生活保護の種類・方法

保護の種類としては「**生活扶助**」「**教育扶助**」「**住宅扶助**」「**出産扶助**」「**生業扶助**」「**葬祭扶助**」「**医療扶助**」「**介護扶助**」の8種類がある。このうち「医療扶助」「介護扶助」の2つは**現物給付**であり、その他は**金銭給付**である。扶助の中で1種類のみ適用されるときは「**単給**」と、2種類以上適用されるときは「**併給**」と呼ばれる。主に生活扶助＋別の扶助が組み合わされて保護費が決定されることが多い。保護は居宅において行われるが、これによることができないとき、これによっては保護の目的が達しがたいとき、または被保護者が希望したときは、施設保護が行われる。

生活保護の実施は国の責任で行われるのが建前だが、法規定上保護の実施機関とされるのは、国から委任された都道府県知事、市長および福祉事務所を管理する町村長である。実際の保護業務は、都道府県知事および市町村長から委託された福祉事務所が行う。

F. 生活保護法の改正および生活困窮者自立支援法の整備

生活保護法は、1950（昭和25）年の制度開始時から大きな改正は行われなかったが、近年法改正が相次いでいる。2013（平成25）年12月6日および2018（平成30）年6月1日に**生活保護法の改正案**が成立した。それぞれ施行時の概要を確認する。

2013年の改正では、施行を3回に分けた。主な概要は欄外のとおり。

2018年の改正では、主に5点の大きな変更が行われることとなった。なお、施行日がそれぞれ異なる点に注意が必要である。

①進学支援準備金の創設（2018年6月8日施行）

生活保護受給家庭の大学進学を後押しするため、自宅から通う場合は10万円、自宅外から通う場合は30万円を一時的な支援として給付。

②後発医薬品の原則義務化（2018年10月1日施行）

世帯分離
たとえば、保護を要しない者が、要保護者の介護のために転入してくる、世帯の中に長期入院している者がいる、就学のため、要保護世帯とは居住を別にしている者がいるなどが該当する。

生活保護法における保護施設
保護施設は救護施設、更生施設、医療保護施設、授産施設、宿所提供施設と5種類ある。

生活保護法の改正案
正式名称は、「生活困窮者等の自立を促進するための生活困窮者自立支援法等の一部を改正する法律」として複数の法案が一括審議された。次頁で取り上げる生活困窮者自立支援法も同時に改正されることとなった。

2013年改正後、施行時の主な特徴
1. 2014年1月1日施行
①被保護者への後発医薬品の使用促進の規定。
②被保護者の生活上の義務に、収入支出その他生計の状況を適切に把握することが盛り込まれる。
2. 2014年7月1日施行
①保護の申請手続きに関する規定整備。
②要保護者、扶養義務者に対する資力調査に関する調査権限の強化。
③就労自立支援金の創設。
④不正受給への罰則強化。
3. 2015年4月1日施行
①被保護者就労支援事業の創設。

195

2014（平成26）年1月1日の改正から一歩踏み込み、「原則後発医薬品による給付を行う」ことに変更。

③資力がある場合の返還金の強制徴収が可能に（2018年10月1日施行）

生活保護法63条の返還債権の非免責化と債権分は生活保護費から天引きできることとなった。

④被保護者健康管理支援事業の創設（2021年1月1日施行）

被保護者への健康増進、医療の受診勧奨等を図ることを目的とする。

⑤日常生活支援住居施設の創設（2018年10月1日施行）

単独での居住が困難な生活保護受給者に対し、サービスの質が確保された施設において日常生活上の支援を提供する。

2021年の改正では、主に医療扶助のかかる点が変更された。

①医療扶助を受ける際、オンライン資格確認の導入。保健医療機関等で療養の給付等を受ける場合の被保険者資格の確認について、医療保険で導入されている個人番号カードによるオンライン資格確認を導入。手続きの電子化により、医療保険事務が円滑に実施される。

②被保険者記号・番号の個人単位化、告知要求制限

被保険者記号・番号について、世帯単位に代えて個人単位に定める。これにより保険者を異動しても個々人として資格管理を可能とする。健康保険事業とこれに関連する事務以外に、被保険者記号・番号の告知を要求することを制限。違反した場合は、勧告・命令、立入調査、罰則が設けられる（2021年6月11日の公布日から起算して3年を超えない範囲内において政令で定める日に施行）。

他方、2018年6月1日の生活保護法の改正と同時に改正された「**生活困窮者自立支援法**」の概要を述べることとする。「生活困窮者自立支援法」は、「求職者支援制度」とならび生活保護に至る前に作用する「第2のセーフティネット」として2013年12月6日に成立、2015（平成27）年4月1日から施行された。「生活困窮者とは現に経済的に困窮し、最低限度の生活を維持することができなくなるおそれのある者」と定義し、「福祉事務所設置自治体」が欄外の支援を行うこととされた。法改正により2018年10月1日からは「生活困窮者とは、就労の状況、心身の状況、地域社会との関係性その他の事情により、現に経済的に困窮し、最低限度の生活を維持することができなくなるおそれのある者」と定義が見直された。

2018年10月1日以降の主な制度変更は以下のとおりである。

①自立相談支援事業、就労準備支援事業、家計改善（「家計相談」から名称変更）支援事業一体的実施の促進

就労準備支援事業、家計改善支援事業の実施を努力義務化。この2つの

事業を効果的、効率的に実施した場合は、家計改善支援事業の国庫負担割合が変更できる（2分の1→3分の2へ）規定を追加。

②子どもの学習支援事業の強化

　生活習慣、育成環境の改善の助言を追加「子どもの学習・生活支援事業」として支援の強化を図る。

③居住支援の拡充（一時生活支援事業の拡充）

　地域社会から孤立している人への訪問・見守り・生活支援の創設。

G. 公的扶助の課題

　ここでは、「新型コロナウイルス」「漏給」「生活保護基準」「生活困窮者自立支援法」の問題を取り上げることとしたい。国は、2020年以降世界的に流行中の新型コロナウイルス対策として、生活保護業務を弾力的に運用するよう数多くの**事務連絡や通知**を出している。これらの通知が保護行政に浸透することで、保護を必要とする人びとにより制度が行き渡る運用を切に願いたい。なぜなら、日本は、先進諸国と比べ「捕捉率」が極めて低い[1]。推計約400万人〜1,800万人程度の膨大な漏給者の存在は、日本の公的扶助制度の古くからの課題であるためである。

　保護行政側の問題としては、「漏給」をあまり問題にしないことが挙げられる。「適正化」と呼ばれる「濫給」防止策を重視し、「水際作戦」と呼ばれる方法が各地で行われてきた。その背景には「保護予算の抑制」「福祉事務所職員の不足」「就労自立に偏った自立助長の指導」「補足性の原理の過度な適用」「政治上の動向」等、複合的な要因が絡み合っている。現状では、保護を受ける入り口の部分が大変狭いのである。

　国民側の問題としては、「スティグマ」が挙げられる。たとえば、資力調査は、要保護者が「生活困窮者」であることを明かす儀式となっている。「適正化」は福祉事務所への敷居を高くし、申請を遠ざけ、被保護者には屈辱感を付与させる。保護を受ける行為は、保護を受けていない人からの道徳的非難として強烈な「スティグマ」を帯びやすい。保護を受けることは「後ろめたい」「肩身が狭い」「恥」「世間体が悪い」こととなり、必要時には権利として受けるという方向に傾きにくい。制度利用が保障されているのに権利行使しにくい環境となってしまっているのである。ごく最近、**行政側にわずかな変化**が見られ始めた。「漏給」対策には明るい兆しと言える。より全国的な動きとなるよう期待したい。

　他方、国は、**生活保護基準の引き下げ**を2000年代以降3回実施した。引き下げの根拠資料は毎回異なっており、一貫性はない。国にとって都合

漏給
本来生活保護を受給できる人が、受給していない（できていない）ことをいう。

新型コロナウイルスに関連した事務連絡や通知の例
「保護の要否判定等における弾力的な運用について」2021年1月29日厚生労働省社会・援護局保護課事務連絡
「現下の状況における、住宅扶助基準を上回る家賃の住居に居住する要保護者に対する転居に係る指導の指導の取扱いについて」2021年2月26日厚生労働省社会・援護局保護課事務連絡
「新型コロナウイルス感染症拡大の影響下の失業等により就労を中断している場合の通勤自動車の取扱いについて」2021年4月6日厚生労働省社会・援護局保護課長通知

捕捉率
生活保護が必要な人のうち、生活保護を受給している（できている）人の率。

濫給
本来生活保護を受給する必要のない人が、受給していることをいう。

水際作戦
生活保護で表面化する権利侵害の一つ。生活保護を利用するために福祉事務所を訪れた申請者に対し、申請書を配布しない、書類の不備等を理由に申請を受理しない等々、さまざまな方法で制度利用を抑制する行為である。

行政側のわずかな変化
厚生労働省「生活保護は国民の権利」とホームページで初PR（2021年）。東京都中野区で区民向けに「生活保護申請は権利です」と宣言するポスター作成、配布（2022年）。

2010 年代に二度引き下げを行った。

2013 年～ 2015 年および 2018 年 ～ 2020 年である。一度目は、「生活扶助相当 CPI」という初めての方法で、その当時物価が最も高かった「2008 年」と「2011 年」の「物価」を比べたら「下落した」ことを理由に。二度目は第 1・10 分位層（生活保護と同等か、生活保護基準以下で暮らす層）と生活保護受給者の「生活費」を比べたら「受給者」の方が高いことを理由とした。一度目の方法は、当時最新データであった「2012 年」の「物価」を同じ方式で「2008 年」と比べ直すと「物価」は「上昇した」という真逆の結果が出た。恣意的に「下落した」データを作りたいがために国が「最新データ」を使わなかった可能性がある。二度目も生活保護基準以下、つまり漏給の人と受給者を比べれば、受給者のほうが生活費は高いのは当然である。2022 年 9 月現在、この 2 つの引き下げに対して多くの受給者が国を相手取り、裁判で争っている。

任意事業の整備

厚生労働省「平成 28 年度生活困窮者自立支援制度の実施状況調査集計結果」に依拠すると、任意事業の整備率が最も高かった県は熊本県（100 ％）である。任意事業の整備率の低い県は奈良県（9％）、山形県（13％）、長崎県（17％）、青森、宮城、宮崎県（18％）となっている。

生活困窮者自立支援法の注意点

たとえば、保護の補足性の原理を理由に、本来生活保護適用が妥当な要保護者を他法に誘導するという運用が行われることも考えられる。

の良いデータで恣意的に判断したのではないかというそしりは免れないだろう。2022（令和 4）年 9 月現在、「社会保障審議会（生活保護基準部会）」で「過去の生活保護基準見直しによる影響分析」や「級地区分の見直し」等を踏まえながら生活保護基準の検討が進められている。議論の結果、どのような結論を出されるのか、注視する必要があろう。

一方、生活困窮者自立支援法については、国も力を入れており 2018 年 10 月の改正法施行によって、さらなる拡充が期待される。ところが都道府県によっては、任意事業の整備に大きな開きがある。法改正により、就労準備支援事業、家計改善支援事業の実施が努力義務化されたが、任意事業の支援体制の構築がより一層求められる。また、生活困窮者自立支援法が、生活保護適用を抑制する根拠とならないよう注意する必要もあろう。

漏給率を減らし、捕捉率を計画的に高めることが保護行政には求められる。しかし現状は、貧困対策の強化と生活保護基準の引き下げという、相反する動きがみられる。公的扶助制度は今、大きな岐路に立たされている。

3. 社会手当の現状と課題

A. 社会手当の意味と役割

社会手当は、公費を財源に金銭給付を行う制度であるが、公的扶助とは目的が異なっている。

社会手当は、先述したように社会保険の普遍的な給付の方法と、財源を公費で賄う公的扶助の方法を組み合わせたものである。社会保険が対象外とする生活リスクに対して、あらかじめ一定の条件に該当する人へ普遍的に金銭給付を行う制度である。社会保険制度を補足するという点から、**防貧**を目的としている制度でもある。また、最低生活保障を担うものではないことから、**救貧**を目的とする公的扶助とも、対人サービスによる支援を軸にする社会福祉制度とも異なる。ほかにも相違点がある。たとえば、保険料の支払いの可否が受給の要件とはならない。公費を財源としているが、資力調査（ミーンズ・テスト）は実施されず、**所得調査（インカム・テスト）**が実施されるという特徴がある。先述した一定の条件に該当する人が申請すれば、社会手当は支給されるのである。

日本では主に子どもがいる家庭で、一定の生活リスク（低所得・母子世

帯・障害児がいる家族など）をもつ世帯に対して社会手当が支給されてきた。成立年度が古い順にその制度概要を確認したい。児童の定義が制度ごとに異なる点に留意しなければならない。以下、児童扶養手当、特別児童扶養手当、（旧）児童手当、子ども手当、（新）児童手当の順に述べる。

B. 児童扶養手当

社会手当としてまず成立したのは**児童扶養手当**であり1961（昭和36）年に制定された。「児童扶養手当法」1条にて「父又は母と生計を同じくしていない児童が育成される家庭の生活の安定と自立の促進に寄与するため、当該児童について児童扶養手当を支給し、もつて児童の福祉の増進を図ることを目的とする」と記されている。制度開始時より2010（平成22）年7月までは、児童扶養手当の対象者は主に母子世帯であったが、**ワーキングプア**などによる父子家庭の貧困拡大の状況を踏まえ、2010年8月より父子家庭も児童扶養手当が支給されることとなった。これにより対象となるのは「ひとり親世帯」になった。

2022（令和4）年10月現在、**支給要件となる子どもは主に欄外のケース**となる。

児童扶養手当の費用は、国が3分の1、受給資格の認定を行う都道府県もしくは市町村が3分の2を負担している。なお、児童扶養手当には**所得制限**が設けられている。支給額は、**表10-1**のとおり。支給対象は、18歳到達後最初の年度末までの子どもとなる。障害をもつ子どもの場合は、20歳未満までが対象となる。

C. 特別児童扶養手当

1964（昭和39）年に制定された。「特別児童扶養手当等の支給に関する法律」の1条において「精神又は身体に障害を有する児童について特別児童扶養手当を支給し、これらの者の福祉の増進を図ることを目的とする」

表10-1　児童扶養手当の支給額（2022年度）

子ども	全額支給	一部支給
1人目	43,070円	43,060円 ～ 10,160円
2人目	10,170円	10,160円 ～ 5,090円
3人目	6,100円	6,090円 ～ 3,050円

※子供の数によって上記の金額が加算される。
※支給額は毎年度変動する。
出典）厚生労働省資料より筆者作成.

児童手当の注意点
児童手当は家族手当とも称され、子ども手当施行下の中でも制度の廃止は行われず現在に至っているが、2012（平成24）年4月以降の児童手当は旧来の児童手当と内容が大きく異なるため、本章では便宜上2012年3月31日までを（旧）児童手当、4月1日以降を（新）児童手当と記す。

ワーキングプア
働く貧困層と呼ばれる。就労によって得た賃金が、国が定める最低生活費よりも下回る生活状況を指す。海外では19世紀末より度々問題となってきたが、日本では近年の急速な貧困層の拡大によって社会問題化している。

支給要件となる子ども
①父母が婚姻を解消した子ども、②父または母が死亡した子ども、③父または母が一定程度の障害の状態にある子ども、④父または母が生死不明の子ども、⑤父または母が1年以上遺棄している子ども、⑥父または母が裁判所からDV保護命令を受けた子ども、⑦父または母が1年以上拘禁されている子ども、⑧婚姻によらないで生まれた子ども、⑨棄児などで父母がいるかいないかが明らかでない子ども
主に上記の子どもを養育するひとり親、もしくは子どもを養育している祖父母などに支給される。

児童扶養手当の所得制限
親1人と子ども1人の2人世帯の場合、年収1,600,000円未満であれば、全額支給となる。1,600,000円以上3,650,000円未満の場合は、月額43,060円～10,160円までの間で年収に応じ支給額が10円単位で変化する。年収3,650,000円以上の場合は支給されない。

と記されている。障害をもつ子どもを養育する家庭（父または母もしくは養育者）に対して金銭給付を行う。成立当初は主に知的障害を対象にしていたが、身体障害・精神障害と対象とする幅が広がり現在に至っている。

　特別児童扶養手当における子どもとは、20 歳未満を指す。支給額は、障害の等級によって違いがあり、2022 年度では、障害の等級が中度（2級）の場合は、月額 3 万 4,900 円が、重度（1 級）の場合は、月額 5 万 2,400 円が支給された。受給資格者や扶養義務者の所得制限が設けられており、一定の額以上収入がある場合は、支給がなされない。扶養義務者の収入額が、所得制限で考慮されるところである。

　特別児童扶養手当にかかる費用はすべて国が負担している。ここは、児童扶養手当と異なる点である。受給資格の認定は都道府県に業務を任せる**法定受託事務**として行われている。申請などの具体的な書類の手続きは市町村が担う。役割が明確に分かれていることがポイントである。

　子どもが 20 歳以上となれば、国民年金の加入が義務となる。その結果障害基礎年金が支給されるようになるので、20 歳未満か以上かによって社会手当から年金制度へバトンが渡されるようになっている。それぞれが社会保障制度を補完し合っている例の一つといえる。

D.（旧）児童手当

　1971（昭和 46）年に制定された。旧「児童手当法」1 条において「児童を養育している者に児童手当を支給することにより、家庭における生活の安定に寄与するとともに、次代の社会をになう児童の健全な育成および資質の向上に資することを目的とする」と記され、保護者などの所得が一定水準以下であることを要件に金銭給付が実施された。

　児童手当は、近年短い期間に何度か制度変更が行われた。**（旧）児童手当→子ども手当→子ども手当に関する特別措置法→（新）児童手当**である。これらの制度を比較したものが**表 10-2** である。支給対象の児童、支給金額、所得制限等が制度ごとに異なる点に留意しなければならない。

　なお、**（旧）児童手当における子ども**とは、生後から 12 歳到達後最初の 3 月 31 日までの間にある子を指し、該当する子どもを養育する保護者等に対して支給される仕組みだった。また、所得制限があり、現行の仕組みと異なっている。2009 年度の場合、前年の所得が 574 万円（4 人世帯の場合）以上の場合は支給されない。ただし、会社員や公務員などでは、所得が 574 万円以上 646 万円未満（4 人世帯の場合）であるときは、特例的に支給が行われていた（**特例給付**）。

（旧）児童手当
1971（昭和 46）年〜 2012（平成 24）年 3 月 31 日

（旧）児童手当における子ども
（旧）児童手当における子どもとは、制度誕生当初は、3 人目の子ども且つ 5 歳未満を指していた。幾度かの対象年齢の引き上げが行われた後、2 人目の子どもが対象となったのは、1985（昭和 60）年の法改正から、さらに 1 人目の子どもが対象となったのは、1990（平成 2）年の法改正からであった。（旧）児童手当における子どもが、本文のとおりとなったのは 2005（平成 17）年の法改正によってである。

表 10-2　新旧児童手当・子ども手当の制度比較

	(旧)児童手当	子ども手当	特別措置法時の子ども手当	(新)児童手当(移行期間)	(新)児童手当	(新)児童手当
根拠法	児童手当法	2010年度(等)子ども手当法	子ども手当特別措置法	児童手当法		
時期	～2010年3月分まで	2010年4月分～2011年9月分	2011年10月分～2012年3月分	2012年4月分～5月分	2012年6月分～2022年5月分	2022年6月分～
実際の支給時期	毎年2・6・10月に前月分までの4ヵ月分を支給					
支給対象の児童(子ども)	小学校卒業まで(12歳に到達後最初の年度末まで)	中学校卒業まで(15歳到達後最初の年度末まで)				
児童の国内居住要件	なし	2010年度はなし2011年度はあり	あり	あり	あり	あり
所得制限	所得制限あり所得制限：年収860万円程度(配偶者を扶養し、子どもが2人いる4人世帯の場合)	所得制限なし			所得制限あり所得制限：年収960万円程度(配偶者を扶養し、子どもが2人いる4人世帯の場合)	所得制限あり所得制限限度：年収960万円程度所得制限上限：年収1200万円程度(両方とも配偶者を扶養し、子どもが2人いる4人世帯の場合)
児童(子ども)1人あたりの支給額	〔所得制限にならない世帯〕3歳未満→月1万円3歳以上小学校卒業まで→原則月0.5万円(第3子以降は月1万円)〔所得制限になる世帯〕支給なし(ただし特例給付該当世帯はあり)	一律月1.3万円	3歳未満→月1.5万円3歳以上小学校卒業まで→原則月1万円(第3子以降は月1.5万円)中学生→月1万円		〔所得制限にならない世帯〕3歳未満→月1.5万円3歳以上小学校卒業まで→原則月1万円(第3子以降は月1.5万円)中学生→月1万円〔所得制限になる世帯〕特例給付として、当面の間、月0.5万円を支給	〔所得制限にならない世帯〕3歳未満→月1.5万円3歳以上小学校卒業まで→原則月1万円(第3子以降は月1.5万円)中学生→月1万円〔所得制限限度になる世帯〕特例給付として、月0.5万円を支給〔所得制限上限になる世帯〕支給なし
総支給額(年間換算)	約1兆円	約2.7兆円[注1]	約2.5兆円[注1]		約2.0～約2.3兆円[注2]	[注3]

〔注1〕手当の支給を同じ金額で1年間行ったと仮定した場合(平年度)の総支給額である。
〔注2〕内閣府「児童手当事業年報」に依拠し作成。
〔注3〕内閣府(2021)「子ども・子育て支援法及び児童手当法の一部を改正する法律案の概要」では、改正により約370億円の財政(削減)効果と見込んでいる。
出典)是枝俊吾(2012)「新旧児童手当、子ども手当と税制改正のQ&A」大和総研ウェブサイト(2016年8月20日取得)を一部加筆修正.

表 10-3　旧児童手当の費用負担の割合(2009年度)

支給対象児童		事業主	国	都道府県	市町村	所属庁
0～3歳未満	被用者	7/10	1/10	1/10	1/10	—
	非被用者	—	1/3	1/3	1/3	—
	公務員	—	—	—	—	10/10
	特例給付	10/10	—	—	—	—
3歳以上小学校修了前		—	1/3	1/3	1/3	

出典)厚生労働省資料より筆者作成.

　費用は、支給される子どもの親などが、被用者か非被用者か、公務員か、特例給付該当かによって負担割合が異なっていた。それを表したのが**表10-3**である。子どもが3歳未満で保護者が被用者の場合、被用者を雇う事業主に負担が課される。児童手当の特徴の一つである。制度の運営は、

E. 子ども手当、子ども手当に関する特別措置法

子ども手当における根拠法、子どもの定義、子ども手当の受給者
表10-2をみると、子ども手当の頃は根拠法が毎年度異なる。これは年度ごとの時限立法で制度が作られていたことに由来する。子どもの定義も年度ごとに異なっていた。2010年度は、生後より15歳到達後最初の3月31日までの者。2011年度は18歳到達後最初の3月31日までの者と定義が異なる。しかしながら、支給対象は定義に関係なく15歳到達後最初の3月31日までの子どもとされていた。子ども手当の受給者は、該当する子どもを監護し生計を維持し、かつ国内に居住している下記の者に支給される仕組みであった。①その子どもを監護し生計を同じくする父または母②父母に監護されずまたはこれと生計を同じくしない子どもを監護し、その生計を維持する者（例、祖父母や親せきなど）③子どもを監護し、生計を同じくするその父または母であって、父母に監護されずまたはこれと生計を同じくしない子どもを監護し、その生計を維持する者（例、子どもが海外にいるなど）。

子ども手当は、2010（平成22）年3月31日に成立、翌日の4月1日に施行された制度である。生活リスクは特に支給要件とはならず、当初は子どもをもつ親に対して所得制限なしに支給された。次代の社会を担う子どもの健やかな育ちを支援することを目的とし、家計に直接支援を行うことを目指したものである。なお、子ども手当は、左記の①～③に該当する者に支給される仕組みであった（③は2010年度のみ適用）。詳しい支給金額、費用負担等については**表10-2**、**表10-4**、**表10-5**を参照されたい。

子ども手当は、社会全体で子育てを支援することを目的としているが、当初から下記のように支給対象外となる子どもの問題が指摘されていた。①親などが海外に在住し、子どもは国内に居住している場合。②乳児院や児童養護施設などで暮らす子どもの中で、両親の居所が生死にかかわらず不詳の場合である。そこで、親などのいない施設に入所する子どもに対し

表10-4　子ども手当における費用負担の割合

（2010〔平成22〕年4月1日～2011〔平成23〕年9月30日）

支給対象児童		国	都道府県	市町村
0～3歳未満	被用者	11/13	1/13	1/13
	非被用者	19/39	10/39	10/39
3歳以上～小学校修了前	第1子第2子	29/39	5/39	5/39
	第3子以降	19/39	10/39	10/39
中学生		10/10	—	—

出典）子ども手当制度研究会編『子ども手当2010』p.70より抜粋.

表10-5　子ども手当に関する特別措置法時の費用負担の割合

（2011〔平成23〕年10月1日～2012〔平成24〕年3月31日）

支給対象児童		児童手当（5,000円～10,000円）分の負担割合		
		事業主	国	地方
0～3歳未満	被用者	7/10	1/10	2/10
	非被用者	—	1/3	2/3
3歳以上～小学校修了前		—	1/3	2/3
中学生		—	10/10	—

※子ども手当分（5,000円）は国が10/10負担する。公務員の場合は所属庁が全額負担する。

出典）厚生労働省資料より筆者作成.

表 10-6　児童手当の費用負担の割合（2022 年度）

支給対象児童		被用者				非被用者			公務員
		事業主	国	都道府県	市町村	国	都道府県	市町村	所属庁
0〜3歳未満	特例給付	−	2/3	1/6	1/6	2/3	1/6	1/6	10/10
	児童手当	7/15	16/45	4/45	4/45	2/3	1/6	1/6	10/10
3歳以上中学校修了前	特例給付	−	2/3	1/6	1/6	2/3	1/6	1/6	10/10
	児童手当	−	2/3	1/6	1/6	2/3	1/6	1/6	10/10

出典）厚生労働省資料より筆者作成.

ては「**安心子ども基金**」を活用することで子ども手当相当額が行き渡るよう、施設に対して支援を行うこととなった。

F.（新）児童手当

2012（平成 24）年 4 月 1 日より、再度（新）児童手当制度となった。

「児童手当法」1 条では「児童を養育している者に児童手当を支給することにより、家庭等における生活の安定に寄与するとともに、次代の社会を担う児童の健やかな成長に資することを目的とする」と規定されているが、以前の児童手当とは「家庭等」という文言の部分が変化している。最近では、2022（令和 4）年 6 月より所得制限の強化、毎年 6 月に提出が必要であった「現況届」の原則廃止とする法改正が図られた。また、2022 年 10 月支給分より「所得制限上限」に該当する高所得世帯に対して「特例給付」が廃止された。

支給金額等に関しては**表 10-2** を、費用負担については**表 10-6** を参照されたい。それ以外の**主なポイント**は欄外のとおり。

2022（令和 4）年 10 月現在、上記の方法で実施されている。

G. 社会手当制度の課題

このように社会手当制度は近年大きな制度変更が短期間に集中した。子どもに予算をかける仕組みを整えようとする社会的意義は大きい。『令和 4 年版少子化社会対策白書』に依拠すると、日本の国家予算に占める子どもにかける予算は、対 GDP 比で 2019 年度 1.73％と先進諸国と比べても低い。ドイツ、フランス、イギリス、スウェーデンは、それぞれ 2.39％、2.85％、3.24％、3.4％と日本を上回っている[2]。未来に対する投資として子どもへの予算を充実することは今後必要不可欠であるとすれば、社会手当による金銭給付と同時に保育所の増設など幅広い子育て支援策の実施を進めることが肝要である。

安心子ども基金
2008（平成 20）年から開始された。国から交付される交付金を財源に各都道府県が基金を造成し、そこから保育所の整備、認定子ども園の整備などを行うことで、子育て環境の整備を目的としている。

（新）児童手当
2012（平成 24）年 4 月 1 日〜

（新）児童手当の主なポイント
①「現況届」が求められるケース。
（1）離婚協議中で配偶者と別居中の者
（2）配偶者からの暴力等により、住民票の住所地と実態が異なる者
（3）支給要件児童の戸籍および住民票がない者
（4）法人である未成年後見人、施設等の受給者
（5）その他自治体から提出の案内があった者
②児童に国内居住要件あり（留学中は除く）。
③児童養護施設等に入所中の児童に対しては施設の設置者等に支給する。
④保育料を児童手当から特別徴収可能。また給食費等も本人の同意の上手当から納付可能。

4. 社会福祉制度の仕組みの変容

　社会福祉は対人サービスを活用して個々の生活リスクの解決にあたる制度であるが、サービスの提供方法は近年大きな変容があった。キーワードは「**措置（委託）制度**」と「**契約制度**」である。契約制度には保育所方式・支援費制度・自立支援給付・子どものための教育保育給付とあり、サービス提供の仕方が異なっている。まず措置制度に関して確認する。

A. 措置制度

　この措置制度では、サービスの提供を決定するのは市町村などの行政側であり、措置権を有している。措置権者である行政はその専門的な見地から、サービス提供を行う事業者を選び、サービスを提供するよう措置を委託すると同時に、措置にかかる費用を事業者に支払う。利用者は行政から具体的な措置内容を伝えられ、支払える範囲で行政に費用を支払う（**応能負担**）（**図10-1**）。措置制度の利点および欠点は次のとおりである。

【利点】

①利用者が申請すれば、後は行政が事業者の選定やサービスの内容などをすべて決めてくれる。

②事業者にとっては、自動的にクライエントが入所してくるので、常に安定したサービス提供と経営ができる。

③行政としては、措置が必要な人に優先して決定が行えるので、生活リスクの度合いが高い人にサービスが行き渡りやすい。

図10-1　措置（委託）制度の仕組み

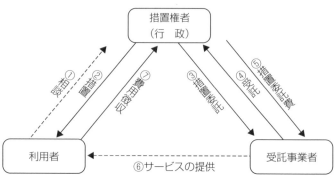

出典）厚生労働省資料より作成.

【欠点】

①利用者の希望が反映されない。

②施設と利用者との間が**パターナリズム**的な関係になりやすい。

③施設間の競争によるサービスレベルの向上や、利用者本位の支援を行う芽が生まれにくい。

　これら諸々の反省に立って「契約制度」が作られ実施されている。

B. 契約制度

　契約制度は、保育所への入所という部分で開始され、その後障害者福祉分野へと拡大され実施されてきた。順に確認する。

［1］保育所方式

　1998（平成 10）年に開始された**保育所方式**では、それまで行政が決めていた施設入所の決定を申請者にまかせたという点が大きい。施設と直接入所の契約をとることはできないが、利用者が施設を利用したいときは、市町村に入所希望を申請することができるようにした。市町村は施設に空きがあれば、入所が決定するようになった。この結果、サービス提供事業者は施設間で特色を出しサービスのレベルを向上させないと、経営が成り立たなくなった。費用は国と市町村が 2 分の 1 ずつを負担し、利用者は市町村にサービスの費用を応能負担する。これは措置制度と変わらない。保育所方式は、2015（平成 27）年 4 月より私立保育所のみの適用となった。その理由は後述する。

　ところで、老人福祉分野はこの間、2000（平成 12）年に介護保険制度が開始されたことによって、特別養護老人ホームの利用は措置から介護保険制度へと提供方法が移行している。利用者が施設を選んで契約し利用する仕組みが出来上がっていることをふまえて支援費制度に移りたい。

［2］支援費制度

　支援費制度は、2003（平成 15）〜 2005（平成 17）年度にかけて行われた障害者福祉サービスの提供方法である。支援費制度の対象者は、身体障害者、知的障害者ならびに障害児である。障害者施設、老人福祉施設、在宅福祉サービスなどを利用するとき、利用者は施設を自ら選び契約できるようになった。そして行政は利用を支援するための費用を支給する役割に変わった。費用は国と市町村が 2 分の 1 ずつ負担し、応能負担であることは措置制度と同じである。だが、費用の支払い先がサービス提供事業者へ

パターナリズム
強い立場の者（支援者）が弱い立場の者（クライエント）の利益のために支援、介入を行う考え方。介入主義、父権主義等と訳され「過度なおせっかい」とも表される。支援者主体の支援となるので、クライエントの要望が反映されにくく、対等な立場でやりとりすることが難しい。対義語はマターナリズム。母性主義と訳される。

変更された。市町村は利用者負担分を除いた残りの額を支援費として事業者に支給した（**図10-2**）。

図10-2　支援費制度の仕組み

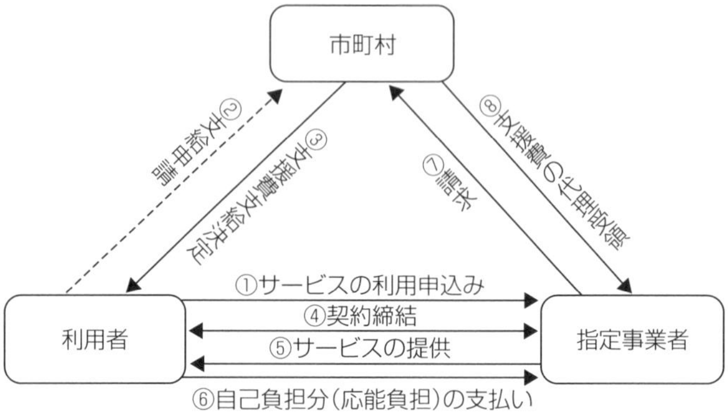

出典）厚生労働省資料より作成.

　施設間のサービス向上をねらいとしたこの制度は、短時間で大きな問題に直面した。利用者が望めばいろいろなサービスの組み合わせが無限に可能であった結果、支援費の増大を招いてしまったのである。措置制度と違い、毎年必要となるサービス量が判断できないとともに、支援費の増大が利用者に対するサービスとして適切なものか否かもわかりづらかった。そのため、わずか3年で支援費制度はお役御免となったのである。

［3］　自立支援給付

　2005（平成17）年に**障害者自立支援法**が制定されたことで、障害者福祉分野は2006（平成18）年度より支援費制度から**自立支援給付**へとサービス提供方法が変更された。

　対象者は、身体障害者、知的障害者、障害児、精神障害者である。特徴は、提供できるサービス量が決められたこと、原則サービスにかかった費用の1割を**応能負担**することである。個々人にどれだけサービス提供ができるかは、審査会による障害支援区分の認定、介護者の状況、本人の希望などが勘案され決定となる。利用者負担（1割負担のほか、食費や光熱水費）を除くサービスにかかる費用は、国、都道府県、市町村がそれぞれ2分の1、4分の1、4分の1ずつ負担する（**図10-3**）。

　自立支援給付は、施設入所・居宅介護（ホームヘルプ）・同行援護等を担う介護給付、就労移行支援・就労継続支援・共同生活援助（グループホーム）などを担う訓練等給付のほか、地域相談支援、計画相談支援の4つに分かれている。

障害者自立支援法
2013（平成25）年に「障害者総合支援法」に名称変更。

応能負担
制度開始当初は、介護保険と同様負担能力別に上限が定められた1割の定率負担であった。2012（平成24）年から現行の方法に変わっている。

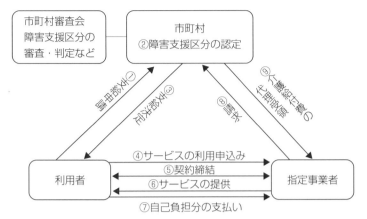

図 10-3 自立支援給付の仕組み

図中:
- 市町村審査会 障害支援区分の審査・判定など
- 市町村 ②障害支援区分の認定
- ①支給申請
- ③支給決定
- ⑧請求
- ⑨介護給付費の支払い
- 利用者
- 指定事業者
- ④サービスの利用申込み
- ⑤契約締結
- ⑥サービスの提供
- ⑦自己負担分の支払い

出典）椋野美智子・田中耕太郎『はじめての社会保障—福祉を学ぶ人へ（第19版）』有斐閣アルマ，2022，p.97 より抜粋.

［4］子ども・子育て支援制度

2015（平成27）年4月より**保育所・認定こども園・幼稚園への給付**は、子ども・子育て支援法による「子どものための教育・保育給付」としてサービス提供方法が変化した。仕組みとしては次のとおりである。

利用の申し込みとは別に市町村がニーズを客観的に認定する。認定には第1号から第3号まである。第1号は、3歳以上で保育は必要でなく教育のみを希望する、第2号は、保育が必要で3歳以上、第3号は、保育が必要で3歳未満と分けられている。2、3号の時は必要な保育量もこの時に認定される。認定後利用者は、保育所、**認定こども園**、幼稚園等の施設や**地域型保育**の事業者を選択し契約を交わす。その結果サービス提供が開始される。3号認定の場合のみ、利用者は応能負担で利用料を施設に支払う（**表10-7**）。自立支援給付と違い、定率の上限の設定はない。一方、自治体は施設に子どものための教育・保育給付として支給する（**図10-4**）。

制度開始当初から2019（令和元）年9月までは、1〜3号認定の利用者すべてに収入に応じた利用料が発生していた。2019年10月から、制度改正により3歳以上の子ども、つまり1、2号認定の利用者の場合、利用料が無料となった。費用負担を求められるのは、現行では3号認定の利用者のみである。

3歳以上の子どもにかかる民間施設の費用は国2分の1、都道府県4分の1、市町村4分の1で負担する。0〜2歳の子どもにかかる民間施設の費用は、2022年度の場合、利用者負担分を除く16.32％を子ども・子育て拠出金が担い、残りは国2分の1、都道府県4分の1、市町村4分の1で負担する。公立施設の場合は、利用者負担を除き、全額を設置自治体が負

保育所・認定こども園・幼稚園への給付
たとえば、放課後児童健全育成事業等もこの給付方式となっている。
なお、私立保育所は、p.205の保育所方式のままである。

認定こども園
認定こども園は、2006年に創設された。親の働き方（共働きか否か）に関係なくすべての子どもが利用できる保育と教育を一体的に提供する。

地域型保育
地域型保育には、小規模な保育施設や訪問型の保育サービス等が該当する。

子ども・子育て拠出金
児童手当等のために事業主が、国に納めたお金である。

設置自治体の負担
市町村は、教育・保育給付のほかに、地域の実情に応じて「地域子ども・子育て支援事業」を行っている。この事業は、たとえば、①延長保育、②放課後児童クラブ、③病児保育、地域の子育て支援拠点が該当する。事業にかかる費用は、市町村が負担し、都道府県と国は予算の範囲内で交付金を出している。①〜③の事業については、国の負担分は子ども・子育て拠出金から賄われている。

[redacted] 担している。

なお、多くの社会福祉制度の提供方法は契約制度に移行しているが、措

図 10-4　子ども・子育て支援の仕組み

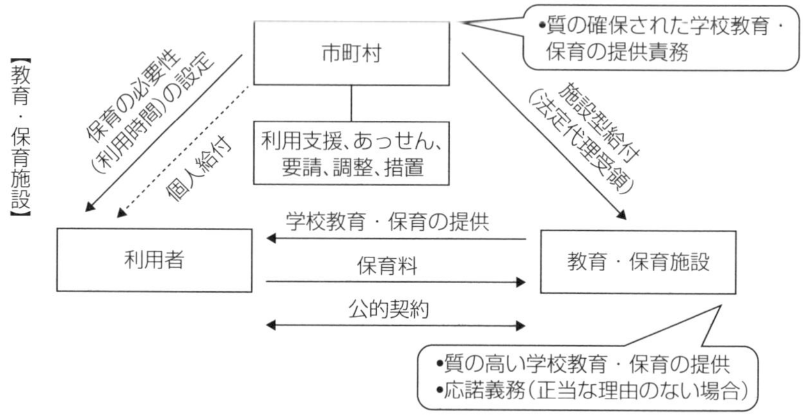

出典）内閣府資料より作成.

表 10-7　2022 年度における特定教育・保育施設等の利用者負担（月額）

保育認定の子ども　　　（3 号認定：満 3 歳未満）

	階層区分 () 内年収	利用者負担	
		保育標準時間	保育短時間
多子カウント年齢制限なし	①生活保護世帯	0 円	0 円
	②市町村民税 所得割非課税世帯 (～約 260 万円)	0 円	0 円
	③所得割課税額 48,600 円以下 (～約 330 万円)	19,500 円 【9,000 円】	19,300 円 【9,000 円】
	④所得割課税額 57,700 円未満 【77,101 円未満】 (～約 360 万円)	30,000 円 【9,000 円】	29,600 円 【9,000 円】
〃有り(小学校就学前)	97,000 円未満 (～約 470 万円)	30,000 円	29,600 円
	⑤所得割課税額 169,000 円未満 (～約 640 万円)	44,500 円	43,900 円
	⑥所得割課税額 301,000 円未満 (～約 930 万円)	61,000 円	60,100 円
	⑦所得割課税額 397,000 円未満 (～約 1,130 万円)	80,000 円	78,800 円
	⑧所得割課税額 397,000 円以上 (約 1,130 万円～)	104,000 円	102,400 円

注　1）教育標準時間認定の子ども（1 号認定）、保育認定の子ども（2 号認定・満 3 歳以上）の利用者負担額は 0 円。

2）【　】書きは、ひとり親世帯、在宅障害児（者）のいる世帯、その他の世帯（生活保護法に定める要保護者等とくに困窮していると市町村の長が認めた世帯）の額。

3）満 3 歳に到達した日の属する年度中の 2 号認定の利用者負担額は、3 号認定の額を適用する。

4）小学校就学前の範囲において、特定教育・保育施設等を同時に利用する最年長の子どもから順に 2 人めは上記の半額、3 人め以降については 0 円とする。ただし、年収約 360 万円未満相当の世帯においては多子カウントにおける年齢制限を撤廃し、年収約 360 万円未満相当のひとり親世帯等については 2 人め以降については 0 円とする。

5）給付単価を限度とする。

出典）椋野美智子・田中耕太郎『はじめての社会保障―福祉を学ぶ人へ（第 19 版）』有斐閣アルマ，2022，P.102，表 2-4 抜粋.

置制度は現在も一部で残っている。乳児院・児童養護施設・児童自立支援施設・養護老人ホーム・婦人保護施設・生活保護の施設でのサービスなどは今日でも措置制度下にある。

「**措置から契約へ**」という言葉がよく言われているが、実際は「措置から契約へ」サービスの提供方法が完全に変わったのではなく、「措置と契約」制度がそれぞれ社会福祉サービスの提供を行っているのである。

注)

(1) 日本弁護士連合会が作成した「生活保護法改正要綱案のリーフレット」には研究者チームによる4つの捕捉率調査が公表されているが、9%から19.7%と低率である。諸外国との比較としてドイツとイギリスの例が述べられているが、前者87%、後者85%となっている。また、2010（平成22）年および2018（平成30）に厚生労働省が公表した「生活保護基準未満の低所得世帯数の推計について」に依拠すると、資産を考慮しない場合の捕捉率は、2007年で15.3％、2016年で22.9％。資産を考慮した場合の捕捉率は、2007年で32.1％、2016年で43.7％となる。いずれもドイツ、イギリスなどとは大きく差のある数値である。

(2) 内閣府ウェブサイト「令和4年版 少子化社会対策白書」.

引用参考文献

- 岩田正美・岡部卓・清水浩一編『貧困問題とソーシャルワーク』有斐閣，2003.
- 篭山京『公的扶助論』光生館，1978.
- 小沼正『貧困―その測定と生活保護（第2版）』東京大学出版会，1980.
- 小沼正・地主重美・保坂哲哉編『社会保障概論』川島書店，1984.
- 子ども手当制度研究会編『子ども手当2010』ぎょうせい，2010.
- 志田民吉・伊藤秀一編『社会福祉サービスと法』建帛社，2007.
- 杉村宏『人間らしく生きる―現代の貧困とセーフティネット』放送大学叢書，2010.
- 椋野美智子・田中耕太郎『はじめての社会保障―福祉を学ぶ人へ（第19版）』有斐閣アルマ，2022.
- 西尾祐吾・清水浩一編『公的扶助論』相川書房，1991.
- 西尾祐吾『貧困・スティグマ・公的扶助』相川書房，1994.
- 日本弁護士連合会編「生活保護法改正要綱案」，2008.
- 『社会保障の手引き2022年版』中央法規出版，2022.
- 日本医療ソーシャルワーク研究会編『医療福祉総合ガイドブック2022年度版』医学書院，2022.
- 『生活保護手帳別冊問答集2022年度版』中央法規出版，2022.
- スピッカー，P. 著／西尾祐吾訳『スティグマと社会福祉』誠信書房，1987.

■理解を深めるための参考文献

- 伊藤秀一編『貧困に対する支援』新・社会福祉シリーズ16，弘文堂，2021.
  貧困の変遷、制度の変遷、現代の貧困とその対応策についてわかりやすく整理されている。公的扶助制度を学ぶのに有益な一冊である。
- 杉村宏『人間らしく生きる―現代の貧困とセーフティネット』放送大学叢書，2010.
  日本の貧困とそれに対処する公的扶助制度の特徴と、問題点を鋭く指摘している。これまでの保護行政の動向が書かれておりわかりやすい。
- みわよしこ『生活保護リアル』日本評論社，2013.
  生活保護にまつわる偏見や誤解等を取材の中から丁寧に解きほぐしている。一時の報道等に惑わされずに、日本の生活保護の問題を理解するには有効な一冊である。

コラム 扶養照会（扶養義務確認）の抜本的な改善を

生活保護法は、最後の安全網であることから、その他の社会保障制度の適用がまず優先される。生活保護法4条2項で、扶養義務者による扶養は保護に優先されると記載されている。この関係で日本の生活保護行政では、扶養義務者に該当すれば、「扶養照会（扶養義務確認）」を実施する。書面等で可能な範囲で金銭援助等の扶養ができないか福祉事務所から連絡が入る。親族に知られることを恐れ、要保護者が生活保護申請をためらう大きな原因の1つとして、古くから問題視されている仕組みである。

厚生労働省は、2021年3月、扶養照会が不要なケースを明記した『生活保護別冊問答集』の改正を通知した。①申請した要保護者への調査によって、「扶養義務者」がいた場合、要保護者に聞き取りを行い扶養の可能性の調査（「可能性調査」という）を行う。②「可能性調査」の聞き取りの中で、要保護者が扶養照会を拒んだ場合、特に注意してその理由を聞き取る。③扶養照会の対象となる扶養義務者が**「扶養義務確認が期待できない者」**に該当するかどうか検討を行う。④「扶養義務確認が期待できない者」であれば、扶養照会を行わないこととして差し支えない。この通知は、申請する要保護者の意向を尊重して判断するという新しい方法であり、「扶養照会」を省略し、申請をためらう要素を減らす効果が期待される。

他方、現場の福祉事務所の対応は温度差が激しい。東京新聞2022年9月4日および9月8日号に依拠すると、東京新聞が都内28自治体に昨年の新しい通知によって扶養照会の運用方法を変えたか問うた所「変えていない」が、19自治体にのぼり、70%にものぼった。「扶養照会」は原則実施という規定が残されているのが原因と考えられる。「扶養照会」を省略できる通知が存分に活かしきれていない問題が浮き彫りとなった。

そこで参考になるのは、ドイツの運用方法である。ドイツでは、日本と同じく、公的扶助制度を受ける際の扶養義務者の「扶養照会」の規定があるが、決定的に異なる点がある。要保護者に扶養義務者の扶養を求めるかどうか、委ねているのである。要保護者が拒めば、ドイツ政府はその理由を問うことなく、公的扶助制度を適用させる。原則実施としている日本と異なるこの仕組みは、申請をためらう可能性を大いに減らす一助となるだろう。要保護者の「福祉権」保障のためにもさらに一歩踏み込んだ改善を国には要望したい。

扶養義務確認が期待できない者の例
①被保護者、社会福祉施設入所者、長期入院患者、専業主婦（主夫）、未成年者、70歳以上の高齢者
②要保護者と借金や相続を巡る対立がある。縁を切られている。10年程度音信不通である等関係不良である者
③暴力、虐待等の経緯があり、扶養照会することが、要保護者の自立に明らかに阻害することとなる者
④これら以外でも①〜③と同等のものと判断できる者

東京新聞2022年9月4日「生活保護申請の「扶養照会」なぜ格差「原則実施」が変わらないから制度の前提に問題」
東京新聞2022年9月4日「生活保護の大きな壁「扶養照会」都内28市区、実施10％弱〜90％強と格差「ばらつくなら廃止を」」
東京新聞2022年9月8日「生活保護申請の際に自治体が親類らに問い合わせる「扶養照会」実は金銭的援助につながらず本紙調査で浮かぶ」

第11章 諸外国における社会保障制度

本章では、社会保障制度の国際動向を福祉レジームの枠組みから概観したうえで、諸外国における社会保障制度が示すさまざまな形態を学び、その特徴を把握していく。各国の制度を概観していく中で類似性や差異を認識し、日本の社会保障制度に関する知識を高め、その特性への理解を深めていく。

1

エスピン–アンデルセンにより立体的に類型化された「福祉レジーム」論を学び、3つの福祉レジームの比較を通しての諸外国における社会保障・福祉国家の傾向を理解する。

2

福祉レジームの枠組みから諸外国における年金、医療、介護の現状を概観し、各国における社会保障制度の特徴について理解を深める。

3

諸外国における高齢化の状況と社会保障の給付規模の関係について理解する。また、社会保障支出の内訳を概観し、諸外国との比較から日本の特徴を学ぶ。

1. 福祉レジーム

　社会保障は、比較的新しくしかも歴史的・相対的概念であり、この言葉が意味する内容はそれぞれの国において異なっている。

　1990 年、デンマークの社会学者であるエスピン-アンデルセンは著書『福祉資本主義の三つの世界』の中で、福祉国家を脱商品化指標、社会的階層化指標、国家・市場・家族の相互関係を用いて立体的に分類し「3 つの福祉レジーム」という概念を提起した。「3 つの福祉レジーム」は、①自由主義的福祉レジーム、②社会民主主義的福祉レジーム、③保守主義的福祉レジームから成り、各国の社会保障制度を比較していくうえで欠くことのできない重要な国際比較類型論となっている[1][2]（**表 11-1**）。

　なお、脱商品化とは、働いているかいないかにかかわらず、市場に頼らず個人とその家族が社会的に認められた一定水準の生活を維持することが可能かどうか、その度合いを示す指標である。また、社会的階層化とは、福祉国家の社会政策が、階層的な不平等を高めるのか（低めるのか）、その度合いを示す指標を意味している。

A. 自由主義的福祉レジーム

　自由主義的福祉レジームでは、市民生活に対する国家の介入が最小限にとどめられる「小さな政府」が志向され、社会政策は市場を中心とした個人主義的なものとなっている。社会福祉に関する給付は**ミーンズ・テスト**に基づくものが多く、対象は低所得者などに限定される（脱商品化：低）。そのため、国家による給付は最小限に控えられ、国民の負担率も低下する「低福祉低負担」となっている。国家の介入が少ない分、民間の福祉サービスが積極的に供給され、国家はそれを支援するかたちをとる（社会的階層化：高）。

　自由主義的福祉レジームの代表的な例としては、アメリカ、カナダ、オーストラリア、ニュージーランド、イギリスなどアングロ・サクソン諸国が挙げられる。

ミーンズ・テスト
資力調査ともいう。その人（世帯）の収入や資産などを調べること。

B. 社会民主主義的福祉レジーム

社会民主主義的福祉レジームでは、国家による財政支出、国民による税負担が高く、その分、国家による給付が手厚く設定された「高福祉高負担」の「大きな政府」が志向され、普遍的な社会政策が実施される。

国家は同一労働同一賃金、完全雇用の保障を目指すことでリスクを最小化する（脱商品化：高）とともに、高い国民負担率を維持している。これにより、対象者を差別することなく普遍的で高水準の福祉が提供できるのである（社会的階層化：低）。そのため、民間サービスに対する国家の姿勢は消極的なものとなる。

社会民主主義的福祉レジームの代表的な例としては、スウェーデンやデンマークなどの北欧諸国が挙げられる。

C. 保守主義的福祉レジーム

保守主義的福祉レジームは、欧州大陸諸国にみられ、共同連帯や家族主義など共助を特徴とする。また、職域集団ごとに分立した社会保険制度が中心となっているが、専業主婦は対象から除外されている（脱商品化：やや高、社会的階層化：高）。家族手当について比較的高額の給付が行われていることから専業を希望する主婦は多い。一方、社会的保護は稼ぎ手である男性に偏ったものであり、家族は、構成員の福祉に対する責任をもつ「家族中心主義」である。保険などの付加給付は最小限とされ、民間サービスも周辺的なものにとどめられている。

表 11-1　3つの福祉レジームの比較（概要）

類型	主な特徴	所得再分配の規模	給付の対象・性格	福祉と就労支援の連携
自由主義レジーム（アングロ・サクソン諸国）	市場の役割大	小規模（小さな政府）	生活困窮層向け給付が多い。選別主義	強ワークシェア（就労が給付の条件）
社会民主主義レジーム（北欧諸国）	国家の役割大	大規模（大きな政府）	現役世代向け、高齢世代向けともに充実。普遍主義	中アクティベーション（雇用可能性を高める）
保守主義レジーム（大陸ヨーロッパ諸国）	家族・職域の役割大	中〜大規模	高齢世代向け給付が多い。社会保険は普遍主義公的扶助は選別主義	中〜強（強化傾向）

出典）厚生労働省編『平成24年版　厚生労働白書』日経印刷，2012，p.84.

保守主義的福祉レジームの代表的な例としては、オーストリアやフランス、ドイツなどの大陸ヨーロッパ諸国が挙げられる。

2. 諸外国における社会保障制度の概要

　福祉レジームをもとに、諸外国における社会保障制度について概観していく。自由主義的福祉レジームではアメリカとイギリス、社会民主主義的福祉レジームではスウェーデン、保守主義的福祉レジームではドイツとフランスを取り上げる。

A. アメリカ

社会保障
Social Security

ニューディール政策
1929 年の世界恐慌に対する対策として、第 32 代アメリカ大統領に就任したフランクリン・D. ルーズベルトによって行われた失業者救済を中心とする社会経済政策。ニューディール（New Deal）とは、「新規まきなおし」の意味。

　アメリカは、1935 年に制定した社会保障法の中で、初めて**社会保障**という言葉を用いた国といわれている。社会保障法は、フランクリン・ルーズベルト大統領によって行われた**ニューディール政策**の一環として制定された法律であり、世界的大不況における産物といえる。

　社会保障法は、社会保険、公的扶助、社会福祉サービスを寄せ集めただけのものであり、その内容は、社会保険である老齢年金（OAI）、失業保険（UI）、公的扶助としての高齢者扶助（OAA）、視覚障害者扶助（AB）、母子扶助（ADC）、社会福祉サービスとしての母子保健サービス、肢体不自由児福祉サービス、児童福祉サービスと限定的である。当初は、医療保険も含まれておらず、社会保障制度としては脆弱な内容であったが、アメリカにおける社会保障制度の原点となる重要な法律となっている。

　1965 年の法改正により、高齢者を対象とした医療保険制度であるメディケアと低所得者を対象とした医療扶助であるメディケイドが創設されたものの、対象は一部の者に限定されている。そのため、多くの人は民間医療保険に加入せざるを得ず、民間サービスの果たす役割が大きくなっている[3]。

[1] 年金制度

老齢・遺族・障害年金保険
OASDI: Old-Age, Survivors, and Disability Insurance

　アメリカ社会保障制度の中核として位置づけられているものに「**老齢・遺族・障害年金保険（OASDI）**」がある。制度の適用対象者は一般被用者および自営業者であり、無職の者などは適用対象外となっている。なお、

自営業者であっても所得が年400ドル以下の場合には適用対象外となり、任意加入も認められていない。財源は、被保険者が納める社会保障税であり、労使折半で給与の12.4%を納めている。老齢年金の支給開始年齢は原則66歳となっているが、2027年までに67歳へ段階的に引き上げられる予定となっている。また、公的年金に上乗せされるものとして、企業年金、州・地方政府の職域年金、連邦被用者退職制度がある。

[2] 医療保険制度

前述したように、アメリカは国民全体を対象とした公的な医療保険をもたない特異な制度となっている。公的な医療保険としては表11-2に示した65歳以上の高齢者や障害年金受給者、慢性腎臓病患者などを対象としたメディケアと、低所得者を対象としたメディケイドがあるが、これらの制度の対象とならない国民は自ら民間の医療保険に加入することになる。

そのため、アメリカでは、公的、民間のいずれの医療保険にも加入していない無保険者が2020年現在で2,796万人、全人口の8.6%と大きな社会問題になっている（図11-1）。このような状況の中、2010年3月にオバマ

表11-2　アメリカにおける公的医療制度

名称	メディケア（高齢者向け）	メディケイド（低所得者向け）
根拠法	社会保障法第18編	社会保障法第19編
運営主体	• CMS（パートA/B） • 民間保険者（パートC/D）	• CMS※が監督し、各州が運営 ※Center for Medicare & Medicaid Services
被保険者資格	• 社会保障税を10年以上支払ってきた65歳以上の者、障害年金を2年以上受給している者等	• 州により異なるが、世帯所得が連邦貧困ガイドラインの133%未満の世帯に属する6歳未満の子どもや妊婦　等
給付対象	本人	要件を満たす低所得世帯
給付の種類	• パートA（入院、高度看護施設ケア等）〔強制加入〕 • パートB（外来等による医師サービス等）／パートC（A及びBの給付と同等以上の給付を民間保険会社が請け負う）／パートD（外来患者に係る処方せん薬代の保障）〔任意加入〕	通常の医療サービス（入院サービス、医師サービス等）をカバーする以外に、メディケアがカバーしない長期ケア（介護）もカバー
負担	給付の種類に応じた負担	
保険料	パートA: 現役世帯の社会保障税 パートB: 加入者が年収に応じて負担	
政府負担	任意加入保険の収支差を国が負担	州の費用のうち一部を連邦が負担

※ CMS: 米国の保健福祉省に属するメディケアとメディケイドの運営主体
出典）厚生労働省ウェブサイト「2021年　海外情勢報告」（2022年7月28日取得）pp. 9-12を加筆修正.

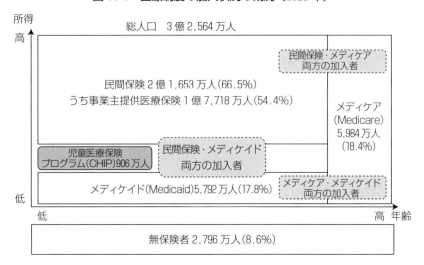

図 11-1　医療制度の加入状況の概況（2020 年）

所得

総人口　3 億 2,564 万人

民間保険 2 億 1,653 万人(66.5%)
うち事業主提供医療保険 1 億 7,718 万人(54.4%)

民間保険・メディケア
両方の加入者

メディケア
(Medicare)
5,984 万人
(18.4%)

児童医療保険
プログラム(CHIP)906 万人

民間保険・メディケイド
両方の加入者

メディケイド(Medicaid)5,792 万人(17.8%)

メディケア・メディケイド
両方の加入者

低　　　　　　　　　　　　　　　　　　　　高　年齢

無保険者 2,796 万人(8.6%)

出典）厚生労働省ウェブサイト「2021 年　海外情勢報告」p.7, 図 1-2-19.

大統領が医療保険改革法を成立させた。通称**オバマケア**と呼ばれるこの法律は、①メディケイド、児童医療保険プログラム（CHIP）の拡充、②民間医療保険に対する規制強化、③個人に対する医療保険への加入義務化などを主な内容とし、無保険者の減少という観点においては一定の成果を得ていた。2017 年 1 月にオバマ前大統領から政権を引き継いだ共和党のトランプ大統領は、同年 12 月の税制改革法の中で、個人の保険購入義務を廃止するなど、医療保険改革法の廃止へ向けた取組みを進めた。しかし、2020 年の大統領選挙においてオバマ政権下で副大統領を務めていたバイデン候補に敗北した。2021 年 1 月に大統領となったバイデン大統領は、就任直後に医療保険制度の拡充に関する大統領令に署名し、オバマケアの継続発展へと舵を切っている。

　政権交代によりアメリカの医療保障制度がどのような方向に向かうのか、今後の動向を注視していく必要がある。

［3］公的介護サービス

　医療保険と同じく、アメリカにはすべての高齢者を対象とした公的介護保険制度は存在しない。メディケアから提供される介護サービスもあるが、医療の範疇に入る一部のものとされ、その範囲は限定的である。メディケイドでは、長期のケアを要する介護についても対象としているが、あくまで給付を受けられるのは要件を満たした低所得世帯に限られる（**表 11-2**）。そのため、介護においても民間保険の果たす役割が極めて大きなものとなっている。

B. イギリス

　イギリスでは、広い意味での社会保障として社会サービス（social services）という用語が使用されている。社会サービスには、狭い意味での社会保障である現金給付による所得保障と、国民保健サービス、社会福祉サービス、住宅サービス、教育サービスなどが含まれている。イギリス社会保障の中核である国民保険法は、国籍に関係なく義務教育修了年齢（16歳）を超えるすべての居住者に適用され、失業、業務災害、傷病、出産、寡婦、老齢（退職）、障害、死亡など社会保障上の保険事故に対し、現金による給付を行っている。このようにイギリスの社会保障制度は、すべての者を対象とし、多くの給付を単一制度で包括的に行っている点に特徴がある[3]。

［1］退職年金制度

　イギリスの年金制度は、公的年金である基礎年金と、そこに上乗せする形の私的年金からなっており、私的年金への依存度が高い制度となっている。これまでの公的年金は、**基礎年金（BSP）**に**国家第二年金（SSP）**を上乗せする2階建て制度であったが、複雑化した年金制度の簡素化を目的に国家第二年金が廃止され、基礎年金のみの新たな制度が2016年4月からスタートしている。基礎年金では所得が一定額に満たない者を除き、16歳以上のすべての就業者に保険料の拠出を義務化している。年金の支給には、10年以上の加入期間が必要であり、退職したかどうかを問わず、男性で65歳、女性で64歳3ヵ月から支給が開始される。現在、女性の支給開始年齢の引き上げが進められており、2018年11月に男性と同じく65歳からの支給となった。その後は男女ともに2020年までに66歳、2028年にかけて67歳、2039年にかけて68歳と段階的な引き上げが予定されている。イギリスの私的年金には、企業年金等の職域年金、個人年金、**ステークホルダー年金**があり、公的年金の役割が縮小されるなか高齢期の所得保障における重要な役割を果たしている。政府は、事業主に対し一定の要件を満たす従業員を国が承認した職域年金に自動加入させることを義務づける職域年金自動加入制度を制定するなど、私的年金の利用促進へ向けた方策が講じられている。

［2］保健医療制度

　イギリスでは、国民保険法とは別に1946年に制定された**国民保健サービス（NHS）法**により、国民は地域内の診療所（一般家庭医）への登録

基礎年金
BSP: Basic State Pension

国家第二年金
SSP: State Second Pension

ステークホルダー年金
stakeholder pension
政府の基準を満たしたうえで民間金融機関が販売する年金。そのため、低コストで安全性が高いものとなっている。

職域年金加入の要件
22歳以上年金支給開始年齢以下であり、一定以上の年収があり、イギリス国内で就労している被用者。

国民保健サービス法
NHS: National Health Service

が義務づけられている。診察は、登録している一般家庭医により行われ、入院や高度な治療を要するとの判断がなされた場合、一般家庭医から病院へ紹介される仕組みとなっている。医療サービスは、原則無料で提供され、薬剤費については1処方当たりの定額負担となっている。入院中の者、低所得者、一定の身体障害者、16歳未満の者もしくは16〜18歳の就学中の者、妊産婦、産後1年に満たない者などの薬剤費については免除となる。歯科診療についてはこれまで80%の定率負担とされてきたが、2006年度より3段階の定額制を採用している。また、眼鏡については原則有料となっているが低所得者や児童などは免除とされ、クーポン券が給付される。財源は、税金が約80%以上を占めており、そのほかは保険料と患者負担により賄われている。国民保健サービスが提供する医療サービスでは、利用者負担は少ないものの入院や手術、外来における待ち時間が長いことや施設の老築化、診療内容のばらつきなどが問題となっている。

[3] 公的介護サービス

イギリスの医療サービスは国によりすべての国民を対象に普遍主義的に無料で提供されているのに対し、公的な介護サービスは地方自治体によるミーンズ・テストを伴った選別主義的なサービスとなっている。そのため、対象外となる中高所得者は民間サービスを購入せざるを得ず、「介護を受けたければ、家を売らなくてはならない」と表現されることもあった。

こうした状況を受け、介護サービスを大幅に再編し、ミーンズ・テストの緩和などを盛り込んだ**ケア法**（Care Act 2014）が2014年5月に成立した。また、2021年9月には、生涯介護費用の上限額を設けるキャップ制を含んだ大規模な介護制度改革案が提案されるなど、今後の動向に注目が集まっている。

ケア法
Care Act
介護者の身分と権利、介護者の支援、ミーンズテストの緩和、生涯利用者負担上限額（キャップ方式）の導入などを定めた法律。2014年5月に成立し、翌年度より順次施行されているが、生涯利用者負担上限額の導入については延長が続いている。

C. スウェーデン

福祉国家の代表格の1つであるスウェーデンにおける社会保障制度は、社会保険制度を中心に、社会福祉諸サービス、保健・医療ケアなど広範囲にわたり、水準の高い所得保障を行っている。スウェーデンでは、社会保険制度および各種の手当制度などは国、保健・医療サービスは日本でいうところの「県」に該当する**レギオン**、社会福祉諸サービスは「市町村」に該当するコミューンが実施主体となり最終的な責任を負うことになっている（**表11-3**）。スウェーデンにおける社会保険は公的に管理・運営されており、失業保険を除くすべての社会保険（医療保険、労働者災害保険、国

レギオン
以前はランスティングと呼ばれていたが、2019年からレギオンに改称された。

表11-3　社会保障制度の実施主体と主なサービス等

実施主体	国	レギオン	コミューン
規模	全国	県	市町村
主な財源	社会保険料	住民所得税 （中央値：約11%）	住民所得税 （中央値：約20%）
主なサービス	現金給付（年金、児童手当、疾病手当等）	保健・医療サービス	社会サービス（高齢者ケア、障害者ケア等）
主な法律	社会保険法	保健医療法	社会サービス法

出典）伊澤知法「スウェーデンにおける医療と介護の機能分担と連携」『海外保障研究』No.156, 2006, p.33 を加筆修正.

民基礎年金など）で加入が義務づけられている。対象は、スウェーデンに居住し満16歳に達した全住民であり、各種給付には所得制限が設けられておらず、以前の賃金の一定水準を保障するといったものが多い[3]。

[1] 国民老齢年金制度

　国民老齢年金は、労働者以外を対象とした世界初の年金制度として1913年に制定され、翌1914年に施行された。現在は、賦課方式により従前所得に比例した給付を行う所得比例年金と積立方式による積立年金（プレミアム・ペンション）によって構成されている。また、所得が低い者や保険料の拠出期間が短く年金の給付額が低い者などを対象とした、一般財源による保証年金制度が設けられている。

　国民老齢年金の支給開始は61歳からとなっているが上限が設けられていないため支給開始年齢を選択することができる。また、保障年金制度の支給開始年齢は65歳からとなっており、40年間の加入で満額支給となる。財源は全額国庫負担となっている。所得比例年金の給付額はこれまでに納付した保険料額と引退時の平均余命などを反映して算出される。また積立年金の場合にはこれまでに納付した保険料の積立分とその運用利収益によって給付額が決定される。保険料率は所得比例年金と積立年金を合算して18.5%に固定され、その内訳は16%が所得比例年金分、2.5%が積立年金分となっている。

[2] 医療保険制度

　スウェーデンにおける医療は、全国民と在住外国人を対象とした制度となっており、公的責任のもとで運営・管理されている。給付は現物給付と現金給付とがあり、現金給付には傷病手当と両親手当がある。医療供給の主体はレギオンであり、医療機関の多くはレギオンが設置したものである。そのため、民間病院は日本に比べ少ないものの近年では民間病院の増加も

考慮されている。医療にかかる費用の大部分はレギオンが賄っており、レギオンの総歳出に占める保健医療費の総額の89.0％を占めている。レギオンでは、保健医療にかかる費用を税収と患者の一部負担で賄っているため、公費負担型の医療体系を採用しているといえる。医療保険における財源は、国庫補助と保険料であり、保険料は全額が雇用主負担となっている。現物給付となる医療給付を受ける際、患者には自己負担があるが、**物価基礎額**に連動する形で上限額が定められており、その額を超えた場合にはその分が保険から賄われる。入院医療については定額が設定されており、上限額は1日当たり物価基礎額の0.0023倍となっている。また、外来、入院ともに20歳以下は無料としているレギオンが多い。薬剤についても上限額が定められており、1年間で物価基礎額の0.05倍となっている。

今後は医療従事者の確保および資質の向上、医療施設の民営化、さらには医療ニーズへ対応するための財源の確保が課題となっており、これらの課題への対応が求められている。

[3] 高齢者ケア

スウェーデンでは、1982年に施行された社会サービス法により、社会サービスはコミューン、保健医療はレギオンが責任を負うと定められたが、両者の役割は次第に不明瞭となり社会的入院が多数生まれることとなった。1992年のエーデル改革では、高齢者ケアの質の向上と効率化等を図るため高齢者に対する医療・福祉サービスの責任がコミューンに一元化された。サービスの種類や供給体制、利用者の自己負担額などサービス提供の具体的な内容についてはコミューンごとに定めることになっている。そのため、高齢者を対象とした介護システムは多様であり、日本のように一つのシステムとして語ることは難しい[4]。

高齢者ケアに係る費用については、コミューンの税財源と利用者による自己負担によって賄われている。2002年7月には、利用者負担限度額保障制度が導入され、全国一律の利用者負担限度額が設けられた。また、この制度では利用料を支払った後に利用者の手元に残る下限額も設定されている。さらに、近年の動向としては、2009年に「選択の自由推進法」が導入されたことにより、民間企業などコミューン以外の事業者によるサービスを利用する者の割合が増加するなど、選択の幅が広がっている。

D. ドイツ

ドイツの社会保障制度は、**宰相ビスマルク**の主導によって成立した

1883年の疾病保険法が基礎となっている。今日の社会保障の体系は、年金保険、医療保険、労働災害保険、失業保険、介護保険の5つの社会保険制度に児童手当、育児手当、社会扶助、失業扶助、雇用促進、職業訓練、青少年扶助、母性保護、戦争犠牲者援護などの諸制度から構成されている[3]。

[1] 年金制度

　ドイツの年金制度は、ドイツ年金保険、ドイツ鉱山・鉄道・海上年金保険、農業者老齢扶助など職域ごとに分立しており、被用者は原則強制加入となっている。自営業者については業種（芸術家、手工業者、医師、弁護士等）により強制加入となっている。その他の自営業者については一般年金保険への加入は任意となっている。保険料率はそれぞれの年金制度により異なっているが、一般年金保険の場合には基本賃金の18.6％（2020年現在）であり、農業者老齢扶助の場合には定額の保険料を納めることとされている。国庫補助については、保険料の引き上げ率に応じて改定される。老齢年金の支給開始年齢は2012年〜2029年にかけ65歳から67歳へと引き上げられる。65歳9ヵ月（2020年1月現在）となっている。繰上げおよび繰下げ支給も可能であるが、繰上げ支給の場合には1ヵ月につき0.3％の減額支給となる。ただし、失業や障害などにより一定の条件を満たす場合には60歳からの満額支給が認められている。年金額については、全被保険者の可処分所得の伸び率に応じて改定されているが、旧西ドイツ地域と旧東ドイツ地域における年金額の格差はいまだに解消されていない。

[2] 疾病保険制度

　疾病保険は、一般疾病保険と農業者疾病保険に大別される。これまで一定の条件を満たす者については公的医療保険への加入義務が免除されてきたが、2007年2月に成立した「公的医療保険競争強化法」により2009年1月よりすべての国民が公的、民間いずれかの医療保険に原則加入することとされ、事実上の国民皆保険制度が成立したことになる。給付には、疾病給付、在宅看護給付、リハビリテーション給付などがあり、契約医師・病院などによる現物給付が原則となっているが、傷病手当金は現金給付となっている。また、医療給付は選択により現金による給付（療養費払い）を受けることが可能となっている。利用者負担は薬剤の場合は原則1割、入院の場合は1日につき10ユーロとなっている。外来診療については2013年に利用者負担が撤廃された。その他、義歯、眼鏡、入院給付、リハビリテーション給付などについては一部負担がある。財源は、その大部

分が保険料により賄われている。

保険料率はこれまで医療保険者（疾病金庫）ごとに決定していたが、医療基金の創設により公的医療保険の財政が統一化され、2009年1月より統一の保険料率が導入されている。2014年には保険料率15.5％から14.6％へ引き下げられ、7.3％ずつを労使折半で負担する仕組みとなっている。

［3］介護保険制度

ドイツでは1995年1月より介護保険制度が実施されている。疾病保険の被保険者は公的介護保険制度に加入することが義務づけられており、民間疾病保険へ加入している者は民間の介護保険制度への加入が義務づけられている。そのため、国民は年齢を問わず公的、民間いずれかの介護保険制度へ加入していることになる（医療扶助受給者は対象外）。要介護者の程度区分（要介護度）が2017年1月に改正され、3段階から5段階へ変更となった。介護保険の給付を受けるためには、医療保険メディカルサービス（MDK）による認定審査後、保険者である介護金庫によって審議される仕組みとなっている。介護保険の財源は、保険料であり、疾病保険と同様に国庫補助は原則として行われていない。保険料率は、給与の2.55％であり、労使折半で納めている。

ドイツでは、2030年に高齢化率が29.0％に達することが予想されており、介護保険財政も高齢化の進展とともに悪化の一途をたどっている。そのため、介護保険料の引き上げが今後の検討課題となっている。

E. フランス

ラロック
Laroque, Pierre
1907-1997
当時の社会保障局長官であり、社会保障計画立案の中心人物。

フランスの社会保障制度は、1945年にピエール・ラロックによって発表された社会保障計画（ラロック・プラン）が基礎となっている。今日の社会保障制度は、社会保険に家族手当を加えたものが中心となっており、日本における公的扶助や社会福祉は社会保険の対象とならない障害者や高齢者などを対象とした補足的制度として位置づけられている。

社会保障制度は被用者と非被用者のための制度に大別されている。被用者のための制度には民間被用者を対象とした一般制度と公務員や鉄道、鉱業、船員などを対象とした各種の特別制度がある。また、非被用者のための制度として商工業者自営業者制度や自由業制度、農業経営者を対象とした農業経営者制度などがある。このようにフランスの社会保障制度は職域に応じて多くの制度に分かれており、複雑な制度となっている。また、フランスでは国籍や所得などよりも国内に居住しているか否かが最優先条件

とされており、フランス社会保障の特徴の一つといえる[3]。

[1] 老齢保険制度

　フランスの年金制度は、上述したように職業別に分立した複雑な制度となっている点に特徴がある。最も代表的な制度が民間被用者を対象とした一般制度であり、被保険者の多くが加入している。制度の構造は、1階に該当する基礎年金と2階に該当する補足年金制度から成り、いずれも強制加入となっている。一般制度では、原則62歳から老齢基礎年金が支給されるが、満額支給の場合には65歳からとなる。満額支給の開始年齢については2022年までに67歳へ段階的に引き上げる予定となっている。給付額は満額の場合で、就労中の賃金のうち最も高い25年間の平均賃金年額の50％となっている。財源は、被用者および雇用主が負担する保険料が基本となっている。保険料は、被用者の賃金額に保険料率を乗じて算出され、保険料率は被用者が7.30％、雇用者が10.45％となっている。国庫負担の割合は小さく、**賦課方式**により運営されている。

[2] 医療保険制度

　医療保険における給付および給付水準は、各人が加入する制度により多様である。一般制度に比して特別制度の給付水準は高くなっている。給付は、疾病に対する治療や看護など実際にサービスを提供する現物給付と疾病時の所得保障を目的とした傷病手当金や出産手当金などの現金給付からなる。現物給付の対象者は、被保険者本人のほかにその配偶者、16歳未満の子および被保険者に扶養されている3親等以内の者となっている。現金給付である手当金は、傷病の発生から最高で3年間支給され、その金額は基準賃金（休業の日の前3ヵ月間の賃金総額の90分の1）の2分の1となっている。給付については原則**償還払い方式**となっているため、診察を受けた患者は医療費の全額を医療機関に支払い、後日、医療費の原則70％の償還を受け取ることになる。薬剤についても同様の方式がとられているが償還率は、診療の種類や薬剤の種類により異なる。入院の場合は第三者支払方式が採用されているため、患者は負担率に応じた金額のみを医療機関に支払い、患者負担以外の費用については保険者から病院へ支払われる。患者負担割合が高いため、共済組合や相互扶助組合などにより負担の軽減が図られている。なお、2005年1月から、診療ごとに1ユーロを自己負担とすることとされている。

賦課方式
pay-as-you-go method
短期で収支のバランスをとろうとする財政方式。その年の給付額はその年に現役世代が支払った保険料で賄われている。これは現役世代が支払った保険料を年金受給者に給付するという世代間で支え合う考えに基づいている。

償還払い方式
保健システム現代化法が2015年末に成立したことにより、償還払いを原則としていた外来診療や薬剤などについても第三者支払い方式へ移行しつつある。

[3] 公的介護制度

フランスには、日本の介護保険制度に相当する制度として**高齢者自助手当（APA）**がある。この制度は、1997年に導入された特定介護給付（PSD）に代わる新たな介護手当として2002年1月に導入されたものである。この制度の財源は、県の一般財源に加え、年金金庫からの拠出金、一般社会拠出金などからなっている。

高齢者自助手当の対象は、60歳以上であり、フランスに一定期間以上居住している者である。この要件を満たす者が、介護を要する状態となった場合に、本人またはその家族や法定代理人等が申請を行い、認定調査によって一定の要介護状態にあることが認められることで手当てを受け取ることができる。支給額は、全国一律で要介護度と収入により設定され、サービス利用に係る自己負担額についても所得に応じて決定される。たとえば、収入が基準額を下回る場合には自己負担がなしとなる一方、基準額を上回る場合には全額自己負担となるなど、応能負担方式がとられている。

3. 社会保障制度の国際比較

A. 高齢化と社会保障の給付規模

図11-2に示したように、1970年時点の高齢化率はドイツ（13.6%）、イギリス（13.0%）、フランス（12.9%）、アメリカ（10.1%）、日本（7.1%）の順であった。おおよそ50年後の2022年には、日本（29.3%）、ドイツ（22.3%）、フランス（21.4%）、イギリス（19.0%）、アメリカ（17.4%）の順となり、日本、ドイツ、フランスでアメリカ、イギリスより高齢化が進んでいることがわかる。スピードに違いはあるが、いずれの国においても高齢化率が上昇していく中、社会保障にかかる給付の規模がどのように推移しているか確認していく。**図11-3**に示したようにイギリス、アメリカ、スウェーデン、ドイツ、フランスの主要欧米諸国では、高齢化の進展とともに給付の規模が拡大している。日本の高齢化率は世界最高水準となっているが、社会支出の対GDP比ではフランス、スウェーデン、ドイツを下回り、OECD加盟国の中では中程度に位置している[5]。なお、**社会保障支出（OECD基準）**とは、**社会保障給付費（ILO基準）**よりも集計範囲が広く、支出全般を政策分野別に調べることができ、先進諸国で使用され

ILO 基準と OECD 基準
➡ p.19 参照。

ている国際比較を行う場合に有効な指標とされている。

図 11-2　高齢化率の国際比較

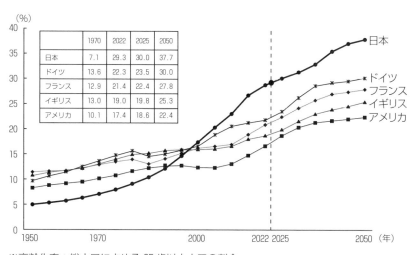

	1970	2022	2025	2050
日本	7.1	29.3	30.0	37.7
ドイツ	13.6	22.3	23.5	30.0
フランス	12.9	21.4	22.4	27.8
イギリス	13.0	19.0	19.8	25.3
アメリカ	10.1	17.4	18.6	22.4

※高齢化率：総人口に占める 65 歳以上人口の割合
資料）日本　～ 2020：総務省「人口推計」
　　　　　2021 ～ 2050：国立社会保障・人口問題研究所「日本の将来推計人口（平
　　　成 29 年 4 月推計）」（出生中位・死亡中位仮定）
　　　諸外国　国連 "World Population Prospects 2009"
出典）財務省ウェブサイト「日本の財政関係資料」令和 4 年 4 月，p.29.

図 11-3　高齢化率と社会保障の給付規模の国際比較

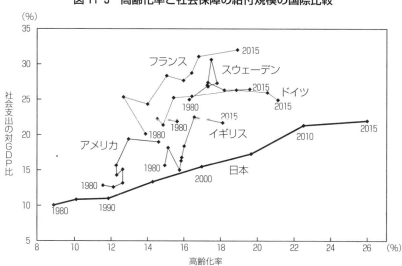

資料）OECD：Social Expenditure Database, United Nations:World
　　　Population Prospects 2017 より作成.
出典）厚生労働省ウェブサイト「令和 2 年版　厚生労働白書」2020, p.124.

B. 社会保障支出の国際比較

　次に、社会保障支出の内訳について見ていく。**図11-4**は、OECD基準に基づく政策分野別の社会支出の対GDP比を表したものである。フランスでは社会支出の対GDP比は30％を超え、ドイツ、スウェーデンでもおおよそ4分の1以上の経済資源が社会保障に充てられている。アメリカでは、2014年に個人への医療保険の加入を原則義務化するオバマケアが施行され、民間の医療保険支出が社会支出に計上されるようになった。そのため、「保健」の支出が増えたことに伴い社会支出の対GDP比も大幅に増加している。日本の社会支出の対GDP比は、イギリスとほぼ同程度となっている。日本は、高齢化の急速な進展により高齢者関係支出の割合が

図11-4　政策分野別社会支出の国際比較（対GDP比）

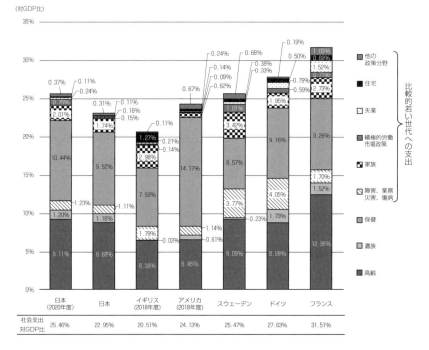

注）アメリカについては、2014年にいわゆるオバマケア（Patient Protection and Affordable Care Act）が施行され、個人に対し医療保険への加入が原則義務化されたことに伴い、それまで任意的支出（Voluntary Private Expenditure）とされてきた民間の医療保険支出が、義務的私的支出（Mandatory Private Expenditure）として社会支出に計上されることになった。

資料）諸外国の社会支出は、OECD Social Expenditure Database（2022年6月23日時点の暫定値）による。国内総生産については、日本は内閣府「2020年度（令和2年度）国民経済計算年報」、諸外国はOECD National accounts Database（2022年5月10日時点）による。

出典）国立社会保障・人口問題研究所「令和2年度　社会保障費用統計」より作成.

諸外国に比べて高くなっている一方で、住宅や失業、積極的労働、家族など比較的若い世代への支出についてはアメリカについで低くなっている。そこで、ここからは特に家族関係社会支出について諸外国の状況を比較していく。なお、家族関係社会支出とは、家族を支援するために支出される現金給付および現物給付（サービス）であり、家族手当や保育や幼稚園、育児休業制度などへの支出が含まれる。図11-4をみてみると、家族関係社会支出が最も高いのはスウェーデン（3.54％）、次いでイギリス（3.46％）、フランス（2.93％）、ドイツ（2.28％）、日本（1.58％）、アメリカ（0.64％）の順となっている。日本は、保育の受け皿の拡大、児童手当の拡充などにより上昇してきてはいるものの、諸外国に比べ低い水準にとどまっている[6]。高齢化が急速に進む日本において少子化対策は急務の課題であり、諸外国の家族政策ならびに社会保障政策を参照することはわれわれに多くの示唆を与えてくれる。

注)

ネット検索によるデータ取得日は、いずれも 2022 年 7 月 31 日.

(1) ミッジリィ, J. 著／京極高宣・萩原康生監訳『国際社会福祉論』中央法規出版, 1999, pp. 125-129.

(2) エスピン-アンデルセン, G. 著／岡沢憲芙・宮本太郎監訳『福祉資本主義の三つの世界―比較福祉国家の理論と動態』ミネルヴァ書房, 2001, pp. i -85.

(3) 厚生労働省ウェブサイト「2021 年　海外情勢報告」.

(4) 斉藤弥生「スウェーデンの社会保障制度における国と地方の関係―介護サービスにおける「サービス選択自由化法」の影響を中心に」『海外社会保障研究』2012, No. 180, pp. 60-76.

(5) 厚生労働省ウェブサイト「令和 2 年版　厚生労働白書」.

(6) 厚生労働省ウェブサイト「令和 4 年版　少子化社会対策白書」.

▌理解を深めるための参考文献

● 厚生労働省編『世界の厚生労働 (2019 年版)』.

本書は、諸外国の社会保障行政の現状や課題などがまとめられている白書である。前半部分は、特集としてテーマを定めて考察されており、後半部分が全般的な紹介や現状分析となっている。

● 厚生労働統計協会編『厚生の指標　増刊　保険と年金の動向 (2021/2022)』厚生労働統計協会.

本書は 2 部構成となっており、第 2 部において諸外国の保険と年金が記述されている。OECD（経済協力開発機構）や ILO（国際労働機関）、ISSA（国際社会保障協会）の活動とともに、欧米諸国の医療や年金の近年の動向も紹介されている。

● 増田雅暢・金貞任編『アジアの社会保障』法律文化社, 2015.

本書では、アジア諸国、特に東アジア諸国（中国、韓国、台湾、タイ、日本）の社会保障制度の歴史や現状を解説したものである。国際比較の視点からこれらアジア諸国の特徴を考察することができる書籍でもある。

終 章　社会保障制度の課題と将来

日本では2025（令和7）年に、団塊の世代がすべて、75歳以上の後期高齢者となる「2025年問題」を迎える。さらに少子高齢化は進行し、2042（令和24）年には65歳以上人口がピークを迎え、その後は減少に転じると推計されている。このような将来に向けて、社会保障制度のあり方と方向性を考察する。

1

日本の社会保障に大きな影響を及ぼす2025年問題と、2040年問題が意味することを概観するとともに、今求められる2040年問題への対応のあり方を学ぶ。

2

高齢化がピークを迎え、現役世代が急減すると推測される2040年に向けて、日本の社会保障制度が維持するために、国が示している政策課題について学ぶ。

3

各種社会保障制度の改革がなされている今日、「持続可能性」をキーワードとする改革をみる「あるべき視点」について学ぶ。

1. 2025 年問題と 2040 年問題

A. 2025 年問題

　これまで見てきたように、日本は急速に進む少子高齢化による生産年齢人口の減少と高齢者人口の増加は、税収の減少とともに社会保障費用の増大をもたらしてきた。

　このような中で、2025 年には約 810 万人いるといわれる**団塊の世代**がすべて、75 歳以上の後期高齢者に到達し、団塊の世代のよりも上の世代の後期高齢者と併せると、総人口 1 億 2,257 万人のうち 2,000 万人を超える。これが **2025 年問題**である。

　後期高齢者は、若い世代と比較すると、医療や介護に対する依存度が高くなる。たとえば、後期高齢者の一人当たりの年間医療費は、75 歳未満では平均約 22 万円に対して、約 93 万円とおよそ 4 倍強となっている[1]。また、65 歳以上の認知症高齢者数と有病率の将来推計についてみると、2012（平成 24）年は認知症高齢者数が 462 万人と、65 歳以上の高齢者の約 7 人に 1 人（有病率 15.0%）であったが、2025（令和 7）年には約 5 人に 1 人になるとの推計もある[2]。さらに、社会保障給付費全体を予算ベースで見ると、2018 年の約 121 兆円から 2025 年度には約 140 〜 141 兆円になると推計されている[3]（**表終-1**）。

　このように後期高齢者数の増大は、医療や介護、福祉など社会保障に関するさまざまな領域に大きな影響を及ぼすことになる。

表終-1　社会保障給付費の見通し

	2018 年	2025 年	2040 年
社会保障給付費	121.3 兆円	140.2 〜 140.6 兆円	188.2 〜 190.0 兆円
（年金）	56.7 兆円	59.9 兆円	73.2 兆円
（医療）	39.2 兆円	47.8 兆円	66.7 兆円
（介護）	10.7 兆円	15.3 兆円	25.8 兆円

出典）厚生労働省「今後の社会保障改革について—2040 年を見据えて—」より作成.

B. 2040年問題

　2025年以降も少子高齢化が進行し、2040年になると、1971（昭和46）年～1974（昭和49）年の第二次ベビーブームに生まれた「**団塊ジュニア世代**」が65歳～70歳となり、2042（令和24）年には65歳以上人口がピークに達することで起こりうる問題を総称して「**2040年問題**」という。2040年以降は、労働人口が激減して労働力不足が深刻になるだけでなく、年金や医療費などの社会保障費も増大することが予想される（**表終-2**）。

　具体的には、首都圏の急速な高齢化と医療・介護の危機、深刻な若年労働者の不足、空き家急増に伴う都市の空洞化とインフラの老朽化、さらにいわゆる「**就職氷河期世代**」と呼ばれる層が高齢者層に移行していくにもかかわらず、多くの人びとの老後の備えが不十分であるという点が指摘されている[4]。

団塊ジュニア世代
団塊の世代の子どもにあたる世代であり、1971～1974年頃の第二次ベビーブーム時代に生まれた人々をいう。のちに「氷河期世代」とも呼ばれる。

就職氷河期世代
氷河期世代とは新卒時の就職活動時期が、バブル崩壊後の1993年から2005年卒業で就職活動に差しかかった年代を指す。

表終-2　人口構造の変化と就業者数の推移

	2018年	2025年	2040年
65歳以上人口	3,561万人	3,677万人	3,921万人
就業者数	6,580万人	6,350万人	5,650万人

出典）厚生労働省「今後の社会保障改革について―2040年を見据えて―」より作成.

　こうした人口構成となった社会において、年齢のみで支える側・支えられる側を区別し続けることは、社会の持続可能性の観点から厳しい面があるといえよう。

2. 2040年に向けた日本の社会保障

　このような2025年問題そして2040年問題を目前に控える日本にとって、これら問題に対策を講じることは喫緊の課題といえる。そこで、国は、2025年問題に対して、2006（平成18）年に「**今後の高齢化の進展〜2025年の超高齢社会像〜**」という報告書を公表した。その後、住み慣れた地域で高齢者が最後まで暮らし続けるために介護や医療の提供体制を整える「地域包括ケアシステム」を提唱し、それぞれの地域において最適な医療を提供するための地域医療構想などの整備を進めてきた。

今後の高齢化の進展〜2025年の超高齢社会像〜
厚生労働省「第1回介護施設等の在り方委員会」（平成18年9月27日）

図終-1　2040 年を展望し、誰もがより長く元気に活躍できる社会の実現

2040 年を展望し、誰もがより長く元気に活躍できる社会の実現を目指す。		
≪現役世代の人口の急減という新たな局面に対応した政策課題≫		

多様な就労・社会参加	健康寿命の延伸	医療・福祉サービス改革
【雇用・年金制度改革等】 ○更なる高齢者雇用機会の拡大に向けた環境整備 ○就職氷河期世代の就職支援・職業的自立促進の強化 ○中途採用の拡大 ○年金受給開始年齢の柔軟化 　被用者保険の適用拡大、私的年金（iDeCo（イデコ）等）の拡充 ○地域共生・地域の支え合い	【健康寿命延伸プラン】 ※今夏を目途に策定 ○2040 年の健康寿命延伸に向けた目標と 2025 年までの工程表 ○①健康無関心層へのアプローチの強化、②地域・保険者間の格差の解消により、以下の 3 分野を中心に、取組を推進 　● 次世代を含めたすべての人の健やかな生活習慣形成等 　● 疾病予防・重症化予防 　● 介護予防・フレイル対策、認知症予防	【医療・福祉サービス改革プラン】 ※今夏を目途に策定 ○2040 年の生産性向上に向けた目標と 2025 年までの工程表 ○以下の 4 つのアプローチにより、取組を推進 　● ロボット・AI・ICT 等の実用化推進、データヘルス改革 　● タスクシフティングを担う人材の育成、シニア人材の活用推進 　● 組織マネジメント改革 　● 経営の大規模化・協働化

≪引き続き取り組む政策課題≫		
給付と負担の見直し等による社会保障の持続可能性の確保		

出典）厚生労働省「今後の社会保障改革について―2040 年を見据えて―」より作成.

　また、2040 年問題に対しては、2019（平成 31）年に厚生労働省が「**今後の社会保障改革について－ 2040 年を見据えて－**」と題する報告書をまとめた。

　そこでは、高齢者の人口の伸びは落ち着き、現役世代（担い手）が急減することから、総就業者数の増加とともに、「より少ない人手でも回る医療・福祉の現場を実現」することが必要であるという問題意識のもと、次のような方向性を示している[5]（**図終-1**）。

①多様な就労・社会参加の環境整備
②健康寿命の延伸
③医療・福祉サービスの改革による生産性の向上
④給付と負担の見直し等による社会保障の持続可能性の確保

　また、社会保障の枠内で考えるだけでなく、農業、金融、住宅、健康的な食事、創薬にもウイングを拡げ、関連する政策領域との連携の中で新たな展開を図っていくことが重要であると指摘されている。

3. 社会保障制度改革の視点

　これまで述べてきたように、将来の社会保障制度のあり方がさまざまな
レポートや報告書において議論されている。その議論の中心にある共通項
の一つは、「**制度の持続可能性**」である。その背景には人口減少や少子高
齢化の進展などの人口構成の変化が、各制度のみならず社会保障全体の給
付と負担のバランスを崩し、制度の持続性に大きな影響を及ぼすという危
機感があったからにほかならない。

　給付と負担の均衡化を図り、財政を安定化させることによって「持続可
能な制度づくり」を目指した社会保障制度改革であったとしても、それぞ
れの制度が社会保障の一領域としていかなる目的をもつのかという視点か
らの見直しも肝要である。確固たる財政基盤なくして社会保障は順当に機
能し得ないことは言うまでもないが、社会保障の給付と負担そして財政は、
あくまでも社会保障の各制度の目的を実現させる手段・方法なのである。
したがって、給付と負担を含めた財政的議論は、諸制度の目的や守備範囲、
役割に即してなされなければならない。

　また、社会保障改革の視点として、制度の「連携と総合化」も重要であ
る。たとえば、老後の「所得保障」は、公的年金を中心として企業年金や
生活保護などから成り立っているし、「医療保障」も、制度的には医療保
険を中心として医療扶助や公費負担医療などが連携して成り立っている。
同様に「介護保障」に関しても、介護保険を中心として介護扶助やその他
のサービスの連携があって初めて達成される事柄であろう。言い換えれば、
公的年金や医療保険および介護保険は、われわれがもっている生活上のニ
ーズの一部を満たすだけなのである。あるいは生活を守るという点では部
分的な領域をカバーするにすぎないといえる。したがって、「所得保障」
「医療保障」「介護保障」の視点から、改革された社会保険制度とそれ以
外の制度、政策を国民のニーズに即した形で有機的包括的に整備していく
ことが益々重要になるのである。

　財政的視点からの個別化された制度改革は、生活実態から乖離した改革
に陥り、ひいてはわれわれに「制度にあわせた生活」を強いる危険性を孕
んでいる[6]。社会保障制度の給付と負担そして財政は、あくまでも社会保
障の目的を実現させる手段・方法であることを認識することから始まる社
会保障制度改革こそが、「**生活に即した制度へ**」そして長期的な「持続可

能性をもった制度（システム）づくり」への第一歩となるのではなかろうか。

注)
ネット検索によるデータ取得日は、いずれも 2022 年 7 月 1 日.
(1) 厚生労働省ウェブサイト「令和元年度 国民医療費の概況」.
(2) 厚生労働省編『平成 29 年版　厚生労働白書』.
(3) 財務省ウェブサイト「これからの日本のために財政を考える」.
(4) 総務省ウェブサイト「自治体戦略 2040 構想研究会　第二次報告」（平成 30 年 7 月）.
(5) 厚生労働省ウェブサイト「今後の社会保障改革について―2040 年を見据えて―」.
(6) 阿部裕二「人口減少・少子高齢化における社会保障制度の現状と課題―日本の社会保障制度改革とその方向性」『日中高齢者と子どもの福祉に関する研究』東北師範大学出版社，2008，pp. 274-293.

参考文献
● 阿部裕二監修『ケアマネ、生活相談員、生活支援員のための社会保障制度がわかる本』ナツメ社、2021.
● 厚生労働省編『厚生労働白書（各年版）』.

理解を深めるための参考文献

● 椋野美智子・田中耕太郎『はじめての社会保障―福祉を学ぶ人へ（第 19 版）』有斐閣アルマ Basic シリーズ，2021.
特に序章では、何のために社会保障を学ぶのか、社会保障の学び方について展開されており、相談援助で必要な知識を得るだけでなく、広い視野を身につけることが肝要であることが述べられている。
● 菊池馨実『社会保障再考―〈地域〉で支える』岩波新書，2019.
社会保障制度を持続可能にするには、社会から孤立している人たちへの「相談支援」が育む可能性を明らかにし、そこで生まれている住民と行政による新たな〈地域〉づくりを社会保障制度や法律の中に位置づけている。

コラム　　社会保障の学び方

　これまで社会保障を学んできた皆さんは、社会保障についてどのような印象をもったであろうか。「難しそう」「複雑でわかりにくい」「できれば避けて通りたい」などの感想が聞こえそうである。確かに範囲は広く複雑な仕組みとなっているが、社会保障はわれわれの生活に密着した、あるいは生活の基盤となっている仕組みなのである。たとえば、われわれの生活には個人的な努力では防ぐことのできないさまざまな危険が潜んでいる。

　その数多くの危険の中でも、老齢や疾病、障害、失業、貧困、死亡などの誰しもが共通にもつ危険によって、「国民の生活の安定が損なわれた場合（あるいは損なわれないようにするために）、国民に健やかで安心できる生活を保障することを目的として、公的責任で生活を支える給付を行う」仕組みが社会保障といえるのである。

　このように理解すると、社会保障（論）を「国家試験の科目だから丸暗記的に勉強する」という姿勢だけでは学ぶ意味とその効果は半減する。「もし自分が高齢になったら」「病気になったら」「障害をもったら」「貧困になったら」というような具体的なイメージの中で理解していくことが肝要である。その意味では、自分自身の生活設計の中でそれぞれを位置づけながら学ぶことが、社会保障（論）を理解する近道となるといえる。

キーワード集

ILO（国際労働機関）

〔International Labour Organization〕

1919年にベルサイユ条約に基づき国際連盟とともに創設され、第二次世界大戦後は国際連合の専門機関として労働条件の設定や社会保障水準の向上に寄与している。1952年には「社会保障の最低基準に関する条約」（ILO102号条約）を採択（55年発効）し、医療・失業・老齢など9つの部門の給付に最低基準を定めた。日本は1976年に加入した。

アメリカ社会保障法

〔Social Security Act, 1935〕

この法律は、社会保障という言葉を初めて用いた法律であり、1930年代の世界恐慌下、フランクリン・ルーズベルトが打ち出したニューディール政策の一環として成立した。医療保障制度が欠けるなど、内容的には不十分なものであったが、2010年に一般国民にも医療保険への加入を促進する法律が成立した。オバマケアと呼ばれている。

イギリスの社会保障制度

医療は税方式の国民保健サービス（NHS）が全国民に原則として無料で提供されてきたが、今日では若干の一部負担（総費用の約2％）が導入されている。基礎年金については、最低所得額以上の所得がある16歳以上の者は強制加入で、低所得者は任意加入となっている。

育児・介護休業法

正式名称は「育児休業、介護休業等育児又は家族介護を行う労働者の福祉に関する法律」。育児または家族の介護を行う労働者の職業生活と家庭生活との両立が図れるよう支援することによって、その福祉を増進するとともに、あわせて日本の経済および社会の発展に資することを目的としている。育児休業ができる労働者は、原則として1歳に満たない子を養育する男女労働者であり、申し出ることにより、子が1歳に達するまでの間、育児休業をすることができるが、一定の要件を満たせば、子が1歳6ヵ月に達するまでの間、育児休業が認められる。1年6ヵ月に延長しても保育園に入れない場合、さらに6ヵ月（2歳まで）再延長が可能である。また、父母ともに育児休業を取得する場合は、子が1歳2ヵ月に達する日までの間取得可能（パパ・ママ育休プラス）である。さらに、子の出生後8週間以内に4週間まで出生時育児休業（産後パパ育休）を取得することもできる。介護休業の場合は、要介護状態にある対象家族を介護する男女労働者であるが、日々雇用される者は対象にならない。申し出ることにより、要介護状態にある対象家族1人につき、常時介護を必要とする状態ごとに1回の介護休業をすることができ、期間は通算して（のべ）93日までとなっている。

育児休業給付

雇用保険から支給されるもので、出生時育児休業（産後パパ育休）についての出生時育児休業給付金と、育児休業についての育児休業給付金がある。出生時育児休業給付金の支給額は、原則として休業開始時賃金日額×休業日数×67％相当額となっている。育児休業給付金の支給額は、支給対象期間（1ヵ月）当たり、原則として休業開始時賃金日額×支給日数の67％（休業開始6ヵ月経過後は50％）相当額となっている。なお、満3歳までの子どもを養育するために育児休業をとっている人は、社会保険料（健康保険と厚生年金保険など）が免除される。

遺族基礎年金

国民年金の被保険者等が死亡したとき、子のある配偶者または子に定額を支給するもの。ここでいう「子」とは18歳到達年度の末日までにある子、または20歳未満で1・2級の障害をもつ子である。

遺族厚生年金

要件を満たしている人が死亡した時に、死亡していた人に生計を維持されていた遺族が受け取れる厚生年金。遺族厚生年金の受給者が65歳に達し、自らの老齢厚生年金の受給権が発生すると、2007（平成19）年度から、「遺族厚生年金」と「遺族厚生年金の3分の2＋老齢厚生年金の2分の1」の高いほうの金額から、自分の老齢厚生年金を差し引いた分が遺族厚生年金として支給される。また、遺族厚生年金の受給権を取得した当時30歳未満で子のない妻に対する遺族厚生年金については、5年間の有期給付となった。

医療費適正化計画

2008（平成20）年度を初年度とする医療費適正化計画（5年計画）において、政策目標を掲げ、医療費の伸びの適正化・生活習慣病予防の徹底化を目指している。具体的には、生活習慣病有病者・予備群を25％減少させる、平均在院日数の短縮などである。現在は6年計画となり、第三期（2018〜2023年度）に入っている。

医療費の窓口負担［70歳未満］

2003（平成15）年度から、給付水準はすべての医療保険共通となり、3歳以上70歳未満の被保険者本人・被扶養者とも7割給付となった。また、2006（平成18）年10月から0〜3歳未満は8割給付、2008（平成20）年度からはそれが義務教育就学前に拡大された。

医療法

医療を提供する体制を確保し、国民の健康保持に寄与することを目的とする法律の一つであり、1948（昭和23）年に施行された。1985（昭和60）年に医療法の改正が行われ、地域医療計画が導入された。なお、地域医療計画は少なくとも5年ごとに見直しが行われる。

エスピン–アンデルセン
〔Esping-Andersen, Gøsta 1947–〕

福祉国家に代わる新しい概念として福祉レジーム論を提起し、社会保障政策の特徴やグローバル化への対応の多様性を経済レジームや政治的党派性との連関で論じた。西側先進諸国を3つの類型に分け、自由主義的福祉レジーム（北アメリカ）、保守主義的福祉レジーム（大陸ヨーロッパ）、社会民主主義的福祉レジーム（北欧）とし、福祉国家の発展は一つではないと論じた。

介護休業給付

雇用保険における雇用継続給付の一つ。介護休業を取得した被保険者に対し、休業前の賃金67％相当額が、対象家族1人について93日を限度として支給される（2017〔平成29〕年より3回を上限として、介護休業を分割して取得可能とする）。

外国人脱退一時金制度

国民年金の保険料を納めた期間または厚生年金保険に加入した期間が6ヵ月以上ある外国籍の人は、出国後2年以内に請求を行うことで加入期間等に応じて計算された一時金が支給される制度のこと。ただし、この外国人脱退一時金の支給を受けた場合、その期間は、社会保障協定において年金加入期間として通算できなくなる。

介護保険審査会

介護保険における保険給付に関する保険者の処分、保険料その他の徴収金に関する処分に不服のある者は、都道府県に置かれている介護保険審査会に審査請求することができる。介護保険審査会は、被保険者・市町村・公益代表の三者によって構成されている。

介護保険と介護扶助

介護保険の第1号被保険者には生活保護の被保護者が含まれる。被保護者の介護保険料は生活扶助によって賄われ、介護保険の利用者負担分については生活保護の介護扶助が支給される。第2号被保険者は医療保険加入者に限定されるために、医療保険の適

用を受けていない被保護者に対して介護保険は適用
されず、その際は介護扶助が給付される。

介護保険特別会計

介護保険事業の健全な運営を確保するために、収入
と支出を自治体の一般の収入支出と区分し、保険事
業の経理を明確に把握する必要がある。そのため
に、市町村は、介護保険に関する収入および支出に
ついて「特別会計を設けなければならない」（介護
保険特別会計）とされている。

介護保険の公費負担

介護保険では、介護費用から利用者負担を除いた給
付費（法定分）の半分を公費（税財源）で賄い、残
りの半分を保険料財源で賄うこととされている。公
費の内訳は、各市町村の給付費（介護給付および予
防給付の費用の合計額）の20％を定率で国が負担
し、12.5％を定率で都道府県および区市町村（市町
村および特別区）の一般会計がそれぞれ負担する。
また、総給付費の5％を総額として、自治体間の介
護保険に関する財政力の格差を調整するために国が
調整交付金を交付する。

介護保険の受給権者

第1号被保険者は、原因を問わずすべての要介護者
または要支援者であるが、第2号被保険者は、加齢
を起因とする特定疾病（がんを含めた16種類）に
よる要介護者または要支援者に限定され、その他の
原因による若年障害者については障害者総合支援法
等により対応する。

介護保険の被保険者

被保険者は、40歳以上の者であるが、保険給付の
範囲、保険料算定の考え方や徴収の方法の違いによ
り、65歳以上の第1号被保険者（生活保護の被保
護者を含む）と、40歳以上65歳未満の医療保険加
入者である第2号被保険者に区分される。

介護保険の保険者

保険者（運営主体）は市町村および特別区である。
当該自治体の介護保険事業の運営が健全かつ円滑に
行われるように、国、都道府県、医療保険者、年金
保険者等が重層的に支え合う。なお、複数の自治体

が地方自治法に定める広域連合または一部事務組合
を設け、個々の自治体に代わって保険者となること
もできる。

介護保険の保険料負担

保険料徴収は、第1号被保険者の場合、一定額以上
（年額18万円以上）の年金受給者であれば年金
（老齢・退職年金のほか、遺族年金、障害年金も含
む）から天引きされる（特別徴収）。無年金者や低
年金者などの場合は、普通徴収による。第2号被保
険者は、医療保険者が医療保険料として徴収して、
社会保険診療報酬支払基金に介護給付費・地域支援
事業支援納付金として納付する。

学生納付特例制度

20歳以上の学生には国民年金の保険料を猶予する
特例制度があり、同制度を利用した期間の保険料は
10年以内について追納することができる。10年以
内にこの間の保険料を納付すれば「保険料納付済期
間」となるが、追納しなければ合算対象期間となり
年金額には反映しない。

確定給付企業年金

〔Defined Benefit Plan〕（DB）
事業主が従業員と給付の内容をあらかじめ約束し、
高齢期において従業員がその内容に基づいた給付を
受けることができる企業年金制度。給付内容があら
かじめ定められることから、「給付建て年金」とも
呼ばれる。年金資産は一括して運用され、運用のリ
スクは企業が負う。

確定拠出年金

確定拠出年金は、拠出された掛金とその運用収益と
の合計額をもとに、将来の給付額が決定する年金制
度である。掛金を事業主が拠出する企業型確定拠出
年金と、加入者自身が拠出するiDeCo（イデコ・個
人型確定拠出年金）がある。

家族関係社会支出

OECD基準により算定されるもので、GDP（国内
総生産）に占める家族関係社会支出の割合は、イギ
リス2.98％、スウェーデン3.42％、フランス2.73
％、ドイツ1.95％、日本2.01％、アメリカ0.62％と

なっている（イギリス、アメリカは2018年、その他は2020年）。

合算対象期間（カラ期間）

老齢基礎年金などの受給資格期間をみる場合に、期間の計算には入れるが、年金額には反映されない期間のこと。年金額に反映されないため「カラ期間」と呼ばれている。たとえば、学生納付特例制度の適用期間は「合算対象期間」である。

寡婦年金

第1号被保険者としての被保険者期間にかかわる保険料納付済期間（保険料免除期間を含む）が、10年以上ある夫が老齢年金等を受けずに死亡した場合で、婚姻期間が10年以上の妻に60歳から64歳までの間支給される。年金額は、夫が受けられたであろう老齢基礎年金額（第1号被保険者期間に係る額に限る）の4分の3となる。老齢基礎年金の繰上げ受給を選択すると、寡婦年金の受給権は失われる。

基本手当

雇用保険の求職者給付の中心は基本手当で、その受給要件は、離職の日以前2年間に通算して12ヵ月以上の被保険者期間があること（倒産・解雇などの場合は1年間に通算6ヵ月以上）。離職理由、被保険者期間、年齢、就業困難者か否かなどによって定められた所定給付日数に応じて、賃金日額の5～8割が基本手当日額として給付される。

キャリーオーバー

これは、将来世代の給付水準の確保や、世代間での公平性を担保する観点から、年金額の改定に反映しきれなかったマクロ経済スライドの調整率を、翌年度以降に繰り越すこととするものである。

求職者支援制度

雇用保険を受給できない求職者に対し、①訓練を受講する機会を確保するとともに、②一定の場合には、訓練期間中に給付金を支給し、③ハローワークが中心となってきめ細かな就職支援を行うことにより、その早期の就職を支援する制度である。第2のセーフティネットに位置づけられる。

給付・反対給付均等の原則

レクシスの原則ともいう。保険契約者が支払う保険料と保険事故発生の際に支払われる保険金の数学的期待値が等しいことを示す原則のこと。この原則は、民間保険固有のものであり、国庫補助があり、所得の再分配の仕組みをもつ社会保険制度には当てはまらない。

居宅介護サービス計画費

市町村は、居宅要介護被保険者が、指定居宅介護支援事業者から居宅サービス計画の作成等の居宅介護支援を受けたときは、居宅介護サービス計画費を支給する。支給額は10割に相当する額であり、利用者本人の負担はない。

健康保険組合

常時700人以上の従業員がいる場合、または同業同種の複数の事業所の合計で3,000人以上の従業員がいる場合に、厚生労働大臣の認可を得て設立することができる。なお、同じ都道府県の中で企業・業種を超えた「地域型健康保険組合」を設立し、その後5年間は不均一な保険料率を設定することができる。

健康保険の標準報酬月額

健康保険の標準報酬月額の等級区分は、健康保険法40条により規定されているが、2016（平成28）年4月より「第1級（5万8,000円）～第50級（139万円）」の全50等級となっている。

高額医療・高額介護合算療養費

高額療養費の算定対象世帯に介護保険の利用者がいる場合、健康保険の患者負担と介護保険の利用者負担の年間の合計額が、一定の限度額を超えたときには、超えた額が被保険者からの請求により払い戻される。

高額介護サービス費

介護保険において、1ヵ月（暦月）に支払った利用者負担額が一定額を超えたときは、申請により高額介護サービス費が支給される。具体的な支給要件、基準額等については、低所得者に対する配慮をしな

がら設定されている。

高額療養費
こうがくりょうようひ

1ヵ月の医療保険の自己負担額が一定額を超えた場合、超過分が請求によって払い戻される（償還払い）。ただし、所得区分の「認定証」などを提示すれば、現物給付となり、自己負担限度額を超える分を窓口で支払う必要はなくなる。自己負担限度額は、所得区分によって異なる。

後期高齢者医療制度（長寿医療制度）
こうきこうれいしゃいりょうせいど ちょうじゅいりょうせいど

75歳以上の後期高齢者の保険料（1割）、現役世代（国保・被用者保険）からの支援（約4割）および公費（約5割）を財源とする新たな医療制度を後期高齢者医療制度として2008（平成20）年4月に創設した。当該制度において保険料徴収は市町村が行い、財政運営は都道府県単位で全市町村が加入する後期高齢者医療広域連合が実施する。

厚生年金基金
こうせいねんきんききん

企業が拠出した掛金と一緒に、公的年金である厚生年金の一部（代行部分）を国に代わって運用・支給し、企業独自の上乗せ部分を支給する。基金の設立形態には、単独型と連合型、総合型がある。なお、2014年度より新たな基金の創設は認められなくなり、他の企業年金への移行の特例の設置を行った。

厚生年金の分割
こうせいねんきん ぶんかつ

2004（平成16）年の厚生年金保険法の改正によって設けられ、2007（平成19）年から実施された。分割の対象となるのは婚姻期間中の厚生年金の保険料納付記録で、離婚時に限り、当事者間で分割することを認めた。ただし、老齢基礎年金は該当しない。

厚生年金保険の適用事業所
こうせいねんきんほけん てきようじぎょうしょ

すべての法人事業所は、事業主や従業員の意思に関係なく強制的に加入しなければならない。適用事業所に勤める従業員は、自動的に厚生年金の被保険者になる。なお、5人未満の個人事業所と5人以上でもサービス業の一部や農業・漁業などの個人事業所は、強制適用の扱いを受けない。

厚生年金保険の被保険者
こうせいねんきんほけん ひほけんしゃ

厚生年金保険法では、適用事業所で常時使用されている70歳未満の者を厚生年金保険の被保険者と定めている。

高年齢雇用継続給付
こうねんれい こようけいぞくきゅうふ

雇用保険の高年齢雇用継続給付は、「高年齢雇用継続基本給付金」と、基本手当を受給し60歳以後再就職した場合に支払われる「高年齢再就職給付金」とに分かれる。雇用保険の被保険者であった期間が5年以上ある60歳以上65歳未満の一般被保険者が、原則として60歳以降の賃金が60歳時点に比べて、75％未満に低下した状態で働き続ける場合に支給される。

高齢者関係給付費
こうれいしゃかんけいきゅうふひ

年金保険給付費や老人医療費、老人福祉サービス等の給付の合計を高齢者関係給付費という。近年の日本の社会保障給付費に占める高齢者関係給付費の割合は62.9％である（2020〔令和2〕年度）。

高年齢者雇用安定法
こうねんれいしゃ こようあんていほう

正式名称は「高年齢者等の雇用の安定等に関する法律」。高年齢者の雇用安定、定年退職者などの就業機会の確保・雇用促進などを規定した法律であり、1971（昭和46）年に「中高年齢者等の雇用の促進に関する特別措置法」として制定されたものを、1986（昭和61）年に改称したものである。定年制を直接規制対象とする法令としてはこれが最初のものであり、令和3年4月の改正では、65歳までの雇用確保の義務化とともに、70歳までの就業確保を努力義務とした。

国民医療費
こくみんいりょうひ

傷病の治癒を中心として、患者負担分を含めた医療費の総額のこと。正常分娩、健康の増進・予防を目的とした健康診断、予防接種、義肢などに要する費用や差額ベッド代は含まれない。2020（令和2）年度の国民医療費は42兆9,665億円となり、前年度比3.2％の減少となった。これは新型コロナの感染拡大による受診控えの影響とみられている。

国民皆保険・皆年金

国民全員を公的な社会保険システムに加入させ、医療や年金を国民全員に保障するシステムのこと。日本では、1961（昭和36）年に「国民皆保険・皆年金」体制が達成された。

国民健康保険組合

同種の事業または業務に従事する300人以上の者の同意により、都道府県知事の認可を受けて設立される公法人である。給付費に対する国庫補助が行われている。

国民健康保険団体連合会

国民健康保険の審査支払機関であり、都道府県に設置されている。また、介護保険の審査・支払いの業務、利用者からの苦情を受け付け、事業者等に対して指導、助言を行う機関でもある。

国民健康保険法

制定された1938（昭和13）年には、農山漁村の住民を対象としていた。官庁や企業に雇用されていない国民が対象となったのは1958（昭和33）年であり、1961（昭和36）年には国民すべてが公的医療保険に加入する国民皆保険体制が整えられた。

国民年金基金

国民年金法の規定に基づく公的な年金であり、国民年金（老齢基礎年金）とセットで、自営業者など国民年金第1号被保険者の老後の所得保障を担うもの。1991（平成3）年に制定された任意加入の制度である。

国民年金の国庫負担

国民年金（基礎年金）の給付費に対する国庫負担割合は、2009（平成21）年度から、従来の3分の1から2分の1へ引き上げられた。なお、2012（平成24）年11月から、年金特例公債により基礎年金国庫負担を2分の1に恒久化した。

国民年金の保険料

第1号被保険者の保険料は、2005（平成17）年4月より毎年280円ずつ引き上げられ、2017（平成29）年度には1万6,900円となった。2019年からは1万7,000円となっている。第2号および第3号被保険者については被用者年金制度が、被保険者数に応じた基礎年金拠出金を一括して拠出するために、保険料を個別に納付する必要はない。

国民年金の保険料免除

第1号被保険者には4分の1免除（4分の3納付）、半額免除（半額納付）、4分の3免除（4分の1納付）、全額免除の免除制度がある。免除期間の保険料は10年以内なら遡って追納できるが、追納しない場合でも、免除期間は受給資格期間に算入され、減額されるが年金額にも反映される。

国民負担率（潜在的国民負担率）

公的サービスに要する費用を賄うために法律に基づいて国民に課せられる負担の大きさを示すもので、租税収入の対国民所得比である租税負担率と、社会保険料収入の対国民所得比である社会保障負担率との合計である。これに国・地方の財政赤字の対国民所得比を加えたものを潜在的国民負担率という。

国民保健サービス法【イギリス】

〔National Health Service Act, 1946〕

イギリスの保健医療制度は、1946年に制定された国民保健サービス法に基づいて実施されているが、これは、疾病予防やリハビリテーションを含め包括的な医療を提供することを目的としている。1948年に施行され、病院の国営化、病院従事者の公務員化などを基本的仕組みとし、経費は国の一般財源で主に賄われている。その後薬剤の患者負担や民間医療の助長政策などの変更があったが基本的な仕組みは維持されている。

国民保険法【イギリス】

〔National Insurance Act, 1911〕

イギリスでは、古くから「友愛組合」という名の共済組合が発達しており、労働者の生活も恵まれていた。しかし、20世紀に入り、ドイツ、アメリカ等の後進資本主義国が発展し、世界経済市場で競争が激化し、労働者の生活も圧迫されたため、ロイド・ジョージ（Lloyd George, D.）は1911年に国民保険法（健康保険と失業保険）を制定した。この失業

保険は、世界で最初の制度である。

雇用保険と年金との調整

65歳になるまでの老齢厚生年金（特別支給の老齢厚生年金を含む）を受給している者が、雇用保険の失業給付または高年齢雇用継続給付を受給する場合、年金額の全部または一部が支給停止される。

雇用保険二事業

雇用保険二事業（雇用安定事業および能力開発事業）は、雇用保険の付帯事業として、労働者の職業の安定に資するため、失業の予防、雇用状態の是正および雇用機会の増大、労働者の能力の開発と向上を図ることを目的とする。

雇用保険の財源

事業主および被保険者の保険料と国庫負担金で賄われている。そのうち、雇用保険料率は、労使折半で負担する失業等給付などの料率に、事業主のみが負担する雇用保険二事業の料率を加えたものである。

雇用保険の保険者・被保険者

保険者は国であり、さまざまな手続きに関しては、都道府県労働局、公共職業安定所で行っている。被保険者は①一般被保険者（②、③、④以外の人）、②高年齢被保険者、③短期雇用特例被保険者、④日雇労働被保険者の4種に分けられる。パートタイム労働者は、所定の労働時間・雇用期間を満たせば、一般被保険者となる。

雇用保険法

雇用保険法の前身である失業保険法は、敗戦直後の1947（昭和22）年に創設された。その後、経済社会の変動および雇用失業情勢の変化に対処するため、失業中の生活の保障にとどまらず、労働者の雇用機会の増大とその安定を確保するための法律（制度）が、雇用保険法として1975（昭和50）年から実施された。

在職老齢年金

60歳以降在職しながら受ける老齢厚生年金を在職老齢年金といい、賃金と年金額に応じて年金額の一部または全部が支給停止される。なお、70歳以降

であっても在職老齢年金が導入されているが、保険料の徴収は行われない。

再評価

老齢厚生年金（報酬比例部分）の額は、加入期間中の標準報酬を平均して算出した平均標準報酬月額を基に計算される。その際、過去の低い標準報酬をそのまま平均すると、年金の実質価値が低くなるために、過去の標準報酬を現役世代の手取り賃金の上昇率に応じて見直したうえで平均する。これを再評価という。

産科医療補償制度

この制度は、分娩に関連して発症した脳性麻痺児に対する補償の機能と脳性麻痺発症の原因分析・再発防止の機能をあわせもつ制度で、財団法人日本医療機能評価機構を運営組織として、2009（平成21）年1月1日から開始されている。看護・介護のために一時金600万円と分割金2,400万円、総額3,000万円が補償金として支払われる。

地震保険

損害保険の一種で地震による災害で発生した損失を補償する保険。なお、火災保険では地震で発生した火災は補償されない。民間保険会社が負う地震保険責任の一定額以上の巨額な地震損害を政府が再保険することにより成り立っている。

市町村特別給付

介護保険制度における保険給付の一つで市町村独自の保険給付。第1号被保険者保険料を財源とする。

自動車損害賠償責任保険

自賠責（制度）は、1955（昭和30）年の自動車損害賠償保障法の公布によって導入された。損害保険会社が取り扱う私的保険であるが、営利が禁止されている。本制度は自動車事故被害者を救済することを目的としているため、電柱に自ら衝突したような、いわゆる自損事故でけがをした場合には、適用されない。

児童手当［改正法］

次代の社会を担う児童の健やかな成長に資すること

を目的とする新しい児童手当が実施されている。支給対象は中学生までで、所得制限を設けた。所得制限額未満の者には、月額1万円あるいは1万5,000円が、所得制限額以上である者には当分の間特例給付として5,000円が支給される（支給停止あり）。また、費用負担については国と地方の負担割合を2：1とし、被用者の3歳未満の児童（所得制限額未満）については15分の7を事業主の負担とする（公務員分は所属庁の負担）。

児童扶養手当

「児童扶養手当法」（1961〔昭和36〕年制定）に規定。母子家庭や父子家庭の生活の安定と自立の促進を通して児童の福祉の増進を図ることを目的とする。手当の支給は、所得による支給制限がある。なお、「児童」とは18歳に達する日以降、最初の3月31日までをいい、心身におおむね中程度以上の障害（特別児童扶養手当2級と同じ程度以上の障害）がある場合は、20歳まで手当が受けられる。

ジニ係数

〔Gini coefficient〕

所得などの分布の均衡度を示す指標であり、係数の値が0に近いほど格差が小さい状態で、1に近いほど格差が大きい状態にあることを示す。社会保障制度はジニ係数で測定される所得格差の縮小に寄与している。

死亡一時金

第1号被保険者としての保険料納付月数が3年以上ある人が老齢基礎年金、障害基礎年金のいずれも受けずに亡くなったときに、遺族に一時金が支給される。受けられる遺族は、死亡した人と生計を同じくしていた配偶者・子・父母・孫・祖父母・兄弟姉妹の順であるが、遺族基礎年金を受けられる人がいるときは、支給されない。死亡一時金と寡婦年金が競合する場合は、受給権者の選択によりいずれか1つが支給される。

社会支出

OECD（経済協力開発機構）基準の「社会支出」は、人びとの厚生水準が極端に低下した場合にそれを補うために個人や世帯に対して財政支援や給付を

する公的あるいは私的供給としている。ただし、制度による支出のみとし、人びとの直接の財やサービスの購入、個人単位の契約や世帯間の助け合いなどの移転は含まない。社会支出は、ILO（国際労働機関）基準の「社会保障給付費」と比べて、その範囲が広く、施設整備費など直接個人に配転されない費用も計上される。

社会手当

社会保険と公的扶助との中間的方法をとった制度で、公費を財源とした無拠出の現金給付。社会保険のように事前の加入や拠出を条件とせず、公的扶助のように資力調査を必要としない。児童手当、児童扶養手当などが該当する。社会保険と比較すると給付の権利性が弱いとされている。

社会保険診療報酬支払基金

各都道府県に特殊法人として設けられ、各医療機関からの診療報酬を審査し、支払いを行っている。なお、後期高齢者医療制度と退職者医療制度に係る拠出金の徴収と交付金の事務も行っている。

社会保険の国庫負担

基礎年金2分の1、国民健康保険41％、国民健康保険組合13〜32％、協会管掌健康保険16.4％、後期高齢者医療制度3分の1、雇用保険・求職者給付4分の1、雇用保険・育児休業給付及び雇用継続給付8分の1、介護保険（居宅給付）25％、介護保険（施設等給付）20％とそれぞれ国庫負担がある。

社会保障関係費

国や自治体の予算の中で、社会保障に関する支出をまとめた勘定科目のこと。この関係費の内容は、「年金給付費」「医療給付費」「介護給付費」「少子化対策費」「生活扶助等社会福祉費」「保健衛生対策費」「雇用労災対策費」である。令和4年度一般会計予算（107.6兆円）のうち社会保障関係費は36.3兆円であり、一般会計予算の33.7％を占める。また、一般会計歳出総額から国債費および地方交付税交付金等を除いた一般歳出（67.4兆円）に占める社会保障関係費の割合は53.8％となっている。

社会保障給付費

社会保険や社会福祉等の社会保障制度を通じて、国民に給付される金銭またはサービスの合計額のこと。社会保障給付費の範囲は、ILO（国際労働機関）が定めた基準に基づいている。部門別にみると、「医療」「年金」「福祉その他」に分類してある。

社会保障給付費の動向

2022（令和 4）年度で 131.1 兆円（年金 58.9 兆円〔44.9%〕、医療 40.8 兆円〔31.1%〕、福祉その他 31.5 兆円〔24.0%〕）で年金の占める割合が最も高い（予算ベース）。また、日本の社会保障給付費の対国民所得比はヨーロッパ先進国に比べて低位である。

社会保障審議会

厚生労働大臣や各機関大臣の諮問に応じて社会保障や人口問題などの重要事項を調査審議し、関係行政機関に意見を述べることができるほか、児童福祉法、身体障害者福祉法、医療法等の規定による厚生労働大臣からの諮問に対する意見提出を行う審議会である。医療保険福祉審議会、身体障害者福祉審議会、中央社会福祉審議会、中央児童福祉審議会、年金審議会等が 2001（平成 13）年の省庁再編に伴い統合し、再編成された。

社会保障制度に関する勧告

1950（昭和 25）年に社会保障制度審議会（総理大臣の諮問機関）が発表した「社会保障制度に関する勧告」で、社会保障の内容を次のように述べている。「いわゆる社会保障制度とは、疾病、負傷、分娩、廃疾、死亡、老齢、失業、多子その他困窮の原因に対し、保険的方法又は直接公の負担において経済的保障の途を講じ、生活困窮に陥った者に対しては、国家扶助によって最低限度の生活を保障するとともに、公衆衛生及び社会福祉の向上を図り、もってすべての国民が文化的社会の成員たるに値する生活を営むことができるようにすることをいう」。

社会保障体制の再構築に関する勧告

1995（平成 7）年 7 月に当時の社会保障制度審議会が出した勧告。副題は「安心して暮らせる 21 世紀の社会を目指して」。この中で、1950（昭和 25）年

の勧告当時は、社会保障の基本的な理念は最低限度の生活の保障であったが、現在では「広く国民に健やかで安心できる生活を保障すること」であるとし、国民の自立と社会連帯の考えが社会保障制度を支える基盤となることを強調している。

社会保障の財源

2020（令和 2）年度における社会保障財源の総額は 184 兆 8,160 億円であり、項目別の構成割合は、社会保険料が全体の 39.8%、公費負担が 31.9%、資産収入が 23.8% となっている。

社会保障の最低基準に関する条約（第 102 号条約）

〔C102 Social Security（Minimum Standards）Convention, 1952〕

1952 年 6 月の ILO 第 35 回総会で採択された条約であり、この中で、社会保障の範囲として医療、失業給付、老齢給付など 9 つの分野を掲げ、それぞれの最低基準を示した。

社会保障への途 [ILO]

〔Approaches to Social Security: An International Review, 1941〕

第二次世界大戦後の再建のために社会保障計画立案への途を準備しようという意図を持ち、社会保障の二つの柱として社会保険と社会扶助を挙げている。その例としてニュージーランドの社会保障法の方式を紹介している。

社会民主主義的福祉レジーム

エスピン－アンデルセンが提唱した福祉レジーム論の類型の一つで、北欧諸国が該当する。国家は強力で包括的な社会権を保障しているために、病気や障害を有して働けなくなっても、市場を経由しなくても十分な所得保障がなされる。また、税方式の普遍主義的な社会保障が中心となるため、所得再分配効果が大きく平等化を促進する。

収支相等の原則

保険の技術的原則の一つであり、総収入と総支出が均等になる考え方である。給付・反対給付均等の原則はミクロ的視点であるのに対して、収支相等の原則はマクロ的視点といわれている。

自由主義的福祉レジーム

エスピン‐アンデルセンが提唱した福祉レジーム論の類型の一つで、アメリカやカナダなどのアングロサクソン系の国が該当する。社会保障の給付対象は貧困層などを中心としているため、多くの人は民間企業が提供するサービスに加入するなどの自助努力的な対応をとっている。したがって、所得再分配効果は弱くなる。

出産育児一時金

医療保険の被保険者本人が出産したときは出産育児一時金が、被扶養者である家族が出産したときは家族出産育児一時金が、一児につき原則として 42 万円支給される。

出産手当金

出産日以前 42 日（多胎妊娠の場合は 98 日）から出産日の翌日以降 56 日までの範囲内で、会社を休み給与の支払いがなかった期間を対象する。1 日当たりの金額は、支給開始日の以前 12 ヵ月間の各標準報酬月額を平均した額÷30 日×(2/3)である。

障害基礎年金の給付額

障害の程度に応じて 1 級と 2 級があり、1 級のほうが障害が重いために、年金額は 2 級の 1.25 倍になる。

障害基礎年金の支給要件

国民年金に加入中に初診日がある病気・けがが原因で障害等級の 1 級または 2 級の障害者になったときに支給される国民年金。60 歳以上 65 歳未満で日本に住んでいれば、加入をやめた後の病気・けがによるものでも受けられる。ただし、加入期間のうち 3 分の 1 以上滞納がないか、初診日のある傷病による障害の場合は直近の 1 年間に保険料の滞納がないことが条件となる。なお、20 歳前に初診日がある場合は、20 歳に達した日またはその後に障害認定日が到来するときはその日において障害があれば障害基礎年金が支給される。ただし、この場合、所得に応じて減額や支給停止があり得る。

障害厚生年金

厚生年金保険に加入している人が、在職中の病気やけがで障害になったとき受けられる年金。1 級・2 級の場合は障害基礎年金と障害厚生年金が、さらに程度の軽い 3 級の障害の場合は、障害厚生年金だけが支給される。障害厚生年金を受けるためには、障害基礎年金の保険料納付要件を満たしている必要がある。なお、2006（平成 18）年度から障害基礎年金と老齢厚生年金または遺族厚生年金の併給が可能である。

障害手当金

厚生年金に加入している間に初診日のある病気・けがが、初診日から 5 年以内に治り、3 級の障害よりやや程度の軽い一定の障害が残ったときに支給される一時金。障害手当金を受ける場合も、障害基礎年金の保険料納付要件を満たしている必要がある。

傷病手当金

被保険者が病気やけがのために働くことができず、会社を休んだ日が連続して 3 日間あったうえで、4 日目以降、休んだ日に対して支給されるが、休んだ期間について事業主から傷病手当金の額より多い報酬額の支給を受けた場合には、傷病手当金は支給されない。支給期間は、令和 4 年 1 月 1 日より、支給を開始した日から通算して 1 年 6 ヵ月となった。

賞与

標準賞与額を決める場合にその基礎となる賞与は、賃金、給料、俸給、手当、賞与、その他どんな名称であっても、被保険者が労務の対償として受けるすべてのもののうち年 3 回以下のものを含む。

女子差別撤廃条約

〔Convention on the Elimination of All Forms of Discrimination against Women 1979〕

1975 年の国際婦人年をきっかけに、女子に対する差別が権利の平等の原則および人間の尊重の原則に反し、社会と家族の繁栄の増進を阻害するものであるとの考えから、女子に対するあらゆる差別を撤廃することを基本理念とした女子差別撤廃条約が 1979 年に採択され、日本は 1985 年に批准している。

女性活躍推進法

正式名称は「女性の職業生活における活躍の推進に関する法律」。女性が職業生活でその希望に応じて、十分に能力を発揮し、活躍できる環境を整備するために 2015 年に制定された。これにより、従業員 301 人以上の企業は、女性登用の数値目標を含む女性活躍推進に向けた行動計画の策定および公表が義務づけられ、その実行を迫られることになった。なお、300 人以下の企業には努力義務が課せられる。

所得再分配機能

所得の再配分機能とは、市場を通じて配分された所得の格差（不公平）を是正する役割のことをいい、垂直的再分配と水平的再分配に区分される。前者は高所得層から低所得層への再分配であり生活保護が代表例である。後者は同一水準の所得層での再分配であり、健康な人から病気の人への再分配のように医療保険などが代表例である。その他、現役世代から高齢世代への所得再分配である世代間再分配もある。

新救貧法（改正救貧法）

1834 年、イギリスで制定。救済基準を全国均一にし、有能貧民の居宅保護を廃止し、救済をワークハウス（労役場）への収容に限定した。また劣等処遇の原則を採用した。「救貧否定の救貧法」とも別称される。

診療報酬（診療報酬明細書）の点数表

社会保険における診療報酬は、全国同一で診療行為ごとに定められている（「点数表」と呼ぶ）。保険医療機関は、一月単位で診療行為に基づいて診療報酬明細書（レセプト）にまとめて、審査支払機関を通じて保険者に請求する。ちなみに 1 点は 10 円。

生命保険

生命保険とは、保険業法 2 条において、不特定の者を相手方として、人の生死に関し一定の保険金を支払うことを約し保険料を収受する保険と規定されている。生命保険の種類を大きく分けると、①死亡保険、②生存保険、③生死一体（混合）保険に区分される。

船員保険

船員を対象に、海上労働の特殊性を考慮して設けられた保険で、政府が保険者である。制度としては一般の健康保険相当部分（職務外疾病部門）と独自の上乗せ給付を行う部分の 2 階建てになっている。かつては独自の年金・雇用保険・労災保険制度もあったが、年金の部分は 1986（昭和 61）年に厚生年金保険へ、雇用保険および労災保険の部分は 2010（平成 22）年に一般の雇用保険と労災保険にそれぞれ統合された。

前期高齢者医療制度

65 歳から 74 歳までの前期高齢者については、継続して国民健康保険や被用者保険に加入する。患者負担分を除く医療費は、各制度（国民健康保険、協会けんぽ、健康保険組合、共済組合）の 75 歳未満の加入者数に応じて調整される。

全国健康保険協会

一連の医療保険制度の改革や、諸問題発覚による社会保険庁の廃止・解体などから、2008（平成 20）年 10 月より政府管掌健康保険は国を離れ、全国健康保険協会による全国健康保険協会管掌健康保険（協会けんぽ）に移管された。ただし、被保険者資格の取得・喪失、保険料の納付などに関する手続（任意継続被保険者に関することを除く）は年金事務所が窓口となっている。

総報酬制

厚生年金保険や健康保険の保険料について、月給だけでなく、ボーナスからも同一の保険料率で保険料を徴収し、かつ給付にも反映させていく考え方。従来の標準報酬月額の考え方に比べて、ボーナスの多寡による負担の不公平を解消することができる。

損害保険

一定の偶然事故によって生ずることのある損害をてん補することにより生活を保障する保険商品のこと。損害保険の多くは財貨を対象にした保険であるため、人間の生死にかかわる生命保険とは異なる考え方によって組み立てられている。

第三分野保険

保険業法は、生命保険と損害保険のほかにいわゆる「第三分野保険」として、傷害保険、疾病保険および介護保険などを定めている。

短時間労働者の社会保険加入要件

厚生年金保険および健康保険の短時間労働者の適用要件は、①週所定労働時間が20時間以上、②月額賃金が8万8,000円以上（年収106万円以上）、③雇用期間が2ヵ月を超えて見込まれること、④学生は適用除外、⑤従業員101人以上である。なお、雇用保険は、同一事業所に31日以上の雇用の見込みがあり、所定労働時間が週20時間以上を要件としている。

男女雇用機会均等法

正式名称は「雇用の分野における男女の均等な機会及び待遇の確保等に関する法律」。職場における男女の差別を禁止し、募集・採用・昇給・昇進・教育訓練・定年・退職・解雇などの面で男女とも平等に扱うことを定めた法律であり、1985（昭和60）年に制定、翌86（昭和61）年より施行された。現在は、「性別を理由とする差別の禁止」「婚姻、妊娠・出産等を理由とする不利益取扱いの禁止等」「セクシュアルハラスメント及び妊娠・出産等に関するハラスメント対策」「母性健康管理措置」「男女雇用機会均等推進者の選任」などが柱となっている。

地域包括支援センター

2005（平成17）年の介護保険法改正により創設された、高齢者の生活を総合的に支える拠点としての機関。総合的な相談窓口として、権利擁護、介護予防マネジメント、包括的・継続的マネジメントの支援（地域の介護支援専門員の資質向上のための、事例検討会や研修の実施、制度や施策等に関する情報提供等）がその役割。社会福祉士、主任介護支援専門員、保健師等が配置される。

地域密着型サービス

介護保険法改正により創設された、要介護高齢者の住み慣れた地域での生活を可能にするためのサービス。市町村が主体となりサービスが提供され、サービス受給者は原則その市町村内の住民に限られる。

中央社会保険医療協議会

厚生労働省に社会保険診療報酬について審議する機関として設置されている。委員は、保険者・被保険者等の支払い側代表7名、医師・歯科医師等の診療側代表7名、公益代表6名の計20名で構成されている。

調整交付金

市町村間の介護保険財政の格差を調整するために、全国ベースで給付費の5％相当分を交付するものである。

積立方式

年金制度の財政方式の一つで、将来の年金給付に必要な原資を、あらかじめ保険料で積み立てていく財政方式のこと。加入者や受給者の年齢構成が将来見通し通り推移する限り、高齢化が進んでも保険料は影響を受けない。一方、保険料の運用収入を見込んで保険料を決めるため、金利の変動など経済的要因の影響を受ける。

ディーセント・ワーク

この概念は、働きがいのある人間らしい仕事を意味し、1999年の第87回ILO総会に提出された事務局長報告において初めて用いられ、ILOの活動の主目標と位置づけられた。

特別支給の老齢厚生年金

老齢厚生年金の支給は原則65歳からであるが、厚生年金への加入期間が1年以上あり、老齢基礎年金の受給資格期間を満たしていれば、経過措置として、60歳から64歳までの老齢厚生年金が特別に支給され、これを特別支給の老齢厚生年金と呼んでいる。年金額は、定額部分と報酬比例部分で計算されるが、60歳から64歳までの間の定額部分の支給は2012（平成24）年度まで、報酬比例部分の支給は2024年度（女性は2029年度）までとなっている。

特別児童扶養手当

この手当は、精神または身体に障害を有する児童について手当を支給することにより、これらの児童の

福祉の増進を図ることを目的として、20歳未満で精神または身体に中程度以上の障害を有する児童を家庭で監護、養育している父母またはその他の者を対象とする。

特別障害給付金

国民年金制度の発展過程において生じた特別な事情に配慮して、障害基礎年金等を受給していない障害者に対する特別な福祉的措置として2005（平成17）年度に制定された。現在、障害基礎年金1、2級相当の障害に該当する者として認定を受けた者が対象となっている。

「難民の地位に関する条約」「難民の地位に関する議定書」

自国民と同一待遇を与えるという「難民の地位に関する条約」（1951年）と「難民の地位に関する議定書」（1967年）について、日本は1981年に批准し翌年に発効した。そのため、締約国の責務として社会保障関係法令から国籍要件を撤廃するなどの整備をした。

二次健康診断等給付

事業主が実施する労働安全衛生法に基づく定期健康診断等において、脳・心臓疾患に関連する一定の項目について、異常の所見があると診断されたときに行うものであり、二次健康診断と特定保健指導がその給付内容となる。

日本年金機構

2010（平成22）年1月に設立された非公務員型の年金公法人。この機構の創設により社会保険庁が廃止され、厚生労働大臣が公的年金に係る財政責任・管理運営責任を担う一方で、その委任・委託を受けて、厚生労働省の直接的な監督の下で、日本年金機構が一連の運営業務を担う。

入院時食事療養費

入院時の食事については、厚生労働大臣が定める基準により算定した費用の額から、医療保険の被保険者が負担することとなる標準負担額を控除した額を現物給付する。一般には1食につき標準負担額460円となっている。

入院時生活療養費

65歳以上の医療保険の被保険者・被扶養者が療養の給付とあわせて受けた療養病床入院時の食事・居住費については、患者が定額の生活療養標準負担額を支払い、残りは医療保険から入院時生活療養費として現物給付される。

ニュージーランド社会保障法

〔Social Security Act, 1938〕
1938年に成立したこの法律は、所得保障制度と医療保障制度を普遍的に総合化させたものであった。その総合性は、当時としては画期的な立法であり、同法によって確立された包括的社会保障制度は、イギリスのベヴァリッジ報告のモデルとなっただけでなく、ILOの社会保障概念の内実にも大きな影響を与えた。

任意継続被保険者［健康保険］

被保険者であった者が退職などにより被保険者の資格を喪失した後も、引き続きその資格の喪失時の保険者の被保険者とする制度のこと。再就職して被保険者となったときのほか、任意継続被保険者となった日から2年を経過したとき、保険料を納付期日までに納付しなかったときにその資格を喪失する。

任意自動車保険

自賠責保険は対人事故における人的被害のみであり、定められた金額内で補償されるが、相手方の車やモノ、自らの身体やモノについては補償されない。その自賠責保険では補償されない部分を、任意保険でカバーすることになる。

納付猶予制度

50歳未満の国民年金の第1号被保険者（学生を除く）であって、本人および配偶者の前年所得が一定以下の人に対し、保険料の納付を猶予する制度。申請に基づき適用される。当該期間は、学生納付特例制度と同様に年金の受給資格期間には算入されるが、追納がなされない限り老齢基礎年金額の計算には反映されない。

ノーロス・ノープロフィット原則

〔no loss, no profit〕

保険経営において、原則的に損失も利益も発生させ
ない考え方。具体的には、営利を目的としていない
自動車損害賠償責任保険の保険料率を決める際の基
準の考え方を表したもの。

働き方改革関連法

正式名称は「働き方改革を推進するための関係法律
の整備に関する法律」のこと。2019（平成31）年4
月から2021（令和3）年4月にかけて順次実施され
た。その主な内容は、①正規雇用者と非正規雇用者
の待遇に不合理な差をつけることの禁止、②残業時
間の上限規制、③有給休暇の取得の義務づけ、④産
業医の機能強化、⑤高度プロフェッショナル制度の
制定などである。

ビスマルク

〔Bismarck-Schönhausen, Otto Eduard Leopold von
1815-1898〕

世界最初の社会保険制度（1883年疾病保険法、
1884年災害保険法、1889年養老及び廃疾保険法）
が制定された際のドイツの宰相。当時、社会主義運
動を厳しく弾圧していたために、「飴と鞭」の政策
とも呼ばれた。

被用者年金の一元化

2015（平成27）年10月より、2階部分の年金が厚
生年金に統一された。これにより、従来の厚生年金
保険の被保険者は「第1号厚生年金被保険者」、国
家公務員共済組合の組合員は「第2号厚生年金被保
険者」、地方公務員共済組合の組合員は「第3号厚
生年金被保険者」、私立学校教職員共済制度の加入
者は「第4号厚生年金被保険者」という種別となっ
た。

標準賞与額

被保険者期間中において、実際に支給された賞与額
から千円未満を切り捨てた額が標準賞与額となり、
賞与が支給される月ごとに決定される。標準賞与額
の上限は、健康保険は年間累計額573万円（毎年4
月1日から翌年3月31日までの累計額）となり、

厚生年金保険については支給1回につき150万円と
なる。

賦課方式

将来の給付に必要な費用を事前積み立てせず、短期
間で収支の均衡を図る財政方式である。公的年金制
度では、必要な財源を後代の負担に求めるという仕
組み、いわゆる「世代間扶養」を社会全体で行う仕
組みをとっている。

ベヴァリッジ報告

イギリスで、1942年にベヴァリッジ（Beveridge,
W. H.）を委員長として議会に提出された「社会保
険および関連サービス」のこと。均一給付・均一拠
出の原則、最低生活を保障するナショナル・ミニマ
ムの原則、全国民を対象とする一般性の原則を提唱
した。

報酬

健康保険・厚生年金保険でいう報酬の範囲は、通
貨・現物を問わず、被保険者が労働の対償として受
けるすべてのものをいう。したがって、給料のほ
か、超勤手当、家族手当、通勤手当なども労働の対
償であれば報酬となる。ただし、大入袋等臨時に支
給されるものや各種祝金等の労働の対償とならない
ものは報酬の対象とはならない。

法定給付／付加給付

医療保険において、保険給付の支給を受ける条件、
金額等は法律で決められている（法定給付）が、組
合管掌健康保険では、個々の組合の実情に応じてプ
ラスアルファの給付を法定給付とあわせて「付加給
付」として支給できる。

保険外併用療養費

評価療養（先進医療など）、選定療養（予約診療・
時間外診療など）については、その基礎部分は保険
外併用療養費として保険給付され、評価療養・選定
療養についての特別料金を患者が自費負担する。な
お、2016（平成28）年度から、困難な病気と闘う
患者が未承認の新薬や医療機器による治療を望んだ
場合、患者の申し出によって保険外の診療との併用
ができる「患者申出療養」が新たな保険外併用療養

費の仕組みとして創設された。

保険料水準固定方式
2004（平成16）年年金制度改正において、最終的な保険料（率）の水準を法律で定め、その負担の範囲内で給付を行うことを基本に、少子化等の社会経済情勢の変動に応じて給付水準が自動的に調整される仕組みを年金制度に組み込んだ。これを保険料水準固定方式と呼ぶ。

保守主義的福祉レジーム
エスピン-アンデルセンが提唱した福祉レジーム論の類型の一つで、ドイツやフランスなどの大陸ヨーロッパの国が該当する。社会保険が発展しているため、市場に依存しなくても所得保障がなされる。しかし、社会保険は職業上の地位によって分立しているため、保障には格差が生じる。また、拠出額によって将来の給付額が変化するため、現役時代に豊かだった者は、退職後（老後）も豊かになる。つまり、現役時代の不平等が退職後に再生産される。

埋葬料（埋葬費）
健康保険の被保険者本人が死亡したときは、加入している医療保険制度から5万円が支給される（埋葬料）。家族以外の人が埋葬を行ったときはこの範囲内で実費が支給される（埋葬費）。また、被扶養者が死亡したときには5万円が支給される（家族埋葬料）。

マクロ経済スライド
年金額は通常の場合、賃金や物価の伸びに応じて増えるが、年金額の調整を行っている期間は、年金を支える労働力の減少や平均余命の伸びを年金額の改定に反映させ、その分だけ年金額の伸びを賃金や物価の伸びよりも抑えることとする。この仕組みをマクロ経済スライドという。2015（平成27）年度に初めて発動された。

ミュルダール
〔Myrdal, Karl Gunnar 1898-1987〕
スウェーデンの経済学者。『福祉国家を超えて』（1960）などで、福祉国家とナショナリズムとの結びつきを指摘した。さらに福祉国家の国民主義的限界を指摘し、国際協力と相互調整による福祉世界の建設の必要性を述べた。

メディケア
〔Medicare〕
アメリカの社会保障法に基づいて1965年から実施されている限定的な公的医療保障制度のこと。65歳以上の高齢者、障害年金受給者および慢性腎臓病患者を対象とするもので、連邦政府によって運営されている。

メディケイド
〔Medicaid〕
アメリカの社会保障法に基づいて1965年に施行された社会保障制度の一つで、低所得者に対して医療扶助を行う公的医療保障制度である。連邦政府が定めた資格要件等の枠組みに基づいて各州で運営される。

メリット制
労働者災害補償保険においては、事業主の災害防止努力の促進を図るとともに保険料負担の公平を図るために、一定規模以上の事業については個別事業における災害率に応じ、労働災害保険料率または保険料額を一定の範囲内で増減させるメリット制が採用されている。

養老保険
死亡保険と生存保険を組み合わせたもの。保険期間内に死亡した場合には死亡保険金が支払われ、保険期間満了期まで生存した場合には満期保険金が支払われる。

ラウントリー
〔Rowntree, Benjamin Seebohm 1871-1954〕
イギリスの研究者、実業家。業績の中でも1899年実施のヨーク調査は『貧困―都市生活の一研究』（1901年刊行）としてまとめられ、貧困の科学的研究として極めて著名である。ブース（Booth, C.）の調査研究の成果とともに「貧困の発見」と呼ばれている。

ラロック

〔Laroque, Pierre 1907-1997〕

社会保障計画の構想は第二次世界大戦後、世界的に具現化し、フランスでは1945年にラロックによる社会保障プランが発表された。「当事者拠出と当事者管理」を原則とするフランスの社会保険方式を基礎として全国民を対象とした社会保障の構築を目指した。

リバース・モーゲージ

〔reverse mortgage〕

自宅（持ち家）を担保にして、そこに住み続けながら金融機関から融資を受けられる主に高齢者向けの融資制度。死亡後は自宅を売却して、その代金を融資の一括返済に充てる。1980年代に一部の自治体が始めた融資制度が日本における最初のリバース・モーゲージといわれているが、近年、「老後の住まいの有効活用」の観点から再度大きく注目されている。

療養の給付

健康保険を扱う病院・診療所に被保険者証を提示して、必要な医療を受ける。処方箋が発行されたときは、保険薬局で調剤してもらう。医療費の7割が給付され、3割は自己負担となる（義務教育就学後から70歳未満）。

ルーズベルト

〔Roosevelt, Franklin Delano 1882-1945〕

1929年以降の大恐慌の時期に、第32代アメリカ合衆国大統領に就任（1933年）。3つのR「recovery, reform, relief」をスローガンにニューディール政策を推進し、その一環として社会保障法を制定（1935年）した。

老人保健制度

老人保健法による老人保健制度は、1982（昭和57）年に制定、翌年実施された。老人医療費については各医療保険の保険者・国・地方公共団体の共同負担として、患者の自己負担を導入するとともに、総合的な保健医療対策を推進することとなった。2008（平成20）年度には老人医療は「高齢者の医療の確保に関する法律」へ、保健事業の多くは「健康増進法」へ移行し、老人保健制度は廃止された。

労働基準監督署

労働者災害補償保険の実施機関としては、都道府県労働局が適用と保険料徴収事務を取り扱い、全国に設置されている労働基準監督署などが給付に関する事務を取り扱っている。

労働者災害補償保険における保険給付と損害賠償との調整

労働災害の被災労働者またはその遺族は、労災補償ないし労災保険給付を請求できると同時に、使用者または第三者に対しては損害賠償請求を行うことも可能である。とはいえ、被災労働者等の損害を二重に回復することにならないように、労災補償・労災保険給付と損害賠償との間で一定の調整が行われている。たとえば、使用者または第三者は被災者に対し労災保険を超える損害を賠償する義務が、被災労働者は損害賠償を請求する権利が発生するのである。

労働者災害補償保険の適用

原則として農林水産業の事業の一部が暫定的に任意適用事業となっている以外、労働者を1人以上雇用するすべての事業に適用（パートタイマー、アルバイトを含む）される。ただし、大工・左官などの一人親方や中小事業主等は、申請によって特別加入ができる。国家公務員、地方公務員は適用除外となっている。なお、未加入のまま労働災害が起こった場合でも、治療等にかかる給付が労働者には支給される。

労働者災害補償保険法

業務上の事由や通勤による労働者の負傷、疾病、障害、死亡などに対して迅速かつ公正な保護をするために保険給付を行い、あわせて被災労働者の社会復帰の促進、被災労働者とその遺族の援護、労働者の安全および衛生の確保等を図ることにより、労働者の福祉の増進に寄与することを目的としている。

労働者年金保険法

1941（昭和16）年に制定された労働者年金保険法

は、男子工場労働者を対象としていたが、1944（昭和19）年の改正で、職員と女子に適用を拡大し、名称も「厚生年金保険法」と改められた。

老齢基礎年金

原則として、10年以上の受給資格期間（保険料納付済期間と保険料免除期間のほか、合算対象期間〔カラ期間を含める〕）を満たした者が、65歳になったときに支給される。ただし、繰上げ・繰下げ支給もある。なお、2017（平成29）年8月から受給資格期間が25年から10年に短縮された。

老齢基礎年金の繰上げ支給・繰下げ支給

老齢基礎年金の支給は、原則として65歳からであるが、本人が希望すれば60〜64歳、あるいは66〜75歳まで1ヵ月単位で繰り下げることができる。前者を繰上げ支給、後者を繰下げ支給という。年金額は、受け始める年齢に応じて本来の老齢基礎年金額が一定の率で、繰り上げた場合には減額され、繰り下げた場合には増額される。そして、その額がそれぞれ一生続く。

老齢厚生年金

厚生年金保険の被保険者期間（1ヵ月以上）がある者で、老齢基礎年金の受給資格を満たした者に対し、原則として65歳から老齢基礎年金に上乗せして支給される。現在のスライド調整は、新規裁定者だけでなく、既裁定者も対象となる。

老齢厚生年金の繰下げ支給

本来65歳から支給される老齢厚生年金を66歳前に裁定請求していない場合、66歳以降希望する時期から増額された老齢厚生年金を受給することができる。65歳に達したときに受給権を得ていない人は、受給権を取得した日から1年経過前に裁定請求をしていないときに繰下げの申し出をすることができる。なお、65歳前に繰上げて受給できる「特別支給の老齢厚生年金」があるが、この場合には繰下げ制度は適用されない。

ワーク・ライフ・バランス

〔work-life balance〕

「仕事と生活の調和」と訳され、国民一人ひとりがやりがいや充実感をもちながら働き、仕事上の責任を果たすとともに、家庭や地域生活などにおいても、子育て期、中高年期といった人生の各段階に応じて多様な生き方が選択・実現できることを指す。

（太字で表示した頁には用語解説があります）

254

262

社会保障
【新・社会福祉士シリーズ12】

2023(令和5)年3月30日　初　版1刷発行
2024(令和6)年4月15日　同　　2刷発行

編　者　阿部裕二・熊沢由美
発行者　鯉渕友南
発行所　株式　弘文堂　101-0062　東京都千代田区神田駿河台1の7
　　　　会社　　　　　TEL 03(3294)4801　振替 00120-6-53909
　　　　　　　　　　　　https://www.koubundou.co.jp
装　丁　水木喜美男
印　刷　三美印刷
製　本　井上製本所

ISBN978-4-335-61217-6

新・社会福祉士シリーズ 全22巻

福祉臨床シリーズ編集委員会/編

2021年度からスタートした新たな教育カリキュラムに対応！

新・社会福祉士シリーズ 1
医学概論

シリーズの特徴

社会福祉士の新カリキュラムに合致した科目編成により、社会福祉問題の拡大に対応できるマンパワーの養成に貢献することを目標とするテキストです。

たえず変動し拡大する社会福祉の臨床現場の視点から、対人援助のあり方、地域福祉や社会福祉制度・政策までをトータルに把握し、それらの相互関連を描き出すことによって、社会福祉を学ぶ者が、社会福祉問題の全体関連性を理解できるようになることを意図しています。

◎＝精神保健福祉士と共通科目